岭南中医药特色系列教材

岭南中医耳鼻咽喉科学

主 审 王士贞

主 编 阮 岩

副主编 刘 蓬 刘森平 邱宝珊 王培源

编 委（按姓氏笔画排序）

王建慧（广州中医药大学第一附属医院）　　李迎春（广州中医药大学第一附属医院）

王顺兰（广州中医药大学第一附属医院）　　李春桥（广州中医药大学第一附属医院）

王培源（广州中医药大学第一附属医院）　　杨 龙（广州中医药大学附属深圳中医院）

付文洋（广州中医药大学附属深圳中医院）　邱宝珊（广州中医药大学第一附属医院）

刘 蓬（广州中医药大学第一附属医院）　　何伟平（广州中医药大学第一附属医院）

刘元献（广州中医药大学附属深圳中医院）　周小军（广州中医药大学附属中山中医院）

刘春松（广州中医药大学第一附属医院）　　徐慧贤（广州中医药大学第一附属医院）

刘森平（广州中医药大学第一附属医院）　　郭华民（广州中医药大学第一附属医院）

阮 岩（广州中医药大学第一附属医院）　　黄东辉（广州中医药大学附属佛山中医院）

学术秘书 王培源（兼）

人民卫生出版社

图书在版编目（CIP）数据

岭南中医耳鼻咽喉科学 / 阮岩主编 . —北京：人
民卫生出版社，2020
ISBN 978-7-117-29930-5

Ⅰ.①岭… Ⅱ.①阮… Ⅲ.①中医五官科学 — 耳鼻咽
喉科学 — 临床医学 — 经验 — 中国 — 现代 Ⅳ.① R276.1

中国版本图书馆 CIP 数据核字（2020）第 063119 号

人卫智网	www.ipmph.com	医学教育、学术、考试、健康，购书智慧智能综合服务平台
人卫官网	www.pmph.com	人卫官方资讯发布平台

岭南中医耳鼻咽喉科学

主　　编：阮　岩
出版发行：人民卫生出版社（中继线 010-59780011）
地　　址：北京市朝阳区潘家园南里 19 号
邮　　编：100021
E - mail：pmph @ pmph.com
购书热线：010-59787592　010-59787584　010-65264830
印　　刷：三河市尚艺印装有限公司
经　　销：新华书店
开　　本：787×1092　1/16　　印张：11
字　　数：268 千字
版　　次：2020 年 5 月第 1 版　2020 年 5 月第 1 版第 1 次印刷
标准书号：ISBN 978-7-117-29930-5
定　　价：45.00 元

打击盗版举报电话：010-59787491　E-mail：WQ @ pmph.com
质量问题联系电话：010-59787234　E-mail：zhiliang @ pmph.com

岭南中医药特色系列教材
编委会

3

邓 序

近日欣闻广州中医药大学第一附属医院组织编撰的"岭南中医药特色系列教材"即将出版，此乃传承岭南医学之重要举措。忆往昔，岭南名医何梦瑶曾以自己的论著《医碥》第五卷"四诊"作为教材，给乡邑医者讲课。20世纪80年代初，我与徐复霖教授点注《医碥》，于1982年经上海科学技术出版社出版；其后，第二次点校《医碥》，并于1995年由人民卫生出版社出版。考何氏《医碥》之书名，"碥"字有两层含义，碥当作砭，意在针砭当时滥用附、桂之时弊；碥亦作碥石，甘为人梯之意。《医碥》之于岭南医学，可谓泽被后代，功在桑梓。

1988年9月，中华全国中医学会广东分会及中华医学会广东分会医史学会在广州共同召开首届"岭南医学研讨会"，会议委托我作总结，曾谈及研究岭南医学的意义。自1977年美国的恩格尔教授提出医学模式理论以来，现代医学正在由"生物医学模式"向"生物-心理-社会"医学模式转变。中医学一开始就重视心理、环境因素，如果将《内经》时代的医学用医学模式来概括的话，就应当是"生物-心理-社会-自然"的医学模式。《内经》提出的"天人相应"观，钱学森概括为"人天观"。我认为"人天观"这个医学模式更先进、更科学。因为人有能动性，会适应自然、征服自然。医学研究不能脱离地理环境、社会环境、个人体质，应该因时、因地、因人制宜地去研究疾病和治疗疾病。

我国幅员辽阔，由于地理环境的差异和历史上开发的先后，各个地区的情况千差万别，医学发展也表现出明显的不平衡性，其中岭南医学就具有地方与时代的特色。五岭横亘于湘赣与粤桂之间，形成了一个不同于中原的地理环境，不仅风土人情、习俗气候不同，人的体质疾病、饮食用药习惯亦不尽相同。岭南医学是在这样一种特殊的地理气候环境下，把中医学的普遍原则与岭南地区医疗实践相结合，经过漫长的历史岁月逐渐形成起来的地域性医学。岭南医学重视南方炎热多湿，地处卑下，植物繁茂，瘴疠虫蛇侵袭等环境因素，着眼于南方多发、特有疾病的防治，勇于吸取民间经验和医学新知，充分利用本地药材资源，逐渐形成了以岭南地区常见多发病种为主要研究对象的岭南医学。它既有传统医药学的共性，又有其地方医疗保健药物方式的特性。正是通过对这些特殊性的研究，反过来也有助于认识整个中国医学发展的全过程。那种认为地方医学研究成果只适用于局部，其实是一种误解。所以深入研究岭南医学不是"搞地方主义"，而是继承和发扬祖国医学文化遗产的重要先行性基础工作。这是我当时在会上的讲话，后由学生整理成文以"岭南"为题公开发表。

记得当时参与"岭南医学研讨会"的代表仅30余人，时过境迁，今日研讨岭南医学已蔚然成风。中华文化起源于黄河，发展于长江，振兴于珠江。2006年，广东省委、省政府就先后出台了多个促进广东中医药发展的重要文件，并提出要将广东从"中医药大省"建设成为"中医药强省"，通过近十年的建设，已取得了显著成效。

我曾经说过：21世纪是中医药腾飞的世纪！大力扶持中医药事业的发展，被纳入了国家的"十三五"发展规划。2015年，中国中医科学院从事中药研究的科学家屠呦呦获得诺贝尔生理学或医学奖，是中医药科学领域诞生的第一位获得诺贝尔生理学或医学奖的华人科学家！2016年，第一部《中华人民共和国中医药法》获得立法……种种迹象显示，中医药事业的发展逐渐走上正轨，对此我感到很欣慰！

中医药事业的发展势必促进流派医学的发展。"岭南派"一词，《辞海》指现代画派之一，而不及其他行业。我认为，对岭南民众健康贡献最大，流传至今仍然充满活力的是岭南医派，或称之为岭南医学流派，即岭南名医群体。岭南之名始于唐贞观时十道之一，地处五岭之南，又名岭表、岭外，有其地域特色。岭南医学具有明显的地域性特点，临床遣方用药受到当地的气候特点、道地药材、饮食喜好、起居习惯、人文风俗等因素影响。从源流及发展历程来看，岭南医学渊源于中原医学；萌芽于晋唐，以《肘后备急方》为代表，葛洪对岭南地区多发传染性疾病等进行了研究，开创"验、简、便、廉"之特色；始形于宋代，如刘昉的《幼幼新书》为岭南儿科学奠定良好基础；兴发于明清后，如岭南名家何梦瑶被誉为"南海明珠"，饮誉全国。当代岭南医学呈现生机勃勃的发展局面，这不仅和广东改革开放带来的经济文化发展有关，更和中医药的疗效和人文魅力深得民众信赖息息相关。

多年来，广州中医药大学第一临床医学院（第一附属医院）注重岭南中医药的研究与总结，取得了许多经验及成果。更可贵的是，第一临床医学院将岭南中医药学术研究的成果引入课堂教学，不断创新临床教学，这是推动岭南医学传承发展的一大举措，也是岭南医学教育的一大创新。作为配套教材，"岭南中医药特色系列教材"凝聚了历代广州中医药大学第一临床医学院人岭南医学研究工作的心血与智慧结晶，是第一临床医学院进一步将岭南中医药研究成果向教学工作转化的重要体现。

古人著述名医学派，多以医家名字命名，如明代宋濂为朱丹溪《格致余论》题辞："金之以善医名凡三家，曰刘守真氏，曰张子和氏，曰李明之氏。虽其人年之有先后，术之有攻补，至于惟阴阳五行，升降生成之理，则皆以《黄帝内经》为宗，而莫之有异也……君之此书（指丹溪先生《格致余论》），有功于生民者甚大，宜与三家所著，并传于世。"这是金元四大家之说的由来，主要内容以内科为主。近代谢观《中国医学源流论》也以医家命名学派，如李东垣学派、张景岳学派、薛立斋学派等。现代研究岭南医学，内容很丰富，我认为除了延续前人之长处外，更宜采用学科分类研究的方法，方可涵盖除内科以外的其他学科，也适合现代中医教育发展。"岭南中医药特色系列教材"涵括中医基础及内、外、妇、儿各科等 13 门课程，体现了岭南医学学科分类研究思想，其系统整理出版并投入教学使用，也将促进相关学科建设发展。

乐之为序。

2018 年 7 月

编写说明

中医药学源远流长，博大精深，是中华传统文化的瑰宝。由于我国幅员广大，地理气候环境地域性特征明显，加上人文风俗、饮食起居、道地药材等方面的迥异，中医药的临床应用形成了因时因地因人制宜的学术传统以及明显的地域特色。岭南位处我国南端，地域气候环境与五岭以北明显不同，岭南中医药在应对地方多发性疾病与证候的实践中，形成了鲜明的临床特色，不仅提高了疗效，而且丰富了中医药学体系的学术内涵。作为"一带一路"发展规划重要节点，岭南中医药至今已传播到世界上183个国家地区，彰显了岭南中医药为人类健康做出的卓越贡献。

为贯彻落实《国务院关于印发中医药发展战略规划纲要（2016—2030年）的通知》（国发〔2016〕15号）精神，促进中医药事业健康发展，积极探索在高层次人才培养、教学改革、学术梯队建设、科学研究、提高临床疗效以及服务中药产业发展、开展国内外学术交流合作等方面发挥示范作用的有效机制和模式，广州中医药大学第一临床医学院（第一附属医院）进一步加强了对岭南中医药临床特色的总结与研究，并应用到临床医疗及教学活动中，取得了许多经验及成果。在多年实践的基础上，医院决定进一步促进岭南中医药研究成果向教学的转化，成立了岭南医学研究中心，成功申报广东省高校试点学院——岭南医学学院和广东省岭南医学人才培养模式创新实验区，开展了以岭南中医药特色为主导的中医药人才培养模式的改革与探索。为此，加强理论总结，深入凝练提高，创编一套成系列、显特色、综合性强的岭南中医药系列教材，是岭南医学试点学院和人才培养模式创新实验区教育教学改革的重要举措，也是岭南中医药教育对外交流与传播的重要资料。

经过近三年的策划、论证与努力，"岭南中医药特色系列教材"终于要出版了。此套教材汇集了众多具有鲜明岭南中医药特色的珍贵的临床诊疗经验与资料，均由资深专家担任主编，组织精干编写团队，围绕教育改革的目标，在长期临床实践与积累的基础上认真研究和精心编撰而成，具体包括《岭南中医内科学》《岭南中医外科学》《岭南中医妇科学》《岭南中医儿科学》《岭南中医骨伤科学》《岭南中医耳鼻喉科学》《岭南中医眼科学》《岭南中医肿瘤学》《岭南伤寒论临床实践》《岭南温病学临床实践》《岭南金匮要略临床实践》《岭南医学源流与名医学术精要》《岭南中草药》13部。本系列教材涉及的知识面广，全面综合反映了岭南中医药学术、临床、科学及产业的成果和经验，具有很强的地方特色，是集体智慧与心血的结晶，在理论与实践方面也达到了高度的结合，不仅具有极强的学术价值，而且有很强的临床实用性；不仅可应用于本科教学，也可应用于研究生教育；不仅可作为专业主干课程的配套教材，也可作为实践教学或资格考试的辅导用书，对于培养学生的中医辨证论治思维和综合分析能力有重要意义。

此系列教材是第一次汇集突出岭南名家诊治用药特色的教材，尽量展示岭南中医药学术与实践的发展水平和丰富内容，为促进岭南中医药的学术传承与可持续发展奠定了基础。编写团队为此付出了很多努力，进行了各种尝试，但由于第一次全面和系统化整理探索，可借鉴的经验不多，加之水平有限，书中难免有疏漏与不妥之处，盼广大读者在使用过程中提出宝贵意见，以期今后再版时得以修正提高，力争将本套教材打造成全面展现岭南中医药理论与临床最新学术成果的精品教材，不胜感激。

岭南中医药特色系列教材编委会

2018 年 6 月

前　言

　　岭南中医药特色系列教材建设是目前高等院校中医药教材改革与建设的重要内容之一,它既是课程改革实施的依托和课程改革成果的深化,又是人才培养模式创新的重要载体。本教材具有鲜明的岭南特色,通过岭南名家的案例分析,使学生掌握岭南医学在中医临床实践诊疗特点与用药特色,提高发现与解决临床实际问题的能力。

　　本教材共分两篇,上篇为总论,包括了第一章到第八章。第一章介绍了岭南中医耳鼻咽喉科学的发展简史,主要分为晋唐之前、晋唐时期、宋元时期、明清时期、民国时期及新中国成立之后等六个时期来简述其发展史。第二章为岭南中医耳鼻咽喉科主要的名家介绍,涉及人物有杨志仁、王德鉴、王士贞,对他们的生平事迹及主要学术思想做了比较系统的描述。第三章到第七章主要是中西医耳鼻咽喉科学基础,内容包括了耳鼻咽喉与脏腑经络的关系、中医耳鼻咽喉科的病因病机、辨证要点、治疗要点及耳鼻咽喉的应用解剖与生理,第八章的内容为中医耳鼻咽喉科常用的岭南本草,这一章以表格的形式介绍了这些岭南中草药的异名、药性归经、功能主治、用法用量等。下篇各论为中医耳鼻咽喉科常见疾病,是本教材的核心内容,以案例式选择岭南中医治疗具有优势和特色的26种较为常见的或疑难的疾病进行重点介绍。每种疾病下有概述、病案精选、诊疗特点、临证思路等条项,其中病名概述及证型与本科规划教材基本保持一致。病案精选均为真实病案,每一节的案例为1~2个,基本按照每个病的常见证型列出,以临床常见证型为主。病案辨治思路包括主证分析、证型分析、立法处方等三部分,体现出临床辨证思维过程,如属于危急重症或疑难病症,需中西医结合处理或手术治疗者,则提出治疗原则或手术指征,拟采用的治法等。每一节在列出该病的全部案例之后,归纳分析该病的诊疗特点和临证思路,并进行岭南医学特色治法或用药特点的理论探讨。诊疗特点包括诊断与辨证要点、治法方药规律,归纳本节的主要知识点。临证思路重点阐述本病的主要病机,疑点和难点分析,中医在哪些方面具有特色优势。主要体现岭南医学特色,阐述该病在岭南地区的证候、治法、用药等方面的特殊性。本教材在多数疾病的最后有病案赏析部分,主要为前辈名家医案,以供学生学习中医名家的思维方式。

　　本教材编写人员均为高等中医药院校(附院)教学经验与临床经验丰富的教师(医生),在编写过程中坚持质量控制体系,把打造精品教材作为追求目标,以严谨科学的治学精神,严把各个环节质量关,整体优化,各部分内容合理配置,力保教材的精品属性,体现岭南中医耳鼻咽喉科的传承与发展。本书在编写期间,曾多次召开会议,对教材编写过程中遇到的问题进行了热烈而富有成效的讨论,通力合作完成了本教材的编写工作。

本教材在编写过程中得到了参编院校专家和领导的大力支持,在此表示谢意!

编写岭南中医特色教材是以前未曾有过的工作,由于编者水平与学识有限,书中难免有错误、缺点,恳请大家在使用本教材过程中能提出宝贵意见,以供今后进一步修订提高。

编者

2019 年 8 月

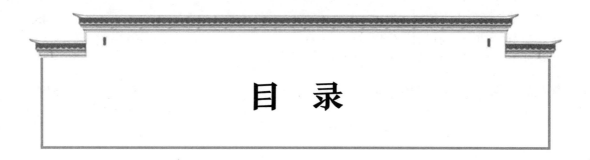

目　录

上篇　总　论

下篇　各　　论

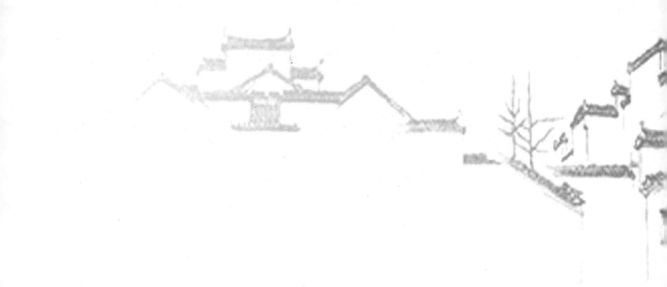

上篇

总论

第一章　岭南中医耳鼻咽喉科学发展简史

岭南，在传统上是指大庾岭、越城岭、骑田岭、都庞岭、萌渚岭等五岭以南的地区。这五条山脉形成的自然屏障，使其与中原地区阻隔，形成了岭南地区富有特色的地理和人文环境，是我国地域文化中的重要分支。广东是岭南地区的核心地域。《岭南卫生方》谓："岭南既号炎方，而又濒海，地卑而土薄。炎方土薄，故阳燠之气常泄；濒海地卑，故湿之气常盛。"岭南医学作为中医药学科的一个分支，就是在这样一种比较特殊的地理气候环境下逐渐形成的地域性医学，而岭南中医耳鼻咽喉科学的形成与发展亦是与岭南中医药学的形成与发展密不可分的，大致分为如下几个历史时期。

一、晋唐之前

有文字记载的岭南医学史，是从秦朝开始的。据清光绪《广州府志·卷二十九》记载："秦，安期生，琅琊人。卖药东海边，时人皆言千岁也。始皇异之，赐以金璧值数千万……安期生在罗浮时尝采涧中菖蒲服之，至今故老指菖蒲涧为飞升处。"秦汉时期，博罗县的罗浮山云集了各地的方士，在山中采药炼丹，服食丸散，以求长生不老之术。

1956年在广州市先烈路发掘的西汉初年的古墓中，发现了中药朱砂和可供煎药、预防疾病使用的铜熏炉。1983年在广州市象岗山发掘的西汉越王墓葬物中，发现了中药羚羊角及五石散（硫黄、紫石晶、赭石、雄黄、绿松石）以及捣药工具铜臼、铁杵等。无论是史书记载还是实物考证，岭南中医中药追溯源流有两千多年的历史。

二、晋唐时期

晋唐时期可谓岭南中医学的奠基期，它改变了晋以前岭南地区无医家医著资料的历史现状，起着承前启后的重要作用。这一时期的代表医家葛洪在广东十八年，在罗浮山采药炼丹，行医治病，并善于吸取民间经验和医学新知，充分利用本地药材资源，逐渐形成了适合岭南气候特点、岭南人体质特点、岭南疾病谱的岭南中医学。葛洪著述颇丰，现存的两部医学著作为《肘后备急方》与《抱朴子》。《肘后备急方》总结了晋朝以前的医学成就和民间疗法，所列疾病有传染病、内、外、妇、儿、五官各科和虫毒伤等，是最早将耳鼻咽喉口齿等五官病证专卷论述的医籍。本书载有卒不得语、百虫杂物入耳、耳聋耳鸣及气管异物、食管异物等的处理方法,例如用韭菜取食管鱼骨:"小嚼薤白,令柔。以绳系中,持绳端,吞薤到鲠处,引之,鲠当随出。"还提出了用药液(或药末)滴耳治疗耳部疾病:"耳中脓血出方。细附子末,以葱涕和,灌耳中,良。"治疗耳中常鸣方:"生地黄切,以塞耳,日十数易。"隋唐五代岭南医学发展相对缓慢。

三、宋 元 时 期

宋元时期中原族人又一次大规模南迁,把中原医学带到岭南,岭南得到二次开发,岭南医学也有了进一步的发展。宋初岭南名医,陈昭通,广东南海人,因擅长于临床而"世呼神医"。后被荐为翰林院医官,以他在岭南多年行医的经验参与了宋初两部医药学巨著《开宝本草》与《太平圣惠方》的编纂,为宋代医药学的发展做出了很大的贡献。其中《太平圣惠方》载有耳鼻咽喉口齿内容共四卷,例如治脾实热咽喉不利诸方:"夫脾胃之气,候于唇口,通于咽喉,连于舌本。咽喉者水谷之道路,神气之往来。若脾气壅实,则上焦实热,故令头痛心烦,口舌干燥,咽喉不利也……宜服柴胡散方。"治肾脏风虚耳鸣诸方:"夫足少阴肾之经者,是宗脉之所聚也。其气上通于耳,耳者肾之窍。若经脉虚损,气血不足,为风邪所乘,入于耳脉,则正气痞塞,不能宣通,邪正相击,故令耳虚鸣也……宜服附子散方。"宋代广东海阳人刘昉编纂的《幼幼新书》是一部集宋及以前儿科学术之大成的著作,综引宋代及以前儿科方论,书中所有引用条目均标有出处。本书卷第三十三为眼目耳鼻病症、卷第三十四为口唇喉齿病症。

四、明 清 时 期

明清时期可以说是岭南中医学的大发展期、成熟期。尤其是清代广东医学有较快的发展,医家们不仅继承和发展了中国传统中医药学,而且还善于吸收外来医学的长处,创造出具有地方和时代特色的岭南医药文化。在岭南中医耳鼻咽喉科病症方面,岭南医家在诊疗过程中多与岭南的气候、岭南中草药相结合,在学术上体现出鲜明的地域特色。

清代乾隆至光绪年间,江浙一带多次流行白喉、烂喉痧等疫喉病,并向其他各省蔓延,这促使医家对喉科传染病进行研究和防治,因此喉科有了长足的发展,专著陆续问世,这一时期岭南地区喉科也出现了不少传世之作,如官方出版的《喉舌备要》、陈绍枚的《喉症图说》、周兆章的《喉症指南》等。这些著作中《喉舌备要》是岭南现存五官科文献中唯一一本由广东藩署出版的专著,成书于清光绪年间。全书由喉部、口部、牙部等三部分组成,较为具体地论述了各病证的病因、病机、证候、治法和方药。《喉症图说》的作者陈绍枚,广东新会人,他于1899年完成本书。《喉症图说》图文并茂,主要描述了喉症的治法用药和解剖图谱,内容包括治例、治法、药方、丸法、埋线、专治各症方、治喉歌诀、喉证形图等。《喉症指南》,作者周兆章,广东顺德人,本书内容包括辨证类论、用药类、证治类、方剂类等四部分,最后列服、噙、敷、吹剂115首,各章后还专论了白喉的诊断、用药、治疗和针穴图。

五、民 国 时 期

岭南中医学的发展达到高峰是在民国时期后,这主要得益于医学教育的较快发展,著名的有广东中医药专门学校,课程先中后西,以中医学为主,并吸收一些西医学知识,至民国三十年(1941年)有十五届共439名学生毕业,它的课程设置中包括了"喉科学"。

广东三水人古绍尧是著名的儿科医生,学课于广州医学求益社,擅长喉症,兼任中医专门学校教师,著有《喉科学讲义》,本书为早期中医药学校教材,刊于 1929 年,内容有咽喉、乳蛾、喉痹、喉风、舌症、齿症、唇症、鼻症、耳症等。每病均有病因、症状、脉象、治法、方药等论述,编写内容体例已与现在的教材相似。

成书于 1933 年的《喉症全书》,作者为周耀鋆,广东顺德人,自幼学医,曾任民国广东公安局医生、广东监狱医生。周氏虽为中医出身,但也非常重视西医的治疗,所以《喉症全书》先论述喉的生理,继而论述喉症分经及喉症之缘起、辨脉及喉症种类治法和方药等。另外周氏还重视白喉病的治疗,其在书中除了有白喉的中医治疗方法,还在西医方面对白喉的病因病理及防治方法药物等进行了介绍。

杨志仁是岭南中医耳鼻咽喉科学术流派创始人之一,他出生于一个有中医背景的商人家庭,其父杨梅宾拜佛山喉科世医为师,学有所成。1929 年杨志仁在父亲指导下开始中医临床实习,所诊患者以喉科为多。1932 年进入广东中医专科学校学习,毕业后参加广州市卫生局中医考试及格成为注册中医师。1934 年杨志仁开始执业中医。1951 年 10 月任广东中医专科学校(广州中医药大学前身)教师,1952 年 7 月进入广东省中医院工作,历任医师、代医务处主任、住院部主任,是广东省中医院创始时期的主要领导人之一。

王德鉴,岭南中医耳鼻咽喉科学术流派的另一位创始人,他也是出生于中医世家,其父王俊民为广东省名老中医,尤擅长诊治咽喉疾病。王德鉴教授幼承祖传医术,1946~1951 年在广东省中医药专科学校(广州中医药大学前身)学习,1960 年调入广州中医学院(现为广州中医药大学)眼喉科教研室工作,1978 年成为全国第一批中医耳鼻喉科硕士研究生导师,同年被广东省政府授予广东省名老中医称号,享受国务院特殊津贴,是全国首批继承老中医药专家学术经验指导老师。

六、新中国成立之后

新中国成立后,在党的中医政策扶持下,中医事业得到了较快发展,各地纷纷成立了高等中医院校。1960 年,广州中医学院(现为广州中医药大学)杨志仁主编了《中医喉科学》教材第 1 版;1962 年,由王德鉴协助杨志仁编写了《中医喉科学》第 2 版;1972 年开始,耳鼻喉科成为一个独立的教研室,王德鉴担任教研室主任;1975 年出版第 3 版教材《五官科学》,分眼科和耳鼻喉科两部分;1979 年,原卫生部组织由王德鉴主编了第 4 版教材《中医耳鼻喉科学》,供全国中医院校使用;1984 年,在第 4 版教材的基础上,由王德鉴主编并出版了第 5 版教材《中医耳鼻喉科学》。进入 21 世纪,王士贞、阮岩、刘蓬等先后担任了国家规划教材《中医耳鼻咽喉科学》的主编。中医耳鼻喉科的教学取得了很大的进步,对岭南中医耳鼻喉科的发展起了很大积极作用。

20 世纪 70 年代后期,广州中医学院(现为广州中医药大学)第一附属医院开设耳鼻喉科病房,是最早开设病房的中医院,是全国中医医院之最。广州中医学院(现为广州中医药大学)第二附属医院(广东省中医院)、广州市中医院、佛山中医院、中山中医院、深圳中医院、台山中医院等医院都先后开设有中医耳鼻喉科病房,除中医中药治疗本科疾病外,还开展了一些常规手术。在用中医药防治重大疾病方面,王德鉴、王士贞教授等于 1975 年起,到鼻咽癌高发区四会县(今四会市)开展鼻咽癌的普查工作,并用中医药及岭南道地药材治疗鼻咽癌,最先提出鼻咽癌的辨证分型和使用方药,此一辨证分型至今为大多数医院所采用。除鼻咽癌外,在用中医药治疗变应性鼻炎、耳鸣耳聋、嗓音病方面取得了较好的成绩。

1982年2月,中华中医药学会广东省眼、耳鼻喉科学组成立,1986年10月更名为广东省中医药学会五官专业委员会,第一届委员会主任委员是耳鼻喉科的王德鉴教授。2001年6月,广州中医药大学第一附属医院耳鼻喉科的王士贞教授当选为第二届五官专业委员会的主任委员。2006年8月广东省中医药学会耳鼻咽喉专业委员会正式成立,与眼科分开,成为一个独立的专业委员会,由广州中医药大学第一附属医院耳鼻喉科的阮岩教授担任主任委员。本专业委员会每年都举办大型的岭南中医耳鼻咽喉科学术交流会,并不定期举行专题性的学术论坛,通过学术交流与传播,让岭南中医耳鼻咽喉科学事业得到了进一步的发展。

第二章　岭南中医耳鼻咽喉科
名家思想介绍

第一节　杨志仁主要学术思想及临床经验

杨志仁(1909—1986 年)，广东省名老中医，广东省南海县(今佛山市南海区)人，广州中医学院(现为广州中医药大学)耳鼻喉科副教授。少年时曾在香港拔萃英文书院读书。新中国成立后，杨老从香港回到广州定居行医，曾担任广东中医药专科学校中医内科和外文教师、广东省中医进修学校《黄帝内经》和内科学教师、广东省中医院医务处代主任、住院部主任，广州中医学院(现为广州中医药大学)眼喉科教研组主任及中华全国中医学会广东分会五官科学会顾问等职。杨老在五十余年的医疗实践中，积累了丰富的医疗、教学经验，主编了全国教材《中医喉科学讲义》《中医喉科学中级讲义》《中医喉科学讲义》(重订本)等多部论著。现就杨老的学术思想及经验介绍如下：

一、重视阴阳，治病求本

"生之本，本于阴阳""治病必求于本"，这是杨志仁副教授经常强调的两句话，他说如果能够准确把握阴阳的变化，就是高明的中医。在判断每一个病症时都要考虑病症的阴阳属性，考虑疾病的"本"在哪里。他认为中医的整体观和体质学说很重要，体质是由人的先天禀赋和后天环境影响综合作用形成的，体质在很大程度上决定了患病的表现，不认识它无法预计疾病的进程和转归，也无从决定治疗方案乃至选择药物。为此在临证的过程中他总是尽可能多地与患者交谈，通过认真"四诊"，详尽病历记载，反复思考判断，求得"本"之所在，再决定治疗方案和选择药物，这就是他在疑难病症面前屡屡成功而成为一代名医的诀窍。

重视阴阳和治病求本的思想更集中地体现在他对衰老和癌症的认识上。他认为未来对人类健康威胁最大的是衰老引起的疾病和癌症，而中医学在这些方面大有可为，应该做出贡献。他深入思考研究后在 1978 年写成《中医药防老和防癌原理的初探》一文，根据中西医学理论研究人体衰老和癌症，提出如下学术观点：癌症发生的内因是人体正气不足、阴阳失调，用阴阳学说去看癌细胞的异常增殖可以认为是一种阴虚阳亢的现象，是阴虚不能制阳的结果，及时地调整失调的阴阳，能预防癌症的发生；中医的保健养生方法可以调整阴阳，既可以延年益寿,也可以防癌。

二、专精喉科,继承创新

杨氏喉科是家传的,但杨志仁并不满足仅仅运用家传的一套,他认为重要的是自己锲而不舍去钻研和在实践中不断探索,要与时俱进,要继承,更要创新。

1959 年广州中医学院(现为广州中医药大学)创立眼喉科教研组开设喉科课程,需要编写全国喉科教材。历代多个流派的学说、繁杂和容易混淆的喉科病名,怎样介绍给年轻的一代? 怎样传承? 杨志仁独力挑重担,认为教材要理论与临床实践相结合,要执简驭繁,于是对历代中医喉科医著进行研究,整理归类,写成新中国成立后第一本全国中医学院使用的喉科教材《中医喉科学讲义》,使后学者便于学习,中医界在喉科的交流也有了统一的语言和规范,这是中医喉科发展史上的一个里程碑。他先后编写了《中医喉科学中级讲义》和主编修订了《中医喉科学讲义》(重订本)。这些教材对中医喉科学的传承发展作出了贡献。他还把家传的喉科秘方公开,编进了上述喉科教材,使之成为人类的共同财富,教材中的一部分经验方便是杨氏家族经验的结晶。例如喉科教材中有疏风清热汤一方,是广东佛山喉科世医柯师母传授给杨志仁父亲的,原有十四味药组成(金银花、连翘、牛蒡子、赤芍药、荆芥、防风、桑白皮、桔梗、花粉、当归尾、玄参、川芎、白芷、甘草),辛温、辛凉药并用,集疏风清热、活血消肿药于一方,治疗急性咽喉病效果甚佳;杨志仁在实践中体会到南方人的喉科病,以热证与阴虚者较多,改革创新舍去当归尾、川芎、白芷三味,加入黄芩、浙贝母,使此方适应证更广,取得更好的疗效。在 20 世纪 80 年代初,他在中华医学会广州市五官科学分会的学术交流会上做了一个关于治疗声音嘶哑的学术报告,介绍了中医学对此问题的学术源流,结合自己学习的心得,归纳概括了失音证临床常见的六个基本证型和基本方剂,他认为凡咽喉病日久不愈者,多有正气不足之内因,并常兼见痰湿和血瘀,应该根据年龄、体质、证候等细加辨别。他还提出了凡咽喉病患者除了用药治疗外,还必须做到:①尽量少讲话使患处休息,减少瘀血和劳损以得到修复的机会;②早睡眠,使虚火不致上炎,阴阳趋于平衡;③忌食生冷寒凉和辛辣刺激的食物,避免寒邪伤肺和辛燥伤肺。这些都是杨志仁积几十年临床经验之谈。

三、调理诸虚,脾肾为先

历代的中医家都注重脾和肾,杨志仁融汇继承了李东垣、朱丹溪、张景岳等多个学派的学术思想,非常重视中医的脾肾学说。他说,在中医理论中肾的学说是个核心问题,与西医的肾上腺——皮质下系统有相似之处,中西医在这方面如能取长补短,则可以相得益彰解决不少难题。杨志仁认为中医治疗虚证有优势,补益法中又以健脾补肾法为最常用。此法灵活运用于耳鸣、耳聋、鼻衄、遗尿、斑秃、肥胖、闭经、过敏性结肠炎、鼻鼽、紫癜等多种疾病都取得了令人瞩目的效果。

四、精心研究中药,重视心理治疗,推崇体育疗法

杨志仁在学术上的独到之处还表现在精心研究药物、注重心理治疗和推崇体育疗法等方面。他认为,人体的正气要时时处处呵护,攻邪治病不可伤及正气,选用药物一定要细致斟酌。例如,他发现一些患者(如小儿)不耐受苦寒药物,他就尽量为患者选用味淡性平的中药,还亲自煎煮品尝,发现了一些书上记载着味苦性寒的中药,其实味并不苦,性也

不太寒,清热疗效良好又副作用极少(例如板蓝根、蒲公英等),就作为首选的清热药。他还很注意中药的药理研究,例如黄精对结核杆菌有疗效,他就常将黄精用于结核病患者,效果非常好;又如龙脷叶味淡性平,对金黄色葡萄球菌有疗效,他将此药用于急性上呼吸道感染性疾病,清火止咳养阴润肺且不伤脾胃,还介绍患者将它与猪肉煲汤作食疗之用,大受欢迎。

杨志仁非常重视心理治疗,他反复强调,与患者交谈是医生治病的手段,从谈话中可以发现疾病的成因、辨证的依据,更重要的是通过谈话,给患者良好的信息,调整患者的精神状态,为患者分析疾病的成因、指出解决疾病的措施(包括饮食起居、工作休息、药物使用、体育锻炼等方方面面)让带着疑惑和忧虑而来的患者心情舒畅和充满信心地与疾病作斗争,促进疾病痊愈。对一些经济困难的患者还赠医送药,患者深受感动。不少患者对杨老此举评价甚高,说找杨老看病还没有吃药身体就已经舒服了不少,中药吃下去就更舒服了,这反映了他对患者身心同治达到相当高的造诣。他强调中医治病讲究综合治理,对于慢性疾病尤其如此,坚决反对单纯药物观点并特别重视体育锻炼,认为中国传统的体育锻炼在防治疾病方面有独到的功效是中医学的优势所在,他将著名的武术气功专家李佩弦老师举荐到广州中医学院(现为广州中医药大学)任教,又多次在学院的各种会议上呼吁搜罗气功方面的人才,争取早日开设气功课程以发挥中医优势。为推广气功治病,他积极地在省卫生厅的气功训练班中任课,又在广东省中医院创设富有中医特色的气功室。他常常对患者介绍患了顽疾经体育疗法治愈的例子,并不厌其烦地对他们做体育治疗的指导。杨志仁常常向患者推介的是放松功、意气功和胸腹按摩法,有条件的患者也可以做太极拳、八段锦等,他说:"不要小看胸腹按摩的作用,胸腹是脏腑的所在部位,微循环是人体的'第二心脏',经常按摩胸腹可以改善脏腑的微循环,从而调整阴阳平衡,与其他运动方式相比往往有事半功倍的疗效。"他还指出,中药、针灸和中国体育疗法是中医学的三件宝,配合得当则相得益彰,不应重此轻彼,作为临床医生要努力全面掌握运用,以造福患者。

第二节　王德鉴主要学术思想介绍

王德鉴教授作为中医耳鼻喉科学的奠基人和开拓者之一,全国著名专家,是全国首批中医五官科学硕士研究生导师及首批老中医药专家学术经验指导老师,先后担任全国中医耳鼻喉科学会副主任委员、全国高等院校中医专业教材编审委员会委员、广东省中医药学会五官专业委员会主任委员、中华医学会广东省分会学术委员会秘书、广州中医药大学耳鼻喉科教研室主任等。在半个多世纪的从医生涯中,王老为中医耳鼻喉科的发展做出了巨大贡献,并形成了自己独特的学术思想。

一、强调整体观念和辨证施治

在多年的中医耳鼻喉科临床、教学、科研实践工作中,王老十分重视整体观念和辨证施治。他认为耳、鼻、咽喉、口腔虽然是局部器官,但其通过经络与内在的脏腑发生着密切的联系,因此,对于耳鼻咽喉口腔疾病的认识,应该从中医的整体观念出发,透过局部症状、体征的变化去寻找内在脏腑功能失调的症结所在,并据此进行调理,所以脏腑辨证是中医耳鼻喉科的辨证核心。这一思想在他所主编的4、5版统编教材及各种参考工具书中得到了充分的阐述。在每一部书的耳科、鼻科、咽喉科、口腔科的开头,均不厌其详地从所属关系、生理关系、病理关系、诊断关系等不同角度论述耳、鼻、咽喉、口腔与脏腑经络的关系,意在告诫人们,学习中医耳鼻喉科之前,必须牢牢树立中医整体观念,在认识耳鼻咽喉口腔这些表面器官的同时,要想到这些表面所看到的器官只是内在的脏腑功能活动的延伸,倘若孤立地看待这些器官,就会走入误区。

王老在不遗余力地规范中医耳鼻喉科疾病中医病名的同时,非常强调对每一种疾病要区分不同的证型来治疗。对具体疾病分哪几种证型,他十分慎重,针对不同的情况采取不同的方法确定。例如对于古书上记载较多的疾病,他广收博览,反复综合归类,尽量做到每一个证型都有出处;对于古书上记载较少的疾病,则采取两种办法处理:一是个人长期积累的临床观察资料,二是广泛征集全国各地专家的临床经验,并进行综合。

二、坚持走中西医结合道路

在长期的执教、行医生涯中,王老始终坚持走中西医结合道路。他认为尽管中医的整体观念和辨证施治方法有其独到之处,但对于耳鼻咽喉这些深在的腔洞,如果不采用西医学方法进行检查,便很难进行诊断,而且西医的一些手术方法也有它的长处,因此,必须吸收西医之长为我所用。

在中医耳鼻喉科创立之初,王老经常到一些规模较大的西医院参观耳鼻喉科手术,如扁桃体切除术、鼻息肉摘除术、气管切开术等,并与不少西医耳鼻喉科专家结下了深厚的友谊,以达到中西医互相学习、取长补短的目的。除了他自己十分注意创造条件学习西医有关知识外,他所领导的科室每一个新分配来的医生均必须到大型的西医院耳鼻喉科进修1年以上,以学习必要的西医知识,而且在科室队伍的选择中,既注意选留中医院校毕业的优秀人才,亦注意吸收西医院及西学中进修班上的耳鼻喉同行,以促进中西医结合、共同提高。

在这种工作氛围中,王老逐步形成了一套独具特色的中医耳鼻喉科思维模式,即在诊断上采取西医辨病、中医辨证的方式,治疗上遵循先中后西、能中不西、中西结合、以中为主的原则。在临床工作中,广泛采用西医的检查方法来诊断疾病,如鼻内窥镜、间接鼻咽镜、间接喉镜、纤维喉镜、纯音测听等,而且开展了不少西医的治疗操作及手术,如上颌窦穿刺、咽鼓管吹张、超短波理疗、超声雾化吸入、鼻息肉摘除、扁桃体切除、鼻中隔矫正、气管切开等。在他所主编的教材及专著中,这种思维模式也得到了体现,如在每一个中医病名下均指出相当于西医的某病,而且在参考资料中也适当介绍西医对该病的认识,以便于在诊断时能与西医方法互参,对于耳鼻咽喉的解剖、生理、检查及治疗操作方法均在书中的适当位置做介绍。

随着临床实践的深入,王老已不满足于仅仅利用西医方法来诊断和治疗疾病,而在不断摸索将西医检查信息纳入中医辨证方法中,使中西医结合提高到一个新的层次。

他认为,既然中医的"证"是有物质基础的,那么某一证型下的检查所见必然有一定的规律可循,例如,为什么鼻咽癌患者,有的向颅内转移,而有的却向颈淋巴结、肺、肝等脏器转移呢? 这就是由于它们的物质基础不同,中医理论认为火性是炎上的,而痰浊为水湿所生成,其性质是趋下的,因而火毒困结型的鼻咽癌容易向上转移侵犯脑神经,而痰浊结聚型的鼻咽癌则容易向下转移到颈淋巴结、肺、肝等脏器。近些年来结合现代科学研究也证实,不同证型的鼻咽癌在病理切片以及电镜下的表现也是不同的。

三、强调"三个"相结合

(一) 诊断上,辨证与辨病相结合

王老在临床实践中,总结了辨证与辨病相结合包含两个方面:一是中医的辨证与西医的辨病相结合,具体而言,中医的辨证是运用中医学理论辨析有关疾病的资料以确立证型,在认识疾病的过程中确立证候的思维和实践过程,将四诊(望、闻、问、切)所收集的有关疾病的所有资料,包括症状和体征,运用中医学理论进行分析、综合,辨清疾病的原因、性质、部位及发展趋向,然后概括、判断为某种性质的证候的过程,而西医的辨病则是寻找病源,明确诊断,针对病源加以治疗的措施,在耳鼻喉科也是如此,如急性喉阻塞,中医称急喉风,本病病情危急,变化迅速,甚至导致窒息死亡,故临床上的治疗,王老就强调应以中医的辨证与西医的辨病相结合,以"急则治其标,缓则治其本"为治疗原则,按呼吸困难轻重程度,轻者仍可以按照辨证施治,同时结合西医治疗措施,针对病因缓解呼吸困难症状,如出现第三度呼吸困难,应视病因进行气管切开,如出现第四度呼吸困难者,则应立即进行气管切开,此时则以西医的辨病为主,所以王老强调急喉风的治疗,中医的辨证与西医的辨病必须紧密结合,方能转危为安、化险为夷。二是中医的辨病与中医的辨证相结合,王老在临床中经常强调,中医耳鼻喉科既有辨证,也有辨病,常见病如耳胀、耳闭、鼻窒、鼻渊、喉喑、喉痹等,均可辨证论治,但有一部分疾病如鼻异物、耳异物、咽喉异物等,中医的治疗是以辨病为主,针对特定病因进行治疗,例如咽喉细小异物以通关散借喷嚏将异物喷出,或者以异物钩、刮匙等取出异物,故此类疾病均无中医证型分类,都是以辨病施治为主,方能取得疗效。

(二) 辨证上,局部辨证与全身辨证相结合

王老在多年的中医耳鼻喉临床、教学、科研实践工作中,十分重视全身辨证与局部辨证相结合,全身辨证是指通过四诊所收集的资料,采用八纲辨证、脏腑辨证等方法对全身症状、体征进行分析、综合、归纳,以确定病证,而中医耳鼻喉科在这基础上,有其局部辨证的特点,为此,他进行了长期的观察和研究,初步得出了一些基本的结论,如鼻黏膜肿胀而色淡,多为肺气虚寒或脾气虚弱;鼻黏膜肿胀色黯红,鼻甲凹凸不平,多为气血凝滞;鼻黏膜红肿较甚,鼻涕黄稠量多,多为胆经火热;声带边缘见小结或息肉,多为气滞血瘀痰凝;又如喉关痈辨证中要注意有脓无脓,若局部肿胀散漫,可用压舌板轻触患侧,坚硬者,脓未成,如红肿光亮,高突,四周红晕紧束,按之软者,是为脓已成,又脓未成之时痛觉散漫,脓已成,则痛觉集中,且有跳动感,辨别脓之成与否,对指导治疗有很大的意义,脓未成时以疏风清热或清热解毒为主,脓已成则以活血排脓为主,这是局部辨证。而在临床上,王老以其丰富的临床经验,统筹、协调全身辨证与局部辨证的关系,使两者互为印证、互相兼顾,则增加了辨证的准确性,以达到全身辨证与局部辨证相结合,更好地为实现辨证施治的目的。

(三) 治疗上,中医内治与外治相结合

在长期执教、行医生涯中,王老十分重视中医内治与外治相结合。在他主编的教材中,这种思维模式得到充分体现,他认为尽管中医整体观念与辨证施治有其独到之处,但耳鼻喉发病多在深邃的孔窍内,病变隐匿,有时单靠汤药口服难以直达患处,配合外治法往往取得意想不到的效果。外治法是指运用药物、手术、物理方法或使用一定的器械等,直接作用于患者体表患处或者病变部位而达到治疗目的的一种方法。《理瀹骈文》说"外治之理,即内治之理,外治之药,即内治之药,所异者法耳"。中医耳鼻喉科外治法一般分为药物疗法、手

术疗法、其他疗法三种。常见的中医耳鼻喉外治有扁桃体啄治及烙法、放血疗法、针刺疗法、按摩导引、中药外敷、中药雾化吸入等,通过配合中医内治与外治,比单独使用其中一种方法更能丰富治疗手段,并且提高治疗效果。王老的父亲于20世纪40年代开中医诊所时,自行配制了不少喉科外用的散剂、粉剂及药膏,王老继承父业,将这些宝贵的外用制剂发扬光大,在医院制剂室的帮助下,创制了滴鼻灵、黄连滴耳液、鼻窦灌注液等近十种耳鼻喉外用剂型,并录入教材广为流传,润喉丸开发成中成药,受到广泛好评。王老认为耳鼻喉科的中医药特色在于丰富的治疗方式,而内治法与外治法相结合,才能最大限度地发挥中医药在耳鼻喉领域的临床优势。

中医耳鼻喉科学仍然是一门年轻的学科,学科的建设和发展需要开拓和创新的精神,一代名医、中医耳鼻喉科学的奠基人和开拓者之一王德鉴教授的学术思想,为我们继承和发展中医耳鼻喉科事业提供了宝贵的财富,值得深入学习和研究。

第三节 王士贞主要学术思想介绍

王士贞教授是广州中医药大学第一附属医院耳鼻咽喉科教授、博导,第三、第五批全国名老中医药专家学术经验继承工作指导老师。现任世界中医药学会联合会耳鼻咽喉口腔专业委员会会长、广东省中医药学会终身理事,先后主编普通高等教育"十一五"国家级规划教材、新世纪全国高等中医药院校规划教材《中医耳鼻咽喉科学》、原卫生部"十一五"规划教材高等中医药院校研究生规划教材《中医耳鼻咽喉科临床研究》、国家重点编写工程《中华医学百科全书·中医耳鼻咽喉口腔科学》。王士贞教授强调,中医耳鼻咽喉科既具有中医学的一般共同点,又有专科特点。在发掘、整理祖国医学遗产的基础上,要积极吸取现代医学先进诊查技术,使传统的中医辨证论治与现代诊疗新技术有机地结合起来,从而充实了中医耳鼻咽喉科的诊治内容,使中医耳鼻咽喉科的辨证论治向深层次发展。

(一) 主要学术思想

1. 全面正确取"证" 由于耳鼻咽喉诸孔窍深邃而曲折,不易窥视清楚,故其"证"应包括运用中医传统的望、闻、问、切及应用现代的检查方法,借助现代的诊查设备所获得的所有资料。只有这样,医者才能从不同角度、不同层次对患者的病史、病情、症状、体内外环境做详细而周密的分析,才能取得正确的诊断。任何片面的不符合实际的"四诊"材料,往往是辨证错误的原因。可以说,全面而正确取"证"是辨证的依据和基础,是正确辨证的关键。

2. 局部辨证与整体辨证相结合 中医耳鼻咽喉科,整体辨证与局部辨证相结合的辨证思维,古代医家已有所认识。耳鼻咽喉是人体的局部器官,是整体的一个组成部分,因此在辨证上要注意局部辨证与整体辨证相结合,这是中医耳鼻咽喉科学的学术特点与精华所在,是将中医的整体观运用到耳鼻咽喉科的临床辨证。

3. 辨病与辨证相结合 中医治病是按中医理论进行辨证论治的,既讲辨证,又讲辨病。辨病与辨证相结合是当前临床工作者普遍采用的一种方式,辨病与辨证思维也是中医耳鼻咽喉科学理论体系的基本特点。应该明确,辨证是绝对的,辨病是相对的,辨证要识病,但辨证是不必拘泥于病。证是动态的演变,不是僵化不变的,故及时尚未明确诊断的疾病,同样可以辨证,可以分析处理,这也是中医耳鼻咽喉科在辨证论治中的长处。

（二）经验总结

1. 鼻咽癌　王教授认为，中医药治疗鼻咽癌的优势之一是有利于放、化疗的顺利进行，扶助正气，减轻放、化疗的毒副反应，提高机体的抗病能力，改善生活质量，减少复发。王教授重视患者体质，强调整体调治鼻咽癌。根据临床观察及用药经验体会，综合舌象、脉象及证候特征，并考虑到放射线具有中医火热特征，将其常见证型分为阴津耗伤、脾胃失调、气血亏虚等。王教授还善于应用岭南中草药治疗鼻咽癌，常用中草药包括：山海螺、石上柏、猫爪草、白花蛇舌草、重楼等。山海螺，性平，味甘、辛，归肺、肝、脾、大肠经。

2. 鼻鼽　王教授结合岭南气候特点及总结多年的临床经验，认为鼻鼽的证型可简化为两大类，一为虚寒证，二为肺热证，其中虚寒证为主。虚寒证鼻鼽病机主要是肺、脾、肾三脏虚损，其中尤其强调脾虚在鼻鼽发病中的作用。以五指毛桃四君子汤加味为基础方进行治疗。

3. 鼻渊　王教授临证时十分强调辨病与辨证的有机结合，临证中，充分借助现代先进的检查方法，如鼻窦 CT、X 线、鼻内窥镜检查等，综合四诊检查所得，辨明疾病，分析内外致病因素及病位所在，与患者的个体情况结合，通过八纲辨证、脏腑辨证以及鼻涕色泽、量等的辨证，从而判断疾病辨证类型，以进一步指导用药。在辨病的基础上，进行全身辨证与局部辨证，鼻渊在外虽表现于鼻塞、流浊涕等症状，但却反映了体内阴阳气血、脏腑、经络的病变。由于不同外邪的侵袭，致不同脏腑虚损，产生不同的病理变化，故应根据不同病因、病机和局部症状、体征，结合全身证候，进行辨证。王老师十分强调局部辨证的重要性，在辨证的过程中，注意虚实辨证，强调从发病缓急、鼻涕色、质、鼻腔黏膜颜色、肿胀程度及头痛性质等进行辨证。治疗上强调消肿排脓以通窍。注重外治法的运用。

4. 小儿耳胀　王教授治疗小儿耳胀，以辨证治疗为要，注重局部辨证。王教授认为，要消除中耳积液，重在祛除病因。初期治疗宜疏风祛邪，助中耳积液消散，常用柴胡、菊花、蔓荆子、蝉蜕、地龙、白术、土茯苓、泽泻为基本方，辨证加减运用。另外，小儿耳胀病多继发于上呼吸道感染，发病后经抗生素及激素等治疗，易引起胃肠功能紊乱等副反应，出现脾胃运化失常的表现，日久而成脾胃气虚，水湿运化失常。因此，王教授对此类患儿，强调健脾利湿、升清化浊为主，以促使中耳积液消退。同时，健脾益气方药可增强患儿免疫功能及抵抗力，防止耳胀复发，常用四君子汤合玉屏风散加减以健脾利湿，托邪外出。同时配合局部治疗，提高疗效。

5. 耳鸣　王士贞教授认为，人体是一个有机整体，耳窍虽位于人体头颈部，为外在独立器官，但其经络与五脏六腑有着密切联系，故耳鸣治疗不应只局限于耳窍，更应注重全身的调理。在立足全身整体辨证的同时，不可忽略耳窍的局部辨证。以耳鸣作为独立诊断的患者，已排除耳科其他疾病引起的耳鸣，检查时一般可见双鼓膜正常，有些医生可能会认为鼓膜正常就不必每次均观察鼓膜情况。王士贞教授认为，耳鸣患者同样需要注重局部辨证，需要观察患者鼓膜形态、颜色的变化，特别是鼓膜颜色：鼓膜潮红，提示患者体内有肝火或虚火；鼓膜潮红且偏黯，提示患者有郁火；鼓膜黯淡不亮，则虚中有郁滞等。同时，王士贞教授特别重视观察患者脉象和舌象，每次就诊均认真观察患者舌、脉的变化，根据临床症状，有时需舍脉从证，有时需舍证从脉。强调中医传统特色疗法。

6. 咽喉疾病　王教授认为，利咽、开音乃治疗咽喉病的特色内治法。咽喉是饮食呼吸的要道，是经络循行交会之要冲，易受外邪侵袭，邪热循经上炎咽喉导致各种咽喉疾病，如喉痹、乳蛾、喉痈、喉喑、鼻咽癌放疗后等。咽喉红肿疼痛是咽喉病常见的主要症状,临证应注意病情轻重缓急及咽部黏膜的色泽变化,辨证选用利咽药。声嘶证大体可分为虚、实两类,实证宜用散邪、清热、化痰、活血等治法;虚证宜用益气、养阴等治法。临证须注意声嘶轻重、发病缓急及咽喉部黏膜的色泽、形态变化,辨证选用开音药。

7. 经方运用　王教授临床中擅用经方治疗耳鼻咽喉科的疾病,对桂枝汤、小柴胡汤、半夏厚朴汤等方的应用颇有心得,取效良多。

第三章 耳鼻咽喉与脏腑经络的关系

耳鼻咽喉虽然为人体的外在器官,但与脏腑经络均有密切的联系。五脏六腑是人体生理功能及病理变化的基础,气血津液是人体生命的最基本物质。经络是运行气血、联络脏腑、沟通表里的通道,它将人体五脏六腑、四肢百骸、五官九窍、皮肉筋脉组成一个有机的整体。因此,牢固树立整体观,熟悉并掌握脏腑经络理论,是耳鼻咽喉科学学习的基础之一。

第一节 耳与脏腑经络的关系

耳与肾、肝、胆、脾、心、肺各脏腑及经络均有密切的关系。

一、耳与脏腑的关系

1. 耳与肾 耳与肾的生理关系是肾藏精,精是构成和维持人体生命活动的最基本物质,是脏腑形体官窍功能活动的物质基础,肾开窍于耳,肾精充沛则耳窍得养,听觉敏锐。

耳与肾的病理关系是,如果肾脏功能失调则耳可患病。如肾精不足则耳窍失养,引起耳聋、耳鸣等病症。如《灵枢·海论》载:"髓海不足,则脑转耳鸣。"如肾阳不足、寒水上泛,可致耳鸣眩晕等。肾在体合骨,肾虚则邪毒易侵骨质,故肾精亏虚的脓耳,日久可见耳周骨质受损,严重者可致变证。

2. 耳与肝 耳与肝的生理关系是肝主疏泄,肝藏血,耳主听觉及平衡。耳的正常功能有赖于肝疏泄功能正常及所藏之血的濡养。

耳与肝的病理关系是,若肝疏泄失职或藏血功能异常则可致耳病。肝主升主动,喜条达恶抑郁,若肝脏气机失调,肝火上炎,可致耳病。又如肝阴不足致虚火上扰,或是肝血有所亏虚,耳窍失养,则可见耳聋、耳鸣、耳眩晕等病症。《素问·脏气法时论》载:"肝病者……虚则目䀮䀮无所见,耳无所闻。"

3. 耳与胆 耳与胆的生理功能为:肝胆互为表里,主调畅气机,肝胆的气机畅达,才能正常发挥耳的生理。

耳与胆的病理关系是,胆功能失调可致耳病。胆经感受风寒湿热等外邪,循经上犯耳为病。《素问·厥论》载:"少阳之厥,则暴聋颊肿而热。"暴怒可动胆火,故过度的情志变化可导致突发性耳聋的发生。

4. 耳与脾　耳与脾的生理关系是脾主运化,为气血生化之源,主升清,输布水谷精微,脾胃为后天之本。脾胃功能正常,则清升浊降,输布水谷、滋养清窍正常,清窍的正常生理功能才能得以发挥。如《素问·玉机真脏论》载:"脾为孤脏……其不及,则令人九窍不通。"

耳与脾的病理关系是,若脾虚则健运失常,气血生化不足,则耳窍失去濡养,进而耳窍功能失职。脾气亏虚,运化失职,而成痰湿;痰湿或痰郁化火,闭塞耳窍,引起耳胀、脓耳、耳眩晕等病症。脾虚而致清阳不升是脾病及耳的主要原因。

5. 耳与心　耳与心的生理关系是心主血脉,耳为宗脉之所聚,心血上达,则耳窍得养,听觉灵敏。心主藏神,心寄窍于耳,耳司听觉。《针灸甲乙经·五脏六腑官》载:"夫心者火也,肾者水也,水火既济。心气通于舌,舌非窍也,其通于窍者,寄在于耳。"

耳与心的病理关系是,心脏发生病变,则耳窍失养,其功能则失职。《古今医统·耳证门》载:"心虚血耗,必致耳聋耳鸣。"

6. 耳与肺　耳与肺的生理关系是肺主气、司呼吸。肾开窍于耳,肺为肾之母。肺主宣发,向上输布气血津液致头面,使耳窍得以濡养。《灵枢·阴阳清浊》载:"手太阴独受阴之清,其清者上走空窍。"

耳与肺的病理关系是,肺脏功能失常可致耳病。如肺卫不固,外感时邪,则可发生耳聋。若肺气亏虚,则耳窍可失聪致耳聋。《素问·脏气法时论》载:"肺病者……虚则少气不能报息,耳聋嗌干。"

二、耳与经络的关系

耳与十二经脉均有直接联系。耳乃脉络所聚的重要器官。它通过经脉联络脏腑和全身成一个有机的整体,《灵枢·邪气脏腑病形》云:"十二经脉,三百六十五络,其血气皆上于面而走空窍……其别气走于耳而为听。"而直接循行于耳的经脉,大多属于阳经,其行走路径如下:

足阳明胃经:起于鼻之交……出大迎,循颊车,上耳前。

手太阳小肠经:起于小指之端……其支者,从缺盆循颈,上颊,至目锐眦,却入耳中。

足少阳胆经:起于目锐眦,上抵头角,下耳后……其支者,从耳后入耳中,出走耳前,至目锐眦后。

手少阳三焦经:起于小指次指之端……其支者,从膻中上出缺盆,上项,系耳后,直上出耳上角……其支者,从耳后入耳中,出走耳前,过客主人,前交颊,至目锐眦。

足太阳膀胱经:起于目内眦,上额,交巅;其支者,从巅至耳上角。

第二节　鼻与脏腑经络的关系

鼻与肺、脾、肾、心、肝胆各脏腑及经络都有密切的关系。

一、鼻与以下各脏腑的关系

(一) 鼻与肺

鼻与肺的生理关系是肺主宣发肃降,肺之清气向上达鼻窍,鼻窍嗅觉灵敏、呼吸通畅有赖于肺之宣发功能正常。肺上通鼻窍,鼻为肺之门户,鼻窍功能正常有助于肺气的顺畅。肺开窍于鼻,鼻为肺之官。《素问·阴阳应象大论》载:"肺主鼻……在窍为鼻。"

鼻与肺的病理关系是肺功能失常可致鼻病。如肺失宣降,则鼻塞;肺气虚,卫表不固,则鼻窍易发病。《严氏济生方·鼻门》载:"夫鼻者,肺之候……其为病也,为衄,为痈,为息肉,为疮疡,为清涕,为窒塞不通,为浊脓,或不闻香臭。此皆肺脏不调,邪气蕴积于鼻,清道壅塞而然也。"

(二) 鼻与脾

鼻与脾的生理关系是脾主运化,为气血生化之源,主统血。鼻为清窍,为清阳交会之所,血脉多聚之处。脾功能正常,则气血充足,鼻窍得以濡养。《医学心悟》卷五载:"鼻准属脾土。"可见脾与鼻关系密切。

鼻与脾的病理关系是脾失健运,功能失常则可致鼻病。慢性或虚证鼻病多由脾虚所致。如脾气亏虚,健运失职,清阳不升,则鼻窍失养而为病;或脾运化失调,湿邪内生,上犯鼻窍而为病。鼻病也可由脾经实邪引发,《杂病源流犀烛卷·二十三》载:"又有鼻内生疮者,由脾胃蕴热,移于肺者也。"

(三) 鼻与肾

鼻与肾的生理关系是肺开窍于鼻,肾为先天之本,肺肾同源,金水相生,肾气推动和调控脏腑气化,肾精充沛,则鼻之功能正常。

鼻与肾的病理关系是,肾脏亏虚可导致鼻的功能失常。肾阳不足则可导致鼻渊、鼻鼽等病。《素问·宣明五气》载:"五气所病……肾为欠为嚏。"肾阴亏虚,虚火上炎,可导致鼻衄、鼻槁等病。

(四) 鼻与心

鼻与心的生理关系是心藏神、主血脉,心主嗅,故鼻为心与肺的门户,鼻功能正常有赖于心血濡养。《难经·四十难》载:"火者心,心主臭,故令鼻知香臭。"

鼻与心的病理关系是心的功能失调可导致鼻病,尤其鼻衄,与心有密切关系。《素问·五脏别论》载:"五气入鼻,藏于心肺,心肺有病,而鼻为之不利也。"

(五) 鼻与肝胆

鼻与肝胆的生理关系是肝主疏泄,主藏血,鼻梁为肝所属,肝之经脉也循行于鼻部,胆为奇恒之腑,下通于鼻。两侧鼻背为胆所属。

鼻与肝胆的病理关系是肝胆互为表里,肝胆功能失调,如肝失疏泄可致鼻病。《素问·气厥论》载:"胆移热于脑,则辛頞鼻渊。鼻渊者,浊涕下不止也。"

二、鼻与经络的关系

鼻与各个经络关系密切,有些直接循行于鼻,经脉行走路径如下:

足厥阴肝经:从肝上注肺,上循喉咙,入颃颡之窍,究于畜门。

足阳明胃经:起于鼻之交頞中,旁约太阳之脉,下循鼻外,入上齿中。

足太阳膀胱经:起于目内眦,上额,交巅。

手阳明大肠经:其支者,从缺盆上颈,贯颊,入下齿中,还出挟口,交人中,左之右,右之左,上挟鼻孔。

手太阳小肠经:其支者,别颊上着䪼,抵鼻,至目内眦,斜络于颧。

任脉、阳跷脉、阴跷脉均循经于鼻旁。

督脉:从额正中下行至鼻柱沿鼻尖到上唇。

第三节　咽喉与脏腑经络的关系

咽喉与脏腑经络密切相关,在各个脏腑中,与肝、肾、脾、胃、肺的关系尤为密切。

一、咽喉与脏腑的关系

(一) 咽喉与肝

肝主疏泄,调畅全身气机。咽为"肝之使",如《素问·奇病论》载:"夫肝者,中之将也,取决于胆,咽为之使。"咽喉与肝的生理关系是肝气条达,咽喉的生理功能才能正常。

肝失疏泄条达则咽喉可患病。咽喉与肝的病理关系是肝失疏泄,气机不利,肝郁气结,则可致咽喉失音、梗阻感。

(二) 咽喉与肾

肾藏精,主水,肾纳气。肾为"声音之根",《景岳全书·卷二十八》载:"肾藏精,精化气,阴虚则无气,此肾为声音之根也。"肾阳充沛,肾水充足,水火既济,咽喉得养,则发音洪亮。咽喉与肾的生理关系是咽喉的生理功能正常发挥有赖于肾的滋养与温煦。

肾精亏虚,则可致咽喉患病。咽喉与肾的病理关系是,如肾阴虚或肾阳虚,均可影响咽喉而致病。《金匮要略·水气病脉证并治》载:"阳衰之后,荣卫相干,阳损阴盛,结寒微动,肾气上冲,喉咽塞噎,胁下急痛。"

(三) 咽喉与脾

脾主运化,主升,脾胃互为表里,脾主升清,可将水谷精微上输,以濡养咽喉。咽喉与脾关系密切,《重楼玉钥·诸风秘论》载:"咽主地气,属脾土。"咽喉与脾的生理关系是脾胃功能正常,咽喉才能正常发音、呼吸及饮食。

脾功能失调,升清降浊失利,则咽喉可为病。如若脾胃虚弱,清阳不升,浊阴不降,咽失濡养,则咽喉不利。此为咽喉与脾的病理关系,《外科正宗·卷二》载:"思虑过多,中气不足,脾气不能中护,虚火易致上炎"。

(四) 咽喉与胃

胃主受纳腐熟水谷,脾胃互为表里,咽主吞咽,为水谷精微之通道;两者互相配合,才能维持人体正常的生理功能。咽喉与胃的生理关系是脾胃升清降浊,相互配合,为后天之本,气血生化之源,胃气充足,咽喉功能才能正常,《太平圣惠方·卷三十五》载:"夫咽喉者,生于肺胃之气也。咽者嚥也,空可嚥物,又谓之嗌,主通利水谷,胃气之道路。"

胃功能失调,咽喉可患病。咽喉与胃的病理关系是脾胃升清降浊功能不利,则咽喉为病,《疮疡经验全书·卷一》载:"胃经受热,胃气通于喉咙,故患喉痈。"

(五) 咽喉与肺

肺主清肃,司呼吸、主气,向下连于喉,喉为肺之气息出入的重要通道,咽喉通利,呼吸才会平稳。《太平圣惠方·卷三十五》载:"喉咙者,空虚也,言其中空虚,可以通于气息,呼吸出入,主肺气之流通。"会厌在呼吸吞咽中的作用也尤为重要。《医贯·卷一》载:"气口有一会厌,当饮食方咽,会厌即垂,厌口乃闭。故水谷下咽,了不犯喉,言语呼吸,则会厌张开。"咽喉与肺的生理关系是喉主发音,肺主气,司呼吸,主清肃,肺的清肃功能正常,咽喉得到滋养,则咽喉通利正常,语声洪亮。

肺脏功能失常,则咽喉可患疾病。咽喉与肺的病理关系是肺气亏虚,清肃失职,津液不能上承咽喉,则咽喉可为病。《太平圣惠方·卷三十五》载:"若风热邪气,搏于脾肺,则经络痞涩不通利,邪热攻冲,上焦壅滞,故令咽喉疼痛也。"

二、咽喉与经络的关系

咽喉是经脉循行交会之处。除手厥阴心包经及足太阳膀胱经外,其他经脉皆直接循行于咽喉:

手太阴肺经:入走肺,散之大肠,上入缺盆,循喉咙。

足太阴脾经:上至髀,合于阳明,与别俱行,上结于咽。

手少阴心经:上走喉咙,出于面,合目内眦。

足少阴肾经:从肾上贯肝膈,入肺中,循喉咙,挟舌本。

足厥阴肝经:上贯膈,布胁肋,循喉咙之后,上入颃颡。

手阳明大肠经:下走大肠,属于肺,上循喉咙,出缺盆。

足阳明胃经:上通于心,上循咽,出于口。

手太阳小肠经:其支者,从缺盆循颈,上颊,至目锐眦。

手少阳三焦经:其支者,从膻中,上出缺盆,上项。

足少阳胆经:循胸里,属胆,散之上肝,贯心,以上挟咽,出颐颔中。

冲脉、任脉:循腹右上行,会于咽喉,别而络唇口。

阳跷脉:循外踝上行至肩,经颈部上夹口角,与阴跷脉会于目内眦。

阴跷脉:循内踝上行,至咽喉,交贯冲脉。

因此,咽喉和经络有着密切联系,人体经络使咽喉与脏腑、肢节联成一个统一的整体。

第四章 中医耳鼻咽喉科的病因病机

第一节 中医耳鼻咽喉疾病的病因

病因是指导致疾病发生的原因。疾病的发生，多由于各种致病因素导致人体阴阳、气血、脏腑、经络等失衡而发生。耳鼻咽喉位于人体头颈位置，属清窍，通过经络连接脏腑，其疾病的发生分为外因和内因，外因多为外感六淫或异气及疠气、异物所伤、外伤损伤等，六淫为外感病因之一，即风、湿、寒、暑、火（热）、燥六种外感病邪的总称。内因多为饮食失宜、七情内伤及劳逸失度及官窍间病变互相传变。

一、外　　因

（一）风邪

风为阳邪，易袭阳位，五官位于头颈位置，属清窍，《素问·太阴阳明论》说："伤于风者，上先受之。"风为百病之长，为外邪致病先导，故耳、鼻、咽喉各种疾病的发病初起，多为风邪外袭，或者兼有寒邪、热邪，或风邪入络，可致多种耳鼻咽喉疾病。

（二）湿邪

湿为阴邪，湿性重浊、黏滞，因此，湿邪致病，分泌物多秽浊不清，发为皮肤可见渗液流水，疾病病程多较长，缠绵难愈，发作反复。湿邪外袭，多兼热邪，如可导致耳、鼻部渗液流水的疾病，如耳疮、旋耳疮、鼻疳等。

（三）寒邪

寒为阴邪，易伤阳气，寒性凝滞，如感受寒邪，上犯头面，凝滞耳鼻咽喉部位引起相应的病症。多见于疾病初起，风寒侵袭或寒邪入里化热。

（四）热邪

火热为阳邪，其性趋上，易耗气伤津，易生风动血，易导致疮痈。外感火热之邪，上犯清窍，初起多以风热为主，可夹湿邪，易耗气伤阴，引发耳鼻咽喉多种疾病。耳鼻咽喉的痈疮疾病，多由火热外邪引起，如喉痈等。

（五）燥邪

燥性干涩，易伤津液。外感燥邪，经口鼻而入人体，或因外界环境、高温致燥邪伤津，可引发耳鼻咽喉干燥性疾病，如鼻槁等。

（六）异气

异气是指污浊的各种气体，如化工业产出的各种废气、汽车排出的尾气及各种粉尘、花粉或有毒的气体，均可经口鼻进入人体，从而引发耳鼻咽喉各种疾病，如鼻鼽。

（七）疠气

疠气是指一类具有强烈致病性和传染性的外感病邪，它可通过空气传染，经口鼻侵入致病，也可因饮食、蚊虫叮咬、皮肤接触而致病。疠气经口鼻侵入人体，可引起咽喉重症，如白喉、疫喉痧等。

（八）异物所伤

耳鼻咽喉部位异物误入引起，引起相应部位病症，需要及时取出，以免加重病情，产生其他病症，严重可危及生命。

（九）外伤

外界创伤可损伤耳、鼻、咽喉部位，如跌仆、撞击、烧灼、刀枪伤等，引起耳、鼻、咽喉相应的病症。

二、内 因

（一）饮食失宜

饮食失节，如饥饱无常，饮食不洁，过食肥甘厚味、炙煿之品，或大量长期饮酒，使脾胃受损，阴阳失调，可导致耳、鼻、咽喉多种病症。

（二）七情内伤

指七情引发或诱发的疾病。七情过度直接伤及内脏，脏腑功能失常，可导致或诱发多种耳鼻咽喉病症，也可影响疾病病情的发展和转归。

（三）劳逸失度

过度劳累或过度安逸均可导致脏腑、经络及气血津液功能失常可引发耳鼻咽喉疾病。劳力劳神过度、房劳过度、体力或脑力过度安逸，均可导致疾病反复发作或病情缠绵难愈，如用嗓过多，过度发声，损伤声带，可致急喉喑，日久可致慢喉喑。

（四）官窍间病变传变

耳鼻咽喉官窍之间互相连通，一窍有病，若治疗不及时或治疗失当，疾病可传至他窍，引发其他官窍病变。

第二节 中医耳鼻咽喉疾病的病机

病机指疾病发生发展及变化的机制。基本病机包括邪正盛衰、阴阳失调及气血津液的变化。随着邪正的消长变化，形成了虚实的病机变化。耳鼻咽喉疾病病机有虚证、实证及虚实夹杂证。实证多见于病症初中期，常与外邪侵袭、痰湿结聚、脏腑火热、气滞血瘀有关；虚证或虚实夹杂证多见于久病或疾病后期，多与脾、肺、肾三脏虚损相关。《素问·通评虚实论》载："邪气盛则实，精气夺则虚"。

一、外邪侵袭

外感六淫或异气及疠气上犯口鼻,引发耳鼻咽喉多种病症。如风邪外袭,或者兼有寒邪、热邪,或风邪入络,可致多种耳鼻咽喉疾病。湿邪外袭兼热邪,可导致耳、鼻部渗液流水的疾病,如耳疮、旋耳疮、鼻疳等。外感燥邪,耗伤津液,可致鼻槁等。

二、痰湿结聚

脾胃、肺、肾功能失调,水湿运化失常,痰湿内困,结聚于耳鼻咽喉部位,引起耳鼻痰包、梅核气,甚至耳鼻咽喉肿瘤等。

三、脏腑火热

脏腑火热,如肺、胃、肝经火热及脾胃肝胆的湿热,上犯耳鼻咽喉,可引发耳鼻咽喉各种疾病。

四、气滞血瘀

耳鼻咽喉外伤致血溢脉,或外伤血瘀;或是久病正虚,外邪留滞,官窍血脉不通,气滞血瘀可引发致耳鼻喉科疾病。

五、脾气虚弱

脾气亏虚,运化水湿的功能失调,痰湿内生上犯,可引发耳、鼻、咽喉的息肉、痰包及其他病症等;脾气虚弱,统血失职,血溢于脉外,可导致鼻衄;脾气亏虚,气血生化不足,可致耳鼻咽喉的病症,如耳聋、耳鸣、鼻槁等。

六、肺气亏虚

肺气亏虚,卫外不固,外邪入侵,上犯清窍,可致耳鼻咽喉多种疾病;肺阴不足,阴津不足濡养失职,可致鼻槁、喉痹、喉暗疾病等;肺气亏虚,邪毒留滞,可致耳鼻咽喉多种疾病。

七、肾脏虚损

肾阴精亏虚,虚火上越,可致耳聋、鼻衄、喉痹等;肾阳不足,寒湿内生,侵犯清窍,可致耳聋、鼻鼽等;肾精亏虚,耳、鼻、咽喉失养,可致鼻槁、耳聋、耳鸣等。

临床上也可出现虚实错杂情况,虚实错杂指病变过程中,邪盛和正虚同时存在的情况。耳鼻咽喉的一些慢性疾病,可出现此种情况。临床需要根据患者病情,综合分析患者病因病机,进行正确辨证论治。

第五章 中医耳鼻咽喉科的辨证要点

第一节 中医耳鼻咽喉科的辨证特点

中医学理论体系的特点一是整体观念,二是辨证论治。中医耳鼻咽喉科是中医学重要组成部分,同时随着科技的快速进步,中医耳鼻咽喉科也不断丰富和完善。在临床工作中,既要树立整体观,又要全身辨证和局部辨证相结合。

对耳、鼻、咽喉科疾病的辨证应特别注意以下要点:需要正确而全面取"证",证指证候,是疾病过程中某一阶段或类型的病理概况,它反映疾病的阶段本质,这是辨证的基础、依据,更是正确辨证的关键;临证过程中注意树立整体观念,注意整体辨证和局部辨证相结合;也要注意将辨证和辨病两者结合起来。

一、正确而全面取"证"

正确而全面的辨证是提高中医临床疗效的基础和关键。由于现代科技不断进步,现代的检查设备及方法广泛应用于临床中,可以窥及耳鼻咽喉局部情况,使得局部观察更为详尽。结合中医传统四诊方法,为全面辨证提供依据。正确而全面取"证"是正确辨证的关键,也是辨证的依据和基础。

二、整体辨证和局部辨证结合

整体观念和辨证论治是中医理论体系的特点,耳鼻咽喉是人体的一组成部分,中医耳鼻咽喉在临床中应注意整体辨证和局部辨证相结合,这是中医耳鼻咽喉科学术特点,也是中医耳鼻喉辨证的精华。

(一) 整体辨证

整体观念是中医基础理论和临床的指导思想,它主要表现在人体是一个统一的整体,人与自然环境、社会环境也是统一的。这也是中医耳鼻咽喉科学理论特点之一。它要求在临证时,除了诊察耳鼻咽喉局部,更要注重诊察整体,注重局部诊查与患者全身诊查、与患者所处环境相结合,切实做到整体和局部相结合,综合分析,才能全面准确了解患者病情,运用辨证论治的理论和方法,为正确的治疗提供强有力的依据。

(二)局部辨证

指对耳鼻咽喉局部进行四诊综合分析后进行辨证。具体如下:

1. 鼻的望诊　外鼻望诊可以直接观察,而鼻内的望诊一般需借助前鼻镜、间接鼻咽镜、鼻内镜检查等,以观察鼻黏膜颜色、肿胀程度、分泌物的形、色、量、质等,鼻腔出血的部位、出血的颜色、出血量等内容;鼻的闻诊:主要是嗅鼻内分泌物的气味;鼻的问诊:了解鼻病发病及治疗的病史,病患鼻部不适的具体情况,全身情况等;鼻的切诊:鼻窦及鼻的相应部位的按诊等。

2. 耳的望诊　主要观察耳郭、外耳道、鼓膜情况,着重观察鼓膜形态、颜色、穿孔大小及位置等,及耳内脓液的色泽、流脓的量、脓液的性质等,可以利用影像学相关检查,间接观察中耳乳突的情况;耳的闻诊:闻外耳及耳道分泌物的气味;耳的问诊:重点询问耳病的相关症状,如耳痛、耳聋、耳鸣、耳胀等,询问耳病的病史及全身情况;切诊:主要针对耳郭、外耳道、耳周的按诊等。

3. 咽喉的望诊　需借助相关器械对口咽、鼻咽和喉部的望诊。鼻咽部的望诊:应注意观察鼻咽黏膜是否有新生物,表面分泌物情况、黏膜是否粗糙或糜烂、鼻咽正常结构是否清楚等,如发现鼻咽部新生物,注意新生物大小、颜色、形态、表面情况等;口咽的望诊:应注意观察口咽有无新生物、黏膜是否充血肿胀、干燥、有无溃疡等,喉底是否存在较多颗粒状突起甚至连成片状、喉核有无充血肿大、脓点脓栓、周围是否肿胀隆起等;喉的望诊:除观察颈部的喉外形外,着重观察喉内各种结构的形态、是否充血肿胀、活动度、是否有新生物,如发现新生物,注意观察新生物的大小、形态、位置、表面情况。喉的闻诊:包括闻分泌物及喉呼出气体的气味,注意观察有无声嘶,声嘶严重程度,咳嗽的声音及有无喘鸣等。喉部问诊:重点询问咽喉相关症状,如咽喉的疼痛、进食吞咽情况、异物感、发音及呼吸情况等。喉部切诊:主要围绕颈部及咽喉部按诊。

三、辨证和辨病相结合

证和病有密切关系,在临证中,要辨病和辨证相结合,这是中医耳鼻咽喉科学的基本特点之一。证指将四诊检查所得、综合内外致病因素,全面具体反映疾病性质、特征及该疾病阶段的总结。辨病是在临证中,将患者主诉、症状、体征、检查等进行综合分析后,对该疾病做出准确的判断。临床诊治疾病过程中,需要将辨病和辨证相结合。中医耳鼻咽喉科的辨证和辨病,在中医基础理论指导下,结合中医诊断学基础理论体系,指导疾病治疗。

临证时,首先详细询问病史,注重中医辨证相关内容询问,其次要进行认真而详细体格检查。体格检查包括全身体格检查和局部体格检查。中医耳鼻咽喉科更要注重耳鼻咽喉局部的症状和体征,因此中医耳鼻咽喉科辨病的关键是局部症状的询问及局部体征的检查,通过详细的病史询问及局部检查,以进一步明确病变部位,为诊断提供依据。应注意的是,在辨证过程中应注重舌诊和脉诊,舌象变化可反映寒热、病邪轻重、病情进退,可判断疾病预后转归,还可指导用药。脉诊,则可推断正气盛衰,疾病的病位及判断预后,故两者在体格检查中,具有重要作用,不可缺失,要引起重视。

第二节　中医耳鼻咽喉科的辨证方法

中医耳鼻喉科是中医学重要组成部分,辨证指在四诊即望闻问切的基础上进行诊断的辨证思维,辨证的方法有很多种,针对中医耳鼻喉科常用的有八纲辨证、气血津液辨证、脏腑辨证、六经辨证和卫气营血辨证等,具体如下:

一、八 纲 辨 证

八纲辨证即阴阳表里寒热虚实,它是辨证论治的基础之一,为表里、寒热、虚实、阴阳四对纲领性证候。疾病的表现虽然很复杂,但均可归于八纲之中。在临床中,它们相互联系而不可分割。阴阳是八纲辨证的总纲,可统率其他六纲,一切疾病均可分为阴阳两方面。表里可辨别病情深浅及病理变化趋势的纲领,适用于外感病,病位的深浅,不在表就在里。寒热是辨别疾病性质的纲领,反映人体阴阳的盛衰。虚实是鉴别正邪胜衰的纲领,实指邪气盛,虚指正气虚。在临床中,疾病错综复杂,在一定条件下,疾病可以出现不同程度转化,如寒证化热、表邪入里、因虚致实、实证转虚等各种情况。在临证中行八纲辨证时,不仅要注意它们之间相互联系、不可分割,也可相互转化。

二、气血津液辨证

气血津液辨证,以脏腑辨证中关于气血津液理论为基础,分析气血津液各个方面的病变,进而辨别其反映的不同证候。在生理上,人体的气血津液是脏腑功能活动的物质基础,而气血津液的形成及运行又需要脏腑功能活动。在病理上,气血津液病变,会影响脏腑功能活动,而脏腑功能活动异常,可影响气血津液的运行及生成。气血津液辨证与脏腑辨证密切相关。中医耳鼻咽喉疾病的辨证,需要注意气血津液的改变。

三、脏 腑 辨 证

脏腑辨证指根据脏腑的生理功能和病理变化,对疾病的证候归纳分析,进而推究疾病病机,进而判断病变性质、部位、邪正盛衰的一种辨证方法。脏腑辨证是中医耳鼻咽喉科的辨证方法之一。五脏是人体生命活动的中心,与六腑相配合,通过经络运行气血、协调阴阳,联系四肢百骸、肌肉血脉、皮毛筋骨、五官九窍等,成为一个统一的整体。因此中医耳鼻咽喉进行脏腑辨证时,注意整体观念。在辨证时,应掌握耳鼻咽喉与脏腑经络的关系,并应根据各种外邪入侵人体所致耳鼻咽喉疾病的发病特点,推论证的病理变化,来分析病症。

四、六 经 辨 证

六经辨证,是根据东汉张仲景《伤寒论》基础上,结合伤寒病的证候表现与疾病特点总结出来的外感病的一种辨证方法,它重点研究和探讨了外感病的辨证论治,但其作用远超出外感病的范畴。六经辨证可反映脏腑经络病理变化,而脏腑经络是人体重要的组成部分,是不可分割的整体,故一经病变可以传变至另一经。这对临床各科均具普遍意义。《伤寒论》对耳鼻喉科多种疾病均有论述,如咽喉病、耳鸣耳聋、鼻出血等。

五、卫气营血辨证

卫气营血辨证,是清代叶天士所倡导的针对外感温热病的一种辨证方法。它是在东汉张仲景《伤寒论》六经辨证基础上发展而来的。卫气营血既概括了温热病的四类证候,又表明温热病发展过程中深浅轻重的四个阶段。叶天士的《温热论》指出:"大凡看法,卫之后方言气,营之后方言血",指出温热病邪由卫入气,由气入营,由营入血,表明病邪由浅入深,病情由轻逐渐加重的病理过程。就病位而言,卫分证主表,病变在肺和皮毛;气分证主里,病变在胸膈、肺胃肠胆等脏腑;营分证指邪热入于心营,病变在心包与心;血分证指邪热已深,重在耗血动血,病变在肝肾。温病是一种由温热病邪,引起的外感性疾病,具有传染性、流行性、季节性和地域性特点,临床以发热为主,具有热象偏重,易化热伤阴的特点。耳鼻咽喉科常见的如白喉等因风热邪毒引起疾病具有温病的特点,临床上可以综合运用卫气营血辨证。临证时应抓住卫气营血各阶段的证候特点,密切观察病情,以明确病位的深浅、病机的出入传变,为正确治疗提供依据。

第六章 中医耳鼻咽喉科的治疗要点

中医耳鼻咽喉科疾病的治疗特点是内治和外治相结合,在耳鼻咽喉科临床诊治疾病过程中,除了内治和外治法,还有针灸、按摩导引及其他治疗方法等。临床需要根据中医辨证论治原则及患者的不同情况,采用不同的治疗方法,各种治法相互配合,灵活使用。

第一节 耳鼻咽喉疾病的常用内治法

中医的内治法是通过口服中药达到治疗疾病的目的,它是中医耳鼻咽喉疾病的主要治法之一。与中医临床各科一样,中医耳鼻喉科在应用内治法时,注重整体观念,以四诊八纲为基础,运用各种辨证方法,将局部辨证与全身辨证相结合,抓住疾病的本质,根据疾病病情的轻重缓急,制定相应的治则,根据不同病情采用不同治法。

耳鼻咽喉为清窍,临床上外邪侵袭,脏腑功能失调进而产生邪毒、痰浊、瘀血、气闭等病理上的变化,所以在常规治法的同时,根据疾病的特点和发病部位不同,临床上常常配合通窍、开音、利咽、祛瘀、化痰及消痈排脓等法,从而提高临床治疗效果。

一、通 窍 法

通窍法,指选用具有芳香、辛散、走窜或利湿、化浊、活血的药物,畅通气机,清除壅滞,透邪外出达到通利耳鼻咽喉诸窍的目的,主要用于治疗清窍闭塞类的疾病,是耳鼻咽喉疾病常用的治法之一。临床上应根据耳鼻咽喉疾病病因病机的不同,选择芳香通窍、行气通窍、化浊通窍、利湿通窍、活血通窍、升阳通窍等治疗方法。

(一)芳香通窍

选用气味芳香而轻清的药物,用药性的轻升上达,宣通闭塞的孔窍。常用药如苍耳子、辛夷、白芷、薄荷、菖蒲、藿香等药物。

(二)行气通窍

选用具有行气、降气及疏肝理气的药物,治疗因情志不调,肝郁气结,气机失调所致的耳鼻咽喉疾病。常用药如砂仁、陈皮、木香、香附、青皮、厚朴、佛手、柿蒂等。

（三）化浊通窍

选用芳香化湿的药物,达到宣化湿浊、疏通壅滞、通窍的作用。常用药如白豆蔻、藿香、佩兰、石菖蒲、草果等。

（四）利湿通窍

选用利水渗湿药物,用于治疗水湿停聚于耳鼻咽喉诸窍所致的病证。可分健脾渗湿和清热利湿,常用的健脾渗湿药物有薏苡仁、泽泻、茯苓、猪苓等;常用的清热利湿药物有土茯苓、草薢、车前子、地肤子、白鲜皮等。

（五）活血通窍

选用活血祛瘀化滞药物,用于治疗气滞血瘀,闭塞清窍所致的耳鼻咽喉病证。常用药物如赤芍、桃仁、川芎、红花等。痰瘀互结气机不畅的病证,应与化痰散结药配合使用,如瓜蒌皮、浙贝母、天竺黄等。

（六）升阳通窍

选用升清阳之气、通窍透邪的药物,协助提升脾胃之清阳之气、通窍透邪外出。常用药如升麻、柴胡、葛根等,临床多与黄芪、人参、白术等补气药同用。

二、开　音　法

声嘶可分为虚证和实证两类,虚证宜用益气或养阴等法,实证宜用宣散、活血、化痰、清热等法。临床上除了中医整体局部辨证治疗外,还应配合使用开音利喉药物,以增强开音的作用。常用的开音药有胖大海、木蝴蝶、蝉蜕、薄荷、桔梗、诃子、射干、马勃、石菖蒲等。

三、利　咽　法

咽喉是饮食呼吸要道,是经络循行交会之要冲,最易受到外邪侵袭,若邪热循经上犯咽喉,可致各种咽喉疾病,如喉痹、乳蛾、喉痛、喉喑等。利咽法是选用具有利咽功效的中药与其他药物配合,治疗以咽喉疼痛为主要症状的疾病。临证时要注意病情轻重缓急,根据利咽药物的药性选择使用,常用的利咽法有疏风散邪利咽、清热化痰利咽、清热养阴利咽、清热解毒利咽、疏肝解郁利咽、健脾和胃利咽等。

（一）疏风散邪利咽

常用药物有防风、荆芥、牛蒡子、蝉蜕、薄荷等。临床选用性味辛凉、疏风散邪作用的药物,治疗咽喉疾病初起,外邪侵袭,邪在肺卫,症见咽喉微痛、微肿、微红、伴鼻塞头痛等外感之症。

（二）清热化痰利咽

常用药物有浙贝母、竹茹、马勃、射干、桔梗、瓜蒌仁等。临床选用性味苦凉、清热化痰利咽的药物,多与清热解毒的药物配合,治疗痰热壅盛而上攻咽喉,症见咽喉疼痛、局部红肿,咳嗽咳痰,痰多色黄,吞咽不利等。

（三）清热养阴利咽

常用药物有知母、玄参、沙参、麦冬等。临床选用性味甘凉,清热养阴利咽的药物,治疗阴虚火旺,虚火上灼咽喉,症见咽喉干痛,痰黏质少难咯等。

（四）清热解毒利咽

常用药物有野菊花、板蓝根、大青叶、射干、金果榄、穿心莲等。临床选用性味苦寒,清热解毒利咽的药物,用于治疗肺胃热盛,热毒上攻咽喉或邪热壅盛、邪热由表入里,症见咽喉疼痛明显,吞咽困难,咽喉局部红肿,多伴头痛发热、口干引饮等。

(五) 疏肝解郁利咽

常用药物有厚朴、半夏、紫苏叶、柴胡、郁金等。临床选用具有疏肝解郁、利咽化痰的药物,用于治疗肝气不舒、痰凝气滞所致的咽喉疾病,症见咽喉梗梗不利,如有炙脔,吞之不下,吐之不出,胸中痞闷等。

(六) 健脾和胃利咽

常用药物有党参、山药、陈皮、茯苓、砂仁、炒白扁豆等。临床选用性味温和,健脾益气养胃的药物,用于治疗脾胃失调,咽喉梗梗不利,症见咽喉不适,反酸嗳气等。

四、祛 瘀 法

本法选用具有活血祛瘀、理气化痰通滞作用的药物,或配合他法,治疗气滞血瘀,或痰瘀互结所致的耳鼻咽喉疾病,如耳鼻咽喉的外伤及耳聋耳鸣、鼻窒、喉痹、乳蛾、喉喑、耳鼻咽喉肿瘤等,常用药有桃仁、红花、川芎、泽兰、丹参、毛冬青等。临证应根据病情轻重缓急、体质选择药物,临床中活血药多与行气药配合使用。若久病瘀血内停,应活血祛瘀通络;若兼正气不足,则宜配合补气药使用;若跌打损伤致脉络瘀阻的鼻衄,则可用散瘀止血药物,如茜草根、仙鹤草、田七、蒲黄等。

五、化 痰 法

本法选用具有化痰作用的药物,临床多配合他法运用,治疗痰浊困结于耳鼻咽喉的病证,根据病证的寒热虚实,分为温化寒痰与清热化痰。温化寒痰常用药有法半夏、白附子、白芥子、天南星等。清热化痰常用药有浙贝母、瓜蒌皮、前胡、竹茹、天竺黄等。如临床可采用化痰法的耳鼻咽喉疾病有耳鼻咽喉痰包、耳胀耳闭、耳眩晕、喉痹、乳蛾等。

六、消痈排脓法

耳鼻咽喉位于人体上部,火热之邪上炎,易致痈肿疮疖,如耳疖、鼻疔、喉痈等。本法主要用于治疗耳鼻咽喉的痈肿疮疖。

(一) 清热解毒消痈

多选用药性寒凉,具有清热解毒功用的药物,治疗痈肿疮疖的酿脓期,常用方如黄连解毒汤、五味消毒饮。

(二) 散瘀排脓

选用具有清热解毒、活血散瘀排脓作用的药物,治疗痈肿疮疖的成脓期,如耳疖、鼻疔、喉痈等。常用方如四妙勇安汤、仙方活命饮。

(三) 托毒排脓

选用具有解毒祛邪,补气养血作用的药物,以扶助正气,透毒外出,治疗痈肿疮疖的溃脓期。常用方如托里消毒散。

第二节 耳鼻咽喉疾病的常用外治法

外治法是中医耳鼻咽喉疾病的特色治疗方法,临床应根据患病病位不同选择使用。

一、滴 耳 法

是耳科最常用的一种治疗方法,它是将药物直接滴入耳窍内以发挥治疗作用的方法。适用于耳疖、耳疮、脓耳等,也可用于耵耳、异物入耳等。滴耳时患者取侧卧位或坐位,患耳向上,将耳郭轻轻拉向后上方,沿耳道滴入药液后,以手指轻按耳屏数次,使药液流入耳内,直达患处。使用时,应注意使药液温度与体温相近,以免引起眩晕等症状。

二、滴 鼻 法

将滴鼻药液滴入鼻腔,从而治疗鼻腔疾病。适用于伤风鼻塞、鼻窒、鼻鼽、鼻渊、鼻槁、鼻衄、鼻咽癌放疗后及鼻腔术后等各种鼻科疾病。使用时可以采取坐位、侧卧或仰卧位,无论何种体位,头部均应尽量后仰,使鼻孔朝上,将药液滴入鼻腔。

三、熏 蒸 疗 法

熏蒸疗法包括蒸法和熏法,它使药物有效成分溶解成为雾状或气态,利用药物的气味作用于人体达到治病目的的一种方法,蒸法和熏法既同时使用也可分别使用。常用于治疗各种鼻科疾病,症见鼻塞、鼻干痒、流脓涕等病症,也可用于治疗各种咽喉疾病。

四、雾化吸入法

雾化吸入法是将药物通过雾化器形成雾状后经鼻或口进行吸入治疗的一种方法。是在熏蒸疗法基础上发展而来的一种现代方法,适用于各种急、慢性鼻腔、鼻窦疾病,鼻腔术后,急、慢性咽喉疾病等。

五、冲洗(盥洗)法

将中药制剂借助鼻腔冲洗器直接冲洗鼻腔或直接用药物冲洗外耳道,使药物直接作用于鼻腔、外耳道中耳以达到治疗目的。冲洗法常用于鼻腔及耳窍疾病,如鼻窒、鼻鼽、鼻渊、鼻槁及鼻腔术后、耳疮、脓耳等,起到清热解毒、利水消肿、活血化瘀、化浊通窍作用。冲洗鼻腔时抬头后仰将药液冲入或低头由前鼻孔将药液吸入,然后经口吐出,多次反复。冲洗耳内时患耳向上直接药物冲洗,可反复进行,冲洗耳道时应注意使药液温度与体温相近,以免引起眩晕等症状。

六、吹 药 法

吹药法是选不同功效的药物做成粉末,吹在鼻腔、耳内或咽喉部,使药物直达患处而达到治疗目的的一种方法。临床可将祛邪通窍、清热解毒、凉血止血、消肿止痛、祛腐生肌等药物制成粉末来进行吹药治疗。

七、咽鼓管吹张法

咽鼓管吹张法是治疗耳胀耳闭常用的方法。指将空气经咽鼓管吹入中耳,以达到治疗疾病的目的。临床应用时应注意用力适当,以免引起鼓膜穿孔。

八、含 法

含法是将药物含入口内慢慢溶化,较长时间地作用于咽喉局部,从而治疗咽喉疾病的一种常用方法。所用药物一般均具有清热解毒、利咽生津、化痰利咽、消肿止痛等功能。临床应用时应注意含药过多可损伤脾胃功能,故不宜大量或过长过多使用,尤其是脾胃虚寒者。

九、含 漱 法

含漱法是将中药制成药液,根据具体病情选用,漱涤口咽局部而达到清利咽喉、消肿止痛的一种方法。适用于各种急慢性咽喉疾病。常用于喉痹、喉痈、乳蛾等,尤其是咽喉局部红肿、溃烂、化脓等。咽喉科疾病手术前后也可配合使用。

十、塞 药 法

塞药法是指将液体、油膏药物用药棉、布帛等浸泡,或是药物经过刮削、搓揉、粉碎成散剂而后包裹,然后塞入耳鼻等处达到治疗目的的一种方法。本法有塞鼻、塞耳两种。塞鼻药指用具有芳香开窍、疏风散寒,祛湿解毒功效的药物制剂塞鼻,适用于伤风鼻塞、鼻鼽、鼻窒、鼻渊等。塞耳药指清洁外耳道后,将具有治疗作用的药物制成粉剂,或制成油膏,粉剂可用药棉包裹,油膏则用纱条、药棉浸透后塞耳治疗耳外伤、耳疖、耳疮等。

十一、涂 敷 法

涂敷法是将药物制成膏剂、散剂或糊剂涂敷于患处起到活血散瘀、除湿止痛、解毒消肿作用,从而达到治疗疾病目的。主要多用于治疗鼻部及耳部疾病。鼻部疾病可用于治疗鼻疔、鼻疳、鼻息肉、鼻衄等。耳部疾病可用于治疗耳疖、耳疮、旋耳疮、断耳疮等病。

十二、啄治法及割治法

啄治法是用啄治刀在扁桃体上做雀啄样动作,使扁桃体局部少量出血,从而达到治疗目的,可用于治疗乳蛾、鼾眠病。割治法指用三棱针或手术刀在咽喉痈疮或血疱处刺破达到消肿止痛目的,可治疗乳蛾、喉痹。也可用尖锐器械在鼻丘位置进行以治疗鼻鼽。

十三、烙 治 法

烙治法是用特制烙铁烧红蘸香油后迅速烙于患处,从而达到治疗目的。适用于乳蛾、喉痹等病。可反复多次进行。根据病情决定烙法实施次数,根据不同施烙方法,烙法有点烙、按烙、触烙、滚烙和拨烙5种。

十四、排 脓 法

排脓法适用于耳鼻咽喉各个部位脓肿。它是指当患病部位成脓后将局部切开,以排出脓液、去腐生新的一种治法。因耳鼻咽喉各个局部形态不同,排脓法也各不相同。为了保证排脓法顺利进行,确定脓肿的位置与深度,切开前可先用较粗的注射器进行穿刺以抽脓,进而再进行切开排脓。

十五、敷　贴　法

敷贴法是将药物粉末调成膏状,直接敷贴于患处或循经所取穴位达到治疗目的。临证根据辨证及疾病不同,选择不同药物及部位。如阳虚所致的咽喉病,可用吴茱萸或附子研末敷于足底涌泉穴,以引火归原。阳虚鼻衄患者,用甘遂、附子、麻黄等研粉,敷贴于肺俞、百劳、肾俞等穴。起病急骤的耳鼻咽喉局部肿痛可用清热消肿、解毒止痛的药物,如如意金黄散、四黄散等外敷患处。

十六、熨　　法

熨法是指药物借助热力,使药力迅速达于肌肤,起到疏通腠理的作用。此法可治疗各种耳鼻咽喉疾病。熨法有湿熨、药熨、砖瓦熨等各种不同方法。临床可以根据具体情况选用。湿熨是将纱布或棉纸等投入药酒中或药液浸煮,取其汁液,趁热湿敷于皮肤,往返推移;药熨是将药物碾成粗粉末,炒热后装入布袋内,放于皮肤的表面,来回移动;另一种方法是先将药物制成饼样,放于皮肤表面,再用熨斗一类的热器熨于药上。砖瓦熨是将砖瓦烧热后,布包好后热熨患处。

第三节　耳鼻咽喉疾病的针灸疗法

一、体　　针

体针是耳鼻喉咽喉疾病的常用治法,它是根据疾病的特点采用循经取穴和辨证取穴相结合的方法,一般病变局部和全身循经取穴和辨证取穴相配合,选用恰当的穴位进行针刺治疗,虚证寒证用补法,实证热证用泻法,得气后一般留针 10~20 分钟或即刻出针。

鼻病常用穴位:手太阴肺经的少商、天府等;手阳明大肠经的迎香、合谷等;足少阳胆经的目窗、风池等;足阳明胃经的足三里、巨髎等;足太阳膀胱经的天柱、玉枕、眉冲等;督脉的素髎、上星等;奇穴的鼻通、印堂等。

耳病常用穴位:手太阴肺经的少商等;手少阴心经的神门等;手少阳三焦经的耳门、中渚、翳风、外关等;手太阳小肠经的听宫等;手阳明大肠经的迎香、合谷、曲池等;足少阳胆经的听会、上关、侠溪等;督脉的神庭、百会等。

咽喉病常用穴位有手太阴肺经的少商、鱼际、列缺等;手阳明大肠经的合谷、曲池、商阳等;足阳明胃经的内庭、人迎等;手太阳小肠经的少泽、天容、天窗等;手少阳三焦经的中渚、关冲、四渎、支沟等;足少阴肾经的涌泉、太溪、照海等;督脉的风池、哑门等;任脉的廉泉、天突等。

二、耳　　针

耳针是采用药籽贴压、埋针、毫针等多种方法刺激耳郭的穴位,达到疏通经络、调整脏腑功能和气血、纠正阴阳失衡而防治疾病的一种疗法。耳针实施过程中应注意局部严格消毒,预防感染。孕妇一般不采用耳针疗法。有时耳针也可发生晕针,故须注意预防和及时处理。针对晕针患者可采用药籽贴压的方法。

三、穴位注射

穴位注射以药物注入局部穴位,以达到治疗目的的一种治疗方法,也可根据经络循行的穴位与远端取穴相配合。它是通过针刺与药液对穴位双重刺激及药物的药理作用,以达到调整机体功能、改善病理状态。具体方法:局部皮肤常规消毒后,按照毫针刺法将针头快速刺入穴位,并上下提插,出现针感"得气"后,回抽无血,将药液注入。穴位注射的药物可根据病情及辨证的结果选用。

四、灸 法

灸法是利用药物如艾叶、艾炷等,通过温热刺激经络腧穴,起到温经散寒、活血散瘀,疏通经络、升提阳气等作用,从而达到防病治病目的。多用于治疗耳鼻咽喉虚寒性疾病。鼻部常用穴位有迎香、鼻通、合谷、百会、风池、大椎等;耳病常用穴位有中脘、关元、足三里、百会等;咽喉部常用穴位有合谷、曲池、足三里、天突、少泽、外关等。

五、穴位埋线

穴位埋线是将羊肠线通过一定方法埋在穴位内,通过持续性刺激穴位而达到治疗疾病的目的的一种治疗方法。穴位埋线前应先消毒皮肤,铺小孔巾,用带有肠线的三角缝针,将线埋入穴位,剪去露出皮肤外面的线头。如埋线穴位局部少量出血时,不必包扎,只需稍加压迫即可止血。如天突穴或喉结旁穴位埋线,常用于治疗喉喑等;迎香穴位埋线可用于治疗鼻窒、鼻鼽、鼻槁等。

六、刺 血 法

刺血法是用三棱针在消毒部位局部点刺,令其出血数滴,达到活血祛瘀通络、消肿泻热止痛目的。如咽喉局部红肿严重,呼吸吞咽困难者,可用三棱针在红肿高突的咽喉局部刺血,排出瘀血,以泻热止痛。咽喉肿痛、高热患者,可取耳尖、少商、商阳等部位进行刺血疗法。注意操作时应严格消毒皮肤,使用一次性针具,避免交叉感染及针刺局部感染。

第四节 耳鼻咽喉疾病的常用按摩法、导引法

耳鼻咽喉疾病的按摩法、导引法可用于治疗多种耳鼻咽喉病证,按摩、导引能起到预防疾病及治疗疾病双重作用,耳鼻咽喉疾病可选用不同的按摩导引法。

一、耳的按摩、导引法

主要有咽鼓管自行吹张法、鸣天鼓、鼓膜按摩法、耳的按摩法等。

(一) 咽鼓管自行吹张法

即是调整呼吸至均匀,闭唇合齿,用拇、食指捏紧双侧鼻孔后用力鼓气,使气体经咽鼓管口进入中耳内,能感气体经咽鼓管进入中耳内,并感到声响。《保生秘要》卷三记载:"定息以坐,塞兑,咬紧牙关,以脾肠二指捏紧鼻孔,睁二目,使气串耳通窍内,觉哄哄有声,行之二三

日,窍通为度。"用以治疗耳胀、耳闭、耳鸣、重听等病证。注意:鼻塞流涕患者忌用此法。

(二) 鸣天鼓

方法:调整呼吸,先用两手掌按摩耳郭后,掌心紧贴双外耳道口,两手食指、中指、无名指、小指对称地横放在枕部,两中指相抵,食指翘起放在中指上,然后用力滑下,重重叩击后枕部,可闻及咚咚叩击之声。先左手叩击24次,再右手叩击24次,最后双手同时叩击48次。《内功图说·十二段锦第三图》记载:"左右鸣天鼓,二十四度闻,记算鼻息出入各九次,毕,即放所叉之手,移两手掌擦耳。以第二指叠在中指上,作力放下第二指,重弹脑后。要如击鼓之声,左右各二十四度,两手同弹共四十八声,仍放手握固。"

(三) 鼓膜按摩法

方法:中指或食指放入外耳道口,塞紧外耳道,轻按1~2秒后再放开,可重复多次。或是用中指或食指按压耳屏,闭塞外耳道,持续1~2秒,一按一放,可重复多次。《景岳全书·卷二十七》描述:"凡耳窍或损或塞,或震伤,以致暴聋,或鸣不止者,即宜以手中指于耳窍中轻轻按捺,随捺随放,随放随捺。或轻轻摇动,以引其气,捺之数次,其气必至,气至则窍自通矣。凡值此者,若不速为引导,恐因而渐闭,而竟至不开耳。"此法用以治疗耳胀耳闭、耳聋耳鸣等。

(四) 耳的按摩法

根据中医辨证分型,分别采用温、通、补、泻、散、清、汗、和等治则,采取不同的手法进行耳的局部及相关腧穴进行按摩。如眩晕实证,可用推大椎、摩涌泉、揉囟会等手法;如眩晕虚证,可按揉足三里、百会等穴。耳鸣耳聋者,可推揉印堂、开天门,按摩百会、风池、听宫、翳风等,推肾俞、大椎等。

二、鼻的按摩、导引法

(一) 迎香穴按摩

用食指在迎香穴上进行揉按点压等按摩手法,以鼻内舒适为度,每日按摩3次。

(二) 鼻背按摩术

将双手大鱼际搓热,在鼻背部由鼻根到迎香穴往返按摩,至有温热感觉,再由攒竹向太阳穴按摩,至局部温热感。每日按摩3次。

(三) 治鼻衄法

鼻衄即鼻出血,可用冷水拍打后颈部或前额部;或用手指由鼻翼向内按压出血侧鼻腔或捏紧双侧鼻翼;或用手指点按揉上星、神庭穴;或以大蒜捣烂外敷涌泉穴或用温水浸泡双足,引火下行,有辅助止血的作用。

三、咽喉的按摩、擒拿法

(一) 咽喉的按摩法

常用于治疗咽喉疼痛或声音嘶哑甚至失音等症。

1. 治疗咽喉痛的按摩法　在喉结两旁及天突穴推拿或用一指揉法、推法,上下往返数次。或取天突、风池、风府、合谷、曲池、肩井等穴采用揉法及一指推法。

2. 治疗声嘶、失音的按摩法　取天突、人迎及局部敏感的压痛点采用按揉法,手法要柔和轻快,不可用力粗暴。

（二）咽喉的擒拿法

常用于急性咽喉疾病，症见咽喉肿痛剧烈、吞咽困难、痰涎壅盛、汤水难下、口噤难开等。本法能疏通经络，调和气血，减轻症状，以便患者能进食进药。临床常用有单侧擒拿法和双侧擒拿法。

1. 单侧擒拿法　患者正坐，单手侧平举，拇指在上，小指在下，术者站立于患者所举手之正侧面。若患者左手侧平举，术者用左手食指、中指、无名指紧按患者左手大鱼际背面即合谷穴处，小指紧扣患者腕部，术者拇指与患者拇指相对，并向前用力压紧，术者用另一只手的拇指按住患者锁骨上缘肩关节处即肩髃穴，食指、中指、无名指紧握患者腋窝，向外用力拉开。反复多次，患者咽痛减轻后，家属可将汤药或汤食给予患者缓缓进食。

2. 双侧擒拿法　患者正坐在无椅背的凳上，术者站在患者背后，两手从患者腋窝下伸向胸前，并以食指、中指、无名指三指按住患者锁骨上缘，两肘臂压住患者胁肋，而胸紧贴患者背部，两手用力沿锁骨到肩胛向左右两侧拉开，两肘臂和胸部将患者胁肋及背部压紧，三个方向同时用力，嘱患者咽喉部放松，患者咽痛减轻后，家属可将汤药或汤食给予患者进食。

擒拿法实施过程注意手法轻快柔和，不可用力粗暴。

第五节　耳鼻咽喉疾病的其他疗法

随着现代治疗设备的不断更新与发展，耳鼻咽喉疾病治疗也有了新的治疗手段。临床应用较普遍的设备有：

一、超短波理疗

超短波属于高频电治疗的范畴，它是使用频率为30~300MHz、波长为1~10m的超短波电流所产生高频振荡，形成超短波高频电场，而产生热效应，达到治疗疾病的目的的一种治疗方法。临床可用于治疗耳疖、耳疮、脓耳、鼻渊、鼻窒、喉痹、乳蛾、喉喑等各种耳鼻咽喉疾病。

二、低温等离子射频治疗

低温等离子射频治疗是利用低温等离子射频的能量，用40℃左右的等离子低温对病变组织进行射频消融，从而达到治疗疾病的目的。低温等离子射频在临床可用于治疗如鼻窒、鼻鼽、鼻衄、鼻瘤、咽喉肿瘤、鼾症、乳蛾、喉痹、喉喑等。

三、激　　光

激光手术是耳鼻咽喉科疾病常用的治疗方法之一。医用激光有YAG激光与CO_2激光两种类型：YAG可通过光纤传递，用于内镜下和皮肤、黏膜表面的操作，临床多用于治疗咽喉肿瘤、鼻窒等病；CO_2激光主要用于组织表面的切割、汽化，临床可用于治疗多种咽喉疾病，如喉喑、咽喉瘤、喉菌等。

四、微　　波

微波是一种高频电磁波，它主要是通过热效应和生物效应来实现。微波治疗可用于多种耳鼻咽喉疾病,如耳鸣耳聋、鼻窒、鼻鼽、鼻衄、喉痹、乳蛾、喉喑、咽喉肿瘤等。

五、冷　　冻

冷冻疗法是利用制冷剂的低温冷冻原理,用冷冻使局部活体组织坏死,从而达到治疗目的的一种治疗方法。适用于耳鼻咽喉疾病的疾病有耳郭痰包、鼻窒、鼻衄、鼻鼽、乳蛾、喉痹、咽喉瘤等。

第七章　耳鼻咽喉科的应用解剖与生理

第一节　耳的应用解剖与生理

一、耳的应用解剖

耳分为外耳、中耳、内耳三个部分(图 7-1)。

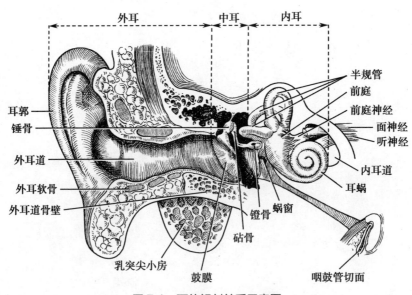

图 7-1　耳的解剖关系示意图

(一) 外耳

包括耳郭与外耳道。

1. **耳郭**　除耳垂为脂肪与结缔组织构成之外,其余均为软骨组成,被覆软骨膜和皮肤,左右对称,附着于头颅两侧。分前(外侧)面和后(内侧)面。前(外侧)面凹凸不平,边缘卷曲,称耳轮,起自于外耳道口上方的名耳轮脚。位于耳轮前方且于与平行的弧形隆起,称对耳轮。耳轮与对耳轮之间的凹沟为舟状窝或耳舟。对耳轮向上向前分成上下两脚,两脚之间的浅窝称三角窝。对耳轮向下终于对耳屏。耳甲位于对耳轮前方的凹陷,耳轮脚将其分为上下两部,上为耳甲艇下为耳甲腔。外耳道口位于耳甲腔的前方,其前方突起处名耳屏。对耳轮前下方于耳屏相对应的软骨突起为对耳屏。耳屏与耳轮脚之间的凹陷为耳前切迹,此处无软骨连接。耳屏与对耳屏之间的凹陷为耳屏间切迹。对耳屏下方无软骨的部分为耳垂。耳郭后(内)面较平整且稍隆起,其附着处为耳后沟。各部名称见图7-2。

耳郭外侧的皮肤较薄且与软骨粘连紧密,若发生炎症时,可引起剧烈疼痛;外伤或耳部手术,可导致软骨膜炎的发生,甚至引起软骨坏死,导致耳郭变形;由于耳郭血管位于浅表,且皮肤菲薄,容易发生冻伤。

2. 外耳道　外耳道起自耳甲腔底之外耳道门,向内至鼓膜,全长约 2.5~3.5cm,略呈"⌒"形,由软骨部和骨部组成。软骨部约占其外 1/3,骨部占其内 2/3。外耳道有两处狭窄,一为软骨、骨部交界处,称外耳道峡部,异物常嵌顿于此。另外一处狭窄为骨部距离鼓膜约 0.5cm 处。外耳道皮下组织少,直接相贴与软骨膜和鼓膜,故急性炎症或感染时压迫神经末梢引起剧痛。软骨部皮肤较厚,富有毛囊、皮脂腺和耵聍腺。耵聍腺是大汗腺,分泌物与脱落上皮细胞混合成耵聍。骨部由于缺乏毛囊、皮脂腺等,故外耳道疖常发生约外耳道外 1/3 处。

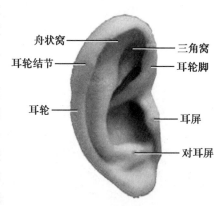

图 7-2　耳郭表面标志

外耳的神经来源主要有两方面:一是下颌神经的耳颞支,分布于外耳道前壁、上壁及鼓膜外侧的前半部,故牙痛时可引起放射性耳痛;二是迷走神经的耳支,分布于外耳道后壁,下壁及鼓膜外侧的后半部,刺激外耳道后壁皮肤可引起反射性咳嗽。此外还有来自颈丛的耳大神经与枕小神经,以及舌咽神经与面神经的分支。

外耳的动脉来自颈外动脉的分支:耳后动脉、颞浅动脉、上颌动脉的分支供给。耳后动脉、颞浅动脉分支供给耳郭前面、后面,而外耳道及鼓膜由上颌动脉分支供应。静脉与动脉同名,回流入上颌静脉、颞浅静脉及翼丛。

耳郭、外耳道之淋巴注入耳后、耳前、腮腺、耳下、颈浅淋巴结,最后汇于颈深上淋巴结群。

(二) 中耳

中耳包括鼓室、咽鼓管、鼓窦、乳突 4 个部分。位于外耳与内耳之间,是声音传导的主要部分。

1. 鼓室　是颞骨内不规则的含气空腔,位于鼓膜与内耳外侧壁之间。鼓室前方有咽鼓管与鼻咽相通,向后通过鼓窦入口与鼓窦、乳突气房相通,向外有鼓膜与外耳道分隔,向内借卵圆窗及蜗窗与内耳联系。鼓室还可分为上、中、下鼓室三个部分及内、外、前、后、上、下 6 个壁,见图7-3、图7-4。

(1)鼓室六壁

1)外侧壁:亦名鼓膜壁,由骨部与膜部组成,鼓膜以上的上鼓室外侧壁为骨部,较小;膜部较大,即鼓膜及围绕固定鼓膜的鼓环。

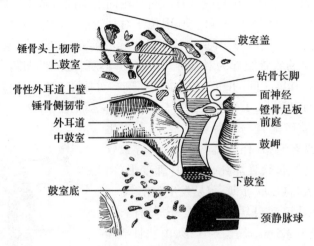

图 7-3 鼓室的划分

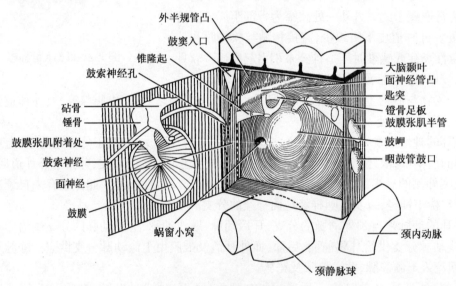

图 7-4 鼓室六壁模式图

鼓膜位于鼓室与外耳道之间,为半透明、椭圆形向内凹入的膜性结构;高约 9.0mm,宽约 8.0mm,厚约 0.1mm。鼓膜由 3 层组织构成:外为复层鳞状上皮层,与外耳道皮肤相连续;中层由浅层放射状和深层环行的胶原纤维束组成;内层为与鼓室的黏膜相连续的黏膜层。鼓膜与外耳道底成 45°~50°,故外耳道后上壁较前下壁为短。鼓膜的边缘形成纤维软骨环,附着于鼓沟。

鼓膜的正常解剖标志如图 7-5,分为松弛部与紧张部。松弛部在锤骨短突、锤前和锤后皱襞之上,位于鼓环切迹内,约占鼓膜面积的 1/5,因缺少胶原纤维层而较薄弱。紧张部附于颞骨鼓部的鼓沟中,约占鼓膜面积的 4/5,较坚实,呈银灰色,有光泽。鼓膜中心凹点相当于锤骨柄尖端,称鼓脐。自此向上至紧张部反光镜检查时,鼓膜前下方可见有三角形反光区,三角尖端起自鼓脐,底向鼓膜边缘,称光锥。上缘可见锤骨短突。沿锤骨柄作一假想直线,另经鼓脐作一与该线垂直相交的直线,可将鼓膜分为前上、前下、后上和后下4个象限(图7-6)。反光镜检查时,鼓膜前下方可见有三角形反光区,三角尖端起自鼓脐,底向鼓膜边缘,称光锥。鼓膜内陷或混浊时,光锥可以变形或消失。

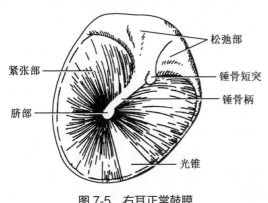

图 7-5　右耳正常鼓膜　　　　　图 7-6　鼓膜的 4 个象限

2)内侧壁:即外耳的外侧壁,也称迷路壁。表面凹凸不平,主要的结构有:鼓岬、前庭窗、蜗窗、面神经管凸、匙突、鼓膜张肌管等。内壁中央较大膨隆部为耳蜗底周突向鼓室所形成,称鼓岬。鼓岬的后上方是前庭窗,又名卵圆窗,通向内耳前庭部,为镫骨足板及周围环状韧带所封闭,面积约 3.2mm²。后下方是蜗窗,又名圆窗,呈圆形,向内通入耳蜗的鼓阶,被蜗窗膜(又称第二鼓膜)所封闭,面积约 2mm²。在前庭窗上方有一条长枕状隆凸,称面神经管凸,面神经水平段经此管通过。外半规管凸恰在此段面神经管的上后方,为迷路瘘管好发部位。匙突是位于前庭窗前上方的突起,为鼓膜张肌半管的鼓室端向外弯曲形成。鼓膜张肌肌腱由此向外绕过匙突而附于锤骨颈。

3)上壁:又称鼓室盖或鼓室天盖,是一厚 3.0~4.0mm 的薄骨板,与颅中窝相隔。此壁的岩鳞裂在 2 岁前还未闭合(部分成人亦有未闭合者),成为中耳感染进入颅内的途径之一。

4)下壁:亦称颈静脉壁,将鼓室与颈静脉球隔开。如颈静脉球很大,向上突向中耳或内耳,可使鼓室下壁变得很薄,甚至出现裂隙,在后面这种情况下,颈静脉球的蓝色透过鼓膜下部隐约可见,应高度重视,避免术中误伤颈静脉球引起出血。

5)前壁:亦称颈动脉壁,隔开鼓室前壁下部与颈内动脉;上部有两个开口,上方的开口为鼓膜张肌所占据,下方的开口呈漏斗状,为咽鼓管的鼓室口,鼓室借此与鼻咽部相通。

6)后壁:即乳突壁,上宽下窄,结构较复杂,上部有鼓窦入口和砧骨窝,鼓室借鼓窦入口与鼓窦和乳突气房相通。外半规管凸居鼓窦入口内侧下方,在面神经管凸的上后方。此壁内侧面有面神经垂直段通过。

(2)鼓室内结构

1)听小骨:共三块,分别是锤骨、砧骨、镫骨,是人体中最小的三块骨头,总重不过 50mg,三者由关节相连接成听骨链,以联系鼓膜与前庭窗。

2)听骨韧带、关节:主要有镫骨环状韧带;由砧骨豆状突与镫骨小头相连接而成的砧镫关节;锤骨小头与砧骨体相连接而成的砧锤关节。

3)鼓室的肌肉:有镫骨肌和鼓膜张肌。镫骨肌是人体中最小的肌肉,起于锥隆起的内腔,附着于镫骨小头的后面,为鼓膜张肌的拮抗肌。鼓膜张肌作用是牵引锤骨柄向内使鼓膜紧张,以制止鼓膜及听小骨的颤动。

2. 咽鼓管 亦称耳咽管,是沟通鼓室和鼻咽部的管道,前内 2/3 为软骨部,后外 1/3 为骨部,成人全长 35~40mm,其鼓室口位于鼓室前壁上部,咽口位于鼻咽侧壁。交界处以锯齿状斜面相连,管腔较窄,称咽鼓管峡,它的组织结构有黏膜层和黏膜下层,黏膜在咽口与鼻咽部黏膜相延续,在鼓室口与中耳黏膜相连。黏膜上皮是假复层纤毛柱状上皮,其下壁纤毛上皮细胞含有大量各种水解酶和氧化酶,参与咽鼓管的防御功能。婴儿及儿童的咽鼓管较成人短、粗、直。成人鼓室口高于咽口 1.5~2.5mm,而儿童则两口位置近乎水平,故易通过咽鼓管途径引起中耳感染。空气可通过吞咽或哈欠等动作,从咽口经咽鼓管进入鼓室,使鼓室内气压与外界气压相平衡,以维持鼓膜正常的位置和功能。

3. 鼓窦及乳突小房 鼓窦及乳突小房都是中耳的含气腔隙,黏膜与鼓室黏膜相延续。

(1)鼓窦:亦称乳突窦,在婴儿期即存在。它有 6 个壁,其前壁上部是鼓窦入口,借此与鼓室相通,前下是外耳道后壁及面神经管垂直部的起始段;后壁借乙状窦骨板与颅后窝隔开;上壁鼓窦天盖与鼓室盖相延续,与颅中窝相隔;下壁与乳突气房相通;内侧壁前下是外半规管骨凸;外侧壁相当于外耳道上三角,表面有小孔,又称筛区,是乳突手术进路的标志。

(2)乳突小房:亦称乳突气房。乳突位于颞骨的后下,乳突气房是乳突内大小不等且不规则的含气小房。内为黏膜上皮,主要为扁平上皮细胞,向前与鼓窦、鼓室、咽鼓管黏膜相连。乳突气房根据气化程度可分为蜂窝型(气化型或含气型)、板障型、硬化型(坚质型)和混合型 4 种形式。

4. 中耳的血管和神经 中耳的血供主要来自颈外动脉:耳后动脉分支茎乳动脉、上颌动脉分支鼓室前动脉、脑膜中动脉的鼓室上动脉及岩浅动脉。静脉则汇入翼静脉丛和岩上窦。

中耳的神经有鼓室神经丛和面神经。鼓室神经丛由舌咽神经的鼓室神经和颈内动脉交感神经丛之分支组成,位于鼓岬表面之浅沟内,主管中耳鼓室黏膜的感觉及腮腺的分泌。面神经是人体内居于骨管中最长的神经,伴随前庭神经和听神经,经内听道底部进入面神经管,在前庭和耳蜗之间形成膝状神经节,从膝状神经节转向后偏下,经鼓室内侧壁前庭窗上方达鼓室后壁,形成面神经水平段,自鼓室后壁达锥隆起的后上方,又转折向下(即面神经第二曲又叫锥曲),自此面神经几乎垂直下行,称面神经垂直段,该段神经发出镫骨肌支和鼓索神经,分别支配镫骨肌和司舌前 2/3 味觉(图 7-7)。面神经由茎乳孔出颅,支配面部表情肌,中耳各种病变均有可能引起面神经损伤而致面瘫。

(三)内耳

因内耳结构复杂而精细,所以又称迷路,包括骨迷路和膜迷路两部分,内含有听觉和平衡觉感受器。膜迷路位于骨迷路内,膜迷路内含有内淋巴液,膜迷路和骨迷路之间含有外淋巴液,内淋巴液与外淋巴液互不相通。

1. 骨迷路 由致密骨质构成,可分为耳蜗、前庭、半规管三部分(图 7-8)。依其功能分为:听迷路——耳蜗;平衡迷路——前庭、半规管。

(1)耳蜗:位于迷路前部,内有听感受器,主要由中央蜗轴和周围的骨蜗管组成,可分为尖及基底。尖端叫顶,向前外,指向颈动脉管;底叫蜗底,向后内方,对向内耳道底。蜗底转突向鼓室内侧壁,约相当于鼓岬部位。蜗轴位于耳蜗的中央,呈圆锥形,绕有螺旋形骨板,即骨螺旋板(图 7-9)。后者伸入骨蜗管内,达管径的一半,其外有基底膜连续螺旋板到骨蜗管的外侧壁,将骨蜗管分为上、下两腔。上腔又被前庭膜分为两腔。所以螺旋管内共有 3 个管腔,即前庭阶、中阶、鼓阶。前庭阶在上,与前庭相通;鼓阶在下,借圆窗及膜与鼓室相隔;前庭阶和鼓阶内均含有外淋巴液,并借蜗孔相通。两阶中间是膜蜗管,内含内淋巴液(图 7-10)。

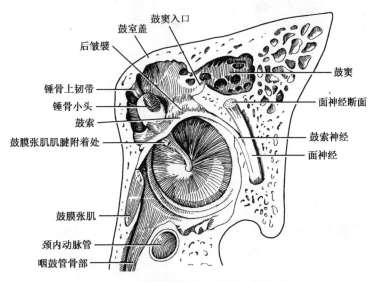

图 7-7　左侧鼓索神经在鼓室内的走向

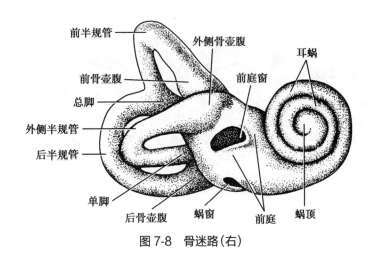

图 7-8　骨迷路(右)

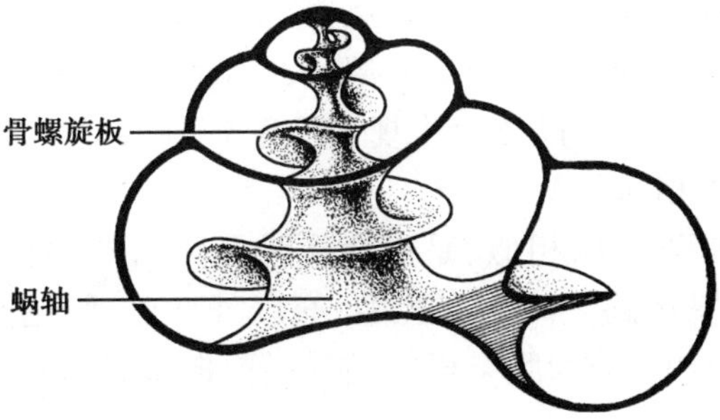

图 7-9　耳蜗剖面

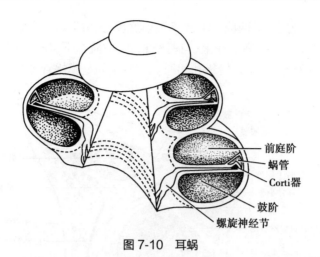

前庭阶
蜗管
Corti器
鼓阶
螺旋神经节

图 7-10　耳蜗

　　(2)前庭:为一不规则的卵圆形腔隙,在耳蜗与半规管之间,前部与耳蜗的前庭阶相通,后部与半规管相通。外侧壁为中耳的内侧壁,上有前庭窗有镫骨底板所封闭,构成听觉传导的主要路径。在此窗的后下方为蜗窗,被第二鼓膜所封闭。内侧壁有一前庭嵴,分内壁为上、下两窝,后上为椭圆囊隐窝,内含椭圆囊,前下为球囊隐窝,内含球囊(图 7-11),两囊与身体平衡调节有关。

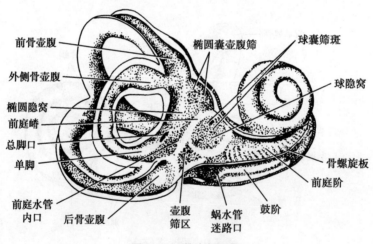

前骨壶腹
外侧骨壶腹
椭圆隐窝
前庭嵴
总脚口
单脚
前庭水管
内口
后骨壶腹
椭圆囊壶腹筛
壶腹
筛区
蜗水管
迷路口
球囊筛斑
球隐窝
骨螺旋板
前庭阶
鼓阶

图 7-11　前庭剖示图

　　(3)半规管:位于前庭的上后方,是 3 个弓状弯曲的骨管,互成直角,分别叫外半规管、上半规管和后半规管。每个半规管有两端,一端膨大,称壶腹,另一端称单脚,上半规管及后半规管的单脚合并而成一总脚。所以,3 个半规管只有 5 个脚,即 3 个壶腹脚、1 个单脚和 1 个总脚。经 5 个开口与前庭相通。
　　2. 膜迷路　形态与骨迷路相似,是由套在骨迷路内的膜性管和膜性囊组成,但不完全充满骨迷路。骨、膜迷路之间尚有腔隙,充以外淋巴,膜迷路借纤维束固定在骨迷路壁上,悬浮于外淋巴液中,分为膜半规管、膜蜗管、椭圆囊、球囊四部分,各部相互连通(图 7-12)。

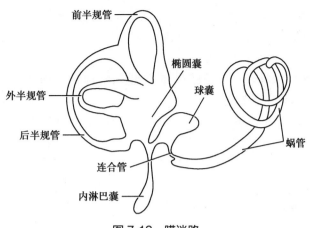

图 7-12　膜迷路

（1）椭圆囊与球囊：均居于骨前庭内的同名隐窝中，椭圆囊居于椭圆囊隐窝中，靠后上方，球囊居于球囊隐窝中，靠前下方。膜半规管有 5 个孔通入椭圆囊。椭圆囊和球囊各有一小管合并为内淋巴管，通向内淋巴囊。椭圆囊壁上有椭圆囊斑，球囊壁上有球囊斑。囊斑内有前庭神经末梢和带纤毛的感觉上皮细胞，其纤毛顶端覆有一层胶质膜，称耳石膜，膜上含有极小的结晶体，称耳石。椭圆囊和球囊均与静止位置觉有关，能感受直线变速运动刺激。当机体进行直线加（减）速运动时，斑中的耳石将发生移位，从一定方向刺激毛细胞，产生冲动通过中枢引起各种反射来维持身体平衡。

（2）膜半规管：有 3 个，分别附着在骨半规管的外侧壁，约占骨半规管的 1/3 或 1/4，其壶腹部有壶腹嵴，内有带纤毛的感觉上皮细胞，纤毛上覆有胶质的终顶或嵴帽，是感受旋转变速运动的末梢感受器。

（3）蜗管：是一盲管，为膜性组织，又名膜耳蜗或中阶，位于耳蜗内。蜗管的横切面为三角形，分为底壁、上壁、外侧壁。从蜗底到蜗顶全长约 32mm。底为螺旋板和基底膜，基底膜可分鼓阶面、固有膜和蜗管面，蜗管面有听觉末梢感受器，称螺旋器或柯蒂器由支持细胞和毛细胞构成。膜蜗管借联合管和球囊相通，并间接与蛛网膜下腔沟通。

螺旋器由感觉细胞、各支持细胞和盖膜组成（图 7-13）。毛细胞分内、外毛细胞，是声刺激转化为电活动的感受器，靠蜗轴有单排的毛细胞，称内毛细胞，有 2 800~4 400 个。耳蜗外侧有三排毛细胞，称外毛细胞，有 11 200~16 000 个。外毛细胞纤毛在扫描电镜下可见成"W"形排列，均为静纤毛，间或可见残留的动纤毛。

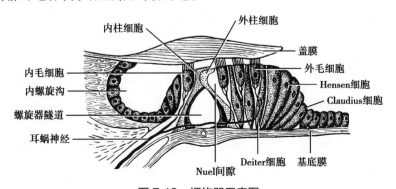

图 7-13　螺旋器示意图

3. 内耳血管和神经 供应内耳的血液主要来自基底动脉或小脑前下动脉分出的迷路动脉,尚有耳后动脉的分支茎乳动脉。静脉回流经迷路静脉、前庭水管静脉和蜗水管静脉汇入岩上窦和横窦,最后至颈内静脉。

内耳神经即第8对脑神经——前庭蜗神经,也叫听神经,为感觉性神经,包含有听觉和平衡觉纤维,前者组成前庭蜗神经,后者组成前庭神经。听神经出脑干后,与面神经及前庭神经等相伴随,一起进入内耳道。在内耳道又分为前庭蜗神经和前庭神经。前庭蜗神经穿入蜗轴至螺旋神经节,节内双极神经细胞的周围突穿过骨螺旋板终于螺旋器;前庭支至前庭神经节,节内双极细胞的周围突终于3对半规管的壶腹嵴、椭圆囊斑和球囊斑。前庭蜗神经主司耳蜗的听觉感受,前庭神经主司平衡功能的感受,壶腹嵴对旋转运动的加减速起作用,椭圆囊斑和球囊斑对直线的加减速、振动和身体位置改变起作用。

二、耳的生理

(一) 听觉生理

耳具有听觉功能。人类借助听觉来感受周围环境及自身所发出的一切声音,并在此基础上建立语言。周围听觉系统是精密的机械振动和生物学系统,负责感受声音振动的能量刺激,将其转化为对中枢听觉系统的生理刺激,并进行初步分析及处理。中枢听觉系统包括中枢听觉神经通路的各级神经元以及其组成的神经网络,负责对声音刺激产生的信息进行分析并传至大脑皮质产生听觉。

1. 声音传导 外界声音传到内耳有两种途径:空气传导和骨传导,其中以空气传导为主。

(1)空气传导:声波经外耳道传至鼓膜,引起鼓膜振动,经听骨链传导到镫骨底板,振动通过前庭窗传入内耳淋巴产生波动,从而引起基底膜上的螺旋器或柯蒂氏器振动而感受声音刺激,产生听觉。

(2)骨传导:声波直接经颅骨途径传导到内耳使淋巴液产生波动,从而刺激基底膜上的螺旋器而产生听觉。骨传导有移动式骨导、压缩式骨导和骨鼓进路骨导三种。

2. 外耳生理 外耳包括耳郭和外耳道。耳郭形似喇叭,有助收集声波并传到鼓膜。外耳道是一端封闭(鼓膜),另一端开放(外耳道口)的管道,对波长为管长4倍的声波的共振作用最佳。外耳对空气介质传播来的声音有两个方面的影响:其一是对某些频率的声波有增压作用,其二是双耳的协同作用有助于声源定位。

3. 中耳生理 中耳的主要功能是通过阻抗匹配作用,将外耳道内空气中声音振动的能量,高效能地传递至内耳淋巴液。这种功能的完成是通过鼓膜和听骨链作为声压转换增益装置来实现的。

(1)鼓膜生理功能:从声学特性看,鼓膜酷似话筒中的振动膜,如一个压力接受器,使其有较好的频响特性和较小的失真度。鼓膜与镫骨底板面积的差异在中耳的增压效应中起主要作用,同时鼓膜本身的弧形结构所产生的杠杆作用也具有增压效应。鼓膜有效振动面积相当于解剖面积的 2/3,约为 55mm^2,镫骨底板面积约为 3.2mm^2。声波作用于鼓膜时,振动能量通过听骨链传到前庭窗,通过面积比增压作用,声能传到前庭膜时提高约 17 倍。在听骨链的杠杆作用中,由长度比决定的鼓膜振幅与锤骨柄振幅之比是 2:1。因此,加上鼓膜的弧形杠杆作用可使声压提高 1 倍,从而进一步提高鼓膜的增益效果,使耳蜗对声波刺激更加敏感。

(2)听骨链的生理功能:听骨链是构成鼓膜同前庭窗之间的机械联系,是实现中耳增压的关键。听骨链杠杆系统的两个力臂是锤骨柄和砧骨长脚,两者长度之比是 1.3∶1。声波传到前庭窗时,借助此杠杆作用可使声压提高约 1.3 倍。

综上所述,鼓膜与镫骨底板面积比的增压效应约为 17 倍,听骨链杠杆作用的增压效应约为 1.3 倍,二者增压效应共约为 22.1 倍,相当于 27dB。再加上鼓膜弧形杠杆作用,整个中耳增压效应可达到 30dB。

(3)中耳肌肉的生理:中耳肌包括鼓膜张肌和镫骨肌,声音通过引起耳内肌反射收缩,从而改变中耳的传音特性。镫骨肌收缩,镫骨底板向外牵拉,减少传入内耳的振动。鼓膜张肌收缩,鼓膜紧张度增加,镫骨底板压向前庭窗,使外淋巴压力增高,减少声波引起的振动。

(4)咽鼓管生理功能:主要功能有:①保持中耳内外压力平衡。咽鼓管分骨部和软骨部,骨部管腔是开放的,软骨部有弹性,一般情况下处于闭合状态,当吞咽或打哈欠时,咽、腭肌运动收缩使其开放,从而调节鼓室内外气压达到平衡,有利于鼓膜和听骨链的自由振动,维持正常听力。②引流作用。鼓室、咽鼓管的杯状细胞及黏液腺分泌的黏液,通过咽鼓管黏膜上皮的纤毛运动,使之不断地排至鼻咽部。③防声消声作用。咽鼓管自然的关闭状态,可以阻隔说话、呼吸和心脏搏动等自体声响的声波直接传入鼓室,产生声音感觉。④防止逆行性感染。正常人的咽鼓管平时处于闭合状态,并且咽鼓管软骨部的黏膜皱襞具有活瓣作用,加之黏膜的纤毛运动,对来自鼻咽部的感染具有一定的阻挡效应。

4. 耳蜗生理 耳蜗具有传声和感音双重功能。

(1)传声功能:声波振动使镫骨内移,蜗窗膜外突,前庭阶与鼓阶之间形成压力差,引起基底膜振动,并以波的方式沿基底膜从蜗底向蜗顶传播,就像在抖动一条绸带,即行波学说。声音引起的行波都是从基底膜底部,即靠近卵圆窗膜处开始。声波振动频率愈低,行波传播愈远,高频声引起的最大振幅部位在蜗底侧,低频声的最大振幅部位靠近蜗顶侧,中频声则在基底膜的中间部位产生共振。不同频率声音引起不同形式基底膜振动,被认为是耳蜗能区分不同声音频率的基础。因此,耳蜗底部受损时主要影响高频听力,耳蜗顶部受损时主要影响低频听力。

(2)感音功能:基底膜内缘附着于骨螺旋板上,盖膜内缘与螺旋板缘连接,两膜的附着点不在同一轴上。毛细胞顶端的听毛有些埋在盖膜胶状物中,有些是和盖膜下面接触;由于盖膜和基底膜的振动轴不一致,于是两膜之间有一个横向交错移动,引起盖膜和基底膜上的螺旋器发生交错移行运动,即剪切运动。听毛受到剪切力作用产生弯曲,而引起毛细胞兴奋,这是耳蜗中将机械能转换为生物电变化的第一步。之后释放的激发传入性神经递质谷氨酸钠,使毛细胞底部具有突触样结构的蜗神经末梢产生神经冲动。神经冲动沿蜗神经及其以上各级中枢传导结构传至大脑皮质听觉中枢,产生听觉。

(二)平衡生理

平衡是使身体在空间保持适宜位置的必要前提。人体维持平衡主要由前庭、视觉及本体感觉 3 个系统相互协调来完成,其中前庭系统是最重要的。前庭感觉器包括半规管、椭圆囊和球囊。

1. 半规管生理 半规管主要感受人体或头部旋转运动的刺激。每个膜半规管内充满内淋巴,被壶腹嵴帽阻断。当头部受角加速度作用时,膜半规管内淋巴因惯性作用发生反旋转方向的流动,从而推动嵴帽顺着内淋巴流动的方向倾倒,直接牵引嵴帽内的感觉纤毛弯曲,刺激感觉细胞。感觉细胞再把这种物理刺激通过介质的释放转变为化学刺激,经过突触传递给前庭中枢,引起综合反应,维持身体平衡。

2. 椭圆囊和球囊生理 椭圆囊壁上有椭圆囊斑,椭圆囊斑与球囊斑构造相同,均有耳石膜,二者又合称耳石器官。主要功能是感受直线加速度,维持人体静态平衡。囊斑毛细胞的纤毛位于耳石膜中,耳石膜的表面有位觉砂,位觉砂的比重高于内淋巴。当头部进行直线加速度运动时,位觉砂因惯性而有移位,使毛细胞的纤毛弯曲产生刺激,通过化学介质使物理性刺激转换为神经动作电位,沿前庭神经纤维传至前庭各级中枢,从而达到维持人体在运动过程中的平衡状态。

第二节 鼻的应用解剖与生理

一、鼻的应用解剖

鼻部由外鼻、鼻腔和鼻窦三部分组成,其中外鼻位于面部中央部位,鼻腔位于后方,鼻窦则位于鼻腔的上方、两侧及上后方。

(一) 外鼻

外鼻外观似基底向下的三棱锥体,呈上窄下宽。前棱最上部与额部相连的部分为鼻根,依次向下分别为鼻梁及鼻尖。鼻梁两侧为鼻背,鼻尖两侧的半圆形隆起部分称为鼻翼。该三棱锥体底部为鼻底,由鼻中隔软骨前下缘及鼻翼软骨内侧脚构成的鼻小柱分成左右两侧前鼻孔。鼻翼向外侧与面颊交界处有一浅沟,即鼻唇沟(图 7-14)。

外鼻骨性支架由上方额骨鼻部、鼻骨及外侧上颌骨额突组成,其中额骨的鼻突是鼻骨的坚强支撑点。鼻骨左右呈对,分别于上缘的额骨、外侧缘的上颌骨额突、下缘的鼻外侧软骨相连接。由于鼻骨上端较下端窄厚,故在受外力作用时,下部 2/3 较容易发生骨折。梨状孔由上颌骨额突(外)、鼻骨下部(上)和上颌骨腭突游离部(下)共同围成。如鼻骨下缘位置较高耸,则为驼峰鼻。

鼻骨的软骨支架主要由鼻上外侧软骨、大翼软骨、鼻中隔软骨组成。鼻上外侧软骨又名鼻背板,呈三角形,左右对称。其内侧缘在中线处会合并连接鼻中隔软骨的前下方,下缘连接于大翼软骨的上部,上缘相连于鼻骨下缘及上颌骨额突。鼻中隔软骨又称鼻隔板,呈四方形,是鼻中隔软骨部的

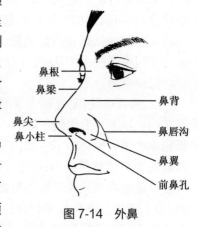

图 7-14 外鼻

重要组成部分。大翼软骨又称下外侧鼻软骨,呈马蹄形。外侧脚构成鼻翼的主要支架,左右内侧脚夹鼻中隔软骨之前下缘构成鼻小柱支架。另有数目不等的小翼软骨和籽状软骨(统称鼻副软骨)借结缔组织填充于鼻上外侧软骨和大翼软骨之间。上述软骨与鼻骨和上颌骨额突共同支持鼻背(图 7-15)。

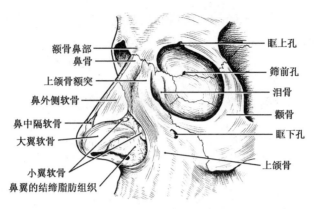

图 7-15 外鼻的骨和软骨支架

（标注文字）

额骨鼻部　　　　　眶上孔
鼻骨　　　　　　　筛前孔
上颌骨额突　　　　泪骨
鼻外侧软骨　　　　颧骨
鼻中隔软骨　　　　眶下孔
大翼软骨
小翼软骨　　　　　上颌骨
鼻翼的结缔脂肪组织

1. 皮肤　鼻根、鼻梁以及侧面皮肤比较薄，鼻尖、鼻翼及鼻前庭皮肤则较厚，后者与皮下纤维组织及软骨膜紧密相连，炎症肿胀时易压迫神经末梢而引起明显疼痛。鼻尖及鼻翼处皮肤含有较多皮脂腺和汗腺，是粉刺、痤疮、酒渣鼻和疖肿的好发部位。

2. 动脉及静脉　外鼻供血动脉主要由鼻背动脉、筛前动脉外支、内眦动脉、上唇动脉、面动脉的鼻翼支等供给。外鼻的静脉主要经过内眦静脉和面前静脉汇入颈内静脉。同时内眦静脉又可经眼上、下静脉与海绵窦相通（图 7-16）。面部静脉内无瓣膜，血液可双向流动，故当鼻面部感染或疖肿时，若治疗不当或用力挤压，可造成致命的海绵窦血栓性静脉炎或其他颅内并发症。故临床上将鼻根部与上唇之间所构成的三角区域称为"危险三角区"。

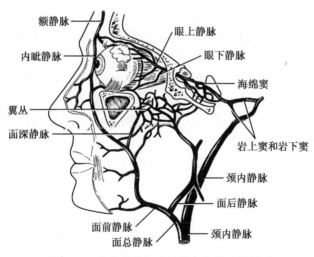

（标注文字）

额静脉　　　　　　眼上静脉
内眦静脉　　　　　眼下静脉
　　　　　　　　　海绵窦
翼丛
面深静脉　　　　　岩上窦和岩下窦
　　　　　　　　　颈内静脉
　　　　　　　　　面后静脉
面前静脉　　　　　颈内静脉
面总静脉

图 7-16 外鼻静脉与眼静脉及海绵窦的关系

3. 神经　运动神经主要为面神经颞支，支配鼻部肌肉的运动。感觉神经主要是三叉神经第一支（眼神经）的分支筛前、滑车上、下神经和第二支（上颌神经）的分支眶下神经所支配。

4. 淋巴回流　外鼻淋巴主要汇入颌下三角区淋巴结、耳前淋巴结及腮腺淋巴结。

（二）鼻腔

鼻腔分为鼻前庭和固有鼻腔，两者以鼻阈（鼻内孔）为界。鼻阈为皮肤与黏膜交界处，大翼软骨外侧脚的上缘处。临床上一般所指的鼻腔为固有鼻腔，由鼻中隔分为左右各一。每侧鼻腔顶部较窄,底部较宽,前为前鼻孔,后为后鼻孔。鼻前庭由皮肤覆盖,长有鼻毛,因其缺少皮下组织而富有皮脂腺和汗腺,皮肤与软骨紧密连接,因此一旦发生疖肿,疼痛剧烈。

1. 固有鼻腔 简称鼻腔,前为鼻内孔,经后鼻孔可通向鼻咽部,由内、外、顶、底四壁构成。

(1)内侧壁:即为鼻中隔,由鼻中隔软骨、下侧鼻软骨内侧脚、筛骨正中板(筛骨垂直板)和犁骨组成(图7-17)。由于各软骨与骨连接处张力不一致,或先天因素影响可出现鼻中隔偏曲。软骨膜和骨膜外覆有黏膜。鼻中隔最前下部分的黏膜内血管汇聚成丛,称利特尔区(Little area),是儿童及青少年鼻出血的好发部位。

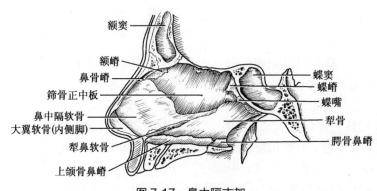

图7-17 鼻中隔支架

(2)外侧壁:分别由鼻骨、泪骨、上颌骨、上颌窦内侧壁、下鼻甲骨、筛骨、腭骨垂直板及蝶骨翼突构成,是鼻解剖结构中最复杂的部分。鼻腔外侧壁有3个长条骨片,呈阶梯状排列,游离缘垂向内下方,分别叫下、中、上鼻甲,大小依次缩小1/3。前部又从前后向后退1/3。每侧鼻甲的内侧和鼻腔外侧间均形成一空间,分别称为下、中、上鼻道(图7-18~图7-20)。①下鼻甲和下鼻道:下鼻甲为一独立的薄骨片,是三个鼻甲中最大者,下鼻甲前端距前鼻孔约2cm,后端距咽鼓管开口1~1.5cm,故下鼻甲因炎症肿胀或肥大时会导致鼻塞、咽鼓管功能障碍。下鼻道顶呈穹隆状,在其顶端最高处有鼻泪管的开口,距前鼻孔3~3.5cm。鼻腔炎症导致的鼻泪管狭窄,经泪道扩张治疗无效时,可选用鼻内镜下行内囊造口术。下鼻道外侧壁前端下鼻甲附着处,骨质较薄,常为上颌窦穿刺冲洗进针位置。②中鼻甲和中鼻道:中鼻甲为筛窦内侧壁的标志,中鼻甲前部附着于筛窦顶壁和筛骨水平板交接处的前颅底骨。鼻内镜手术中,中鼻甲常常作为手术标记,一般在其外侧进行。中鼻甲后部附着于腭骨垂直突筛嵴处的鼻腔外侧壁的后部,呈从前上向后下倾斜的冠状位,临床上称该部位为中鼻甲基板,将筛窦分为前后两组。以中鼻甲前部下方游离缘水平为界,其上方鼻甲与鼻中隔之间的间隙称为嗅沟或嗅裂;在该水平以下,各鼻甲与鼻中隔之间腔隙称为总鼻道。中鼻道位于中鼻甲之下外侧,为前组筛窦的开口引流所在,中鼻道外侧壁前部有两个隆起,前下方弧形嵴状隆起,称钩突,后上方隆起称筛泡,为筛窦的一部分。两者之间有一个半月状裂隙,称半月裂。半月裂向前下和后上逐渐扩大的漏斗状空间,名筛漏斗或筛隐窝。筛漏斗为三维空间结构,以钩突为内界,筛泡为外界,前上、外上分别为上颌骨额突和泪骨,向内经半月裂与中鼻道相通,前界为盲端,前上部为额隐窝,额窦引流口开放于此,其后是前组筛窦的开口,最后为上颌窦的开口(图7-21)。③上鼻甲和上鼻道:上鼻甲是3个鼻甲中最小者,上鼻甲后端的内上方与鼻中隔之间有蝶筛隐窝,蝶窦的开口于此。后组筛窦开口于上鼻道。

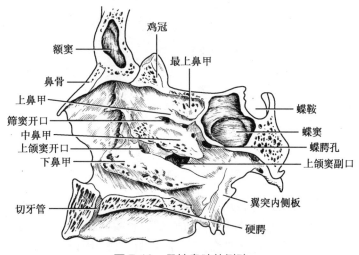

图 7-18　骨性鼻腔外侧壁

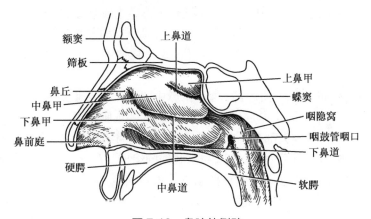

图 7-19　鼻腔外侧壁

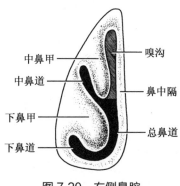

图 7-20　右侧鼻腔

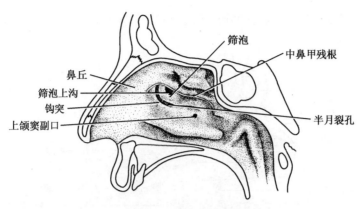

筛泡

中鼻甲残根

鼻丘

筛泡上沟

钩突

上颌窦副口

半月裂孔

图 7-21　中鼻道外侧壁

（3）顶壁：呈穹隆状，前段倾斜上升，由鼻骨和额骨鼻部组成；中段呈水平状，是分隔颅前窝的筛骨水平板，板上有很多小孔称为筛孔，故名筛板，嗅区黏膜有嗅丝穿过筛孔到达颅内，筛板薄而脆，外伤或鼻部手术时可能受损；后段倾斜向下，则主要由蝶骨前壁构成。

（4）底壁：与口腔相隔，是硬腭的鼻腔面。前部 3/4 由上颌骨腭突、后部 1/4 由腭骨水平部构成。

（5）后鼻孔是鼻腔的后界，通向鼻咽部的通道，被鼻中隔后端分割成左右。蝶骨体的下部、蝶骨翼突内侧板、腭骨水平部的后缘及犁骨的后缘分别构成其上、外、下、内部。

2. **鼻腔黏膜**　鼻腔黏膜根据生理功能及组织学构造不同可分为嗅区黏膜和呼吸区黏膜两部分。

（1）嗅区黏膜：分布于鼻腔顶中部、向下至鼻中隔上部与鼻腔外侧壁上部等嗅裂区域。被覆假复层无纤毛柱状上皮，由基底细胞、支持细胞和嗅细胞组成。

（2）呼吸区黏膜：占鼻腔大部分。鼻腔前 1/3 的黏膜为鳞状上皮，后 2/3 为假复层纤毛柱状上皮，由柱状细胞、纤毛细胞、杯状细胞和基底细胞组成。鼻窦内纤毛向鼻窦开口摆动，呼吸区黏膜的纤毛向鼻咽方向摆动。这种摆动方式可将病毒、细菌、污染颗粒及尘埃等有害物质排到鼻咽部，是鼻腔自我保护功能的重要功能单位。黏膜下层有丰富的黏液腺、浆液腺及杯状细胞分泌液体形成黏液毯，可随纤毛运动而向后移动，对黏膜起到保护作用。

3. **鼻腔的血管及淋巴**

（1）动脉：主要来自颈内动脉系统的分支眼动脉和颈外动脉的分支上颌动脉，眼动脉在眶内分出筛前动脉和筛后动脉，分别经筛前孔、筛后孔进入筛窦。筛前动脉供应前、中筛窦、额窦、鼻腔外侧壁及鼻中隔前上部，筛后动脉供应后筛、鼻腔外侧壁及鼻中隔的后上部。上颌动脉在翼腭窝内分出蝶腭动脉、眶下动脉和腭大动脉，其中蝶腭动脉是鼻腔的主要供血动脉，蝶腭动脉分成内、外侧支，内侧支分成鼻后中隔动脉，供应鼻中隔后部和下部。外侧支分成鼻后外侧动脉，供应鼻腔外侧壁后部、下部和鼻腔底（图 7-22，图 7-23）。

（2）静脉回流：鼻腔前部、下部和后部的静脉汇入颈内、外静脉，鼻腔上部静脉可汇入颅内静脉和硬脑膜窦或海绵窦。老年人下鼻道外侧壁后部近鼻咽处有扩张的鼻后侧静脉丛，称为吴氏鼻 - 鼻咽静脉丛，是鼻腔后部出血的主要来源。

（3）淋巴：鼻腔部前 1/3 的淋巴汇入耳前淋巴结、腮腺淋巴结及颌下淋巴结。鼻腔部后 2/3 的淋巴汇入颈深淋巴结上群和咽后淋巴结，鼻腔部恶性肿瘤可循上述途径发生淋巴结转移。

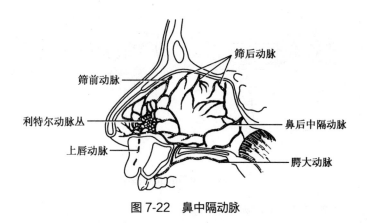

图 7-22 鼻中隔动脉

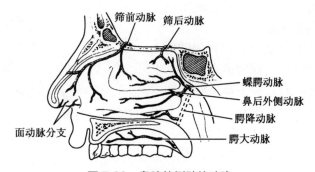

图 7-23 鼻腔外侧壁的动脉

4. 鼻腔的神经 包括感觉神经、嗅神经和自主神经。

(1)感觉神经:主要来自三叉神经第一支(眼神经)分支,主要支配鼻中隔和鼻腔外侧壁前上部和第二支(上颌神经)的分支,主要支配鼻腔外侧壁后壁、鼻中隔及鼻腔顶部。

(2)嗅神经:分布于嗅区黏膜。嗅神经中枢突汇集成多数嗅丝穿过筛板上的筛孔抵达嗅球。

(3)自主神经:主管鼻黏膜血管的舒缩及腺体的分泌,交感神经来自岩深神经,由颈内动脉交感神经丛组成,主管鼻黏膜血管的收缩;副交感神经来自岩浅大神经,是面神经的分支,主管鼻黏膜血管的扩张和腺体的分泌。

(三)鼻窦

鼻窦左右成对,共 4 对,为鼻腔周围颅骨中的一些含气空腔,分别是上颌窦、筛窦、额窦和蝶窦(图 7-24)。鼻窦根据引流通道分为前后两组,前组鼻窦包括上颌窦、前组筛窦和额窦,开口于中鼻道;后组鼻窦包括后组筛窦和蝶窦,前者开口于上鼻道,后者开口于蝶筛隐窝(图 7-25)。

1. 上颌窦 在 4 个鼻窦中是最大的,平均容积为 13ml,由 5 个壁组成。

(1)前壁:中央薄而凹陷,称之为尖牙窝,行上颌窦根治术时常经此处进入窦腔。在眶下缘之下正对瞳孔有一骨孔,称眶下孔,为眶下神经和血管通过之处。

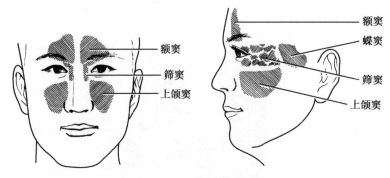

图 7-24 鼻窦的面部投影

(2)后外壁:与翼腭窝和颞下窝毗邻,上颌窦的恶性肿瘤侵犯破坏后壁时,常引起翼内肌受累,临床上常表现为张口受限。常经此壁结扎上颌动脉处理严重的鼻出血。

(3)内侧壁:即中鼻道和下鼻道外侧壁的大部分,上颌窦的开口位于内侧壁的前上部。上颌窦内侧壁有一骨性裂口,被下鼻甲筛突和钩突尾端分为四个象限,上颌窦开口位于前上象限,其余象限被结缔组织及黏膜封闭,称为鼻囟门。

(4)上壁:为眼眶的底壁。眶底骨折时,可引起眼球运动障碍、复视、眼球内限等症状。

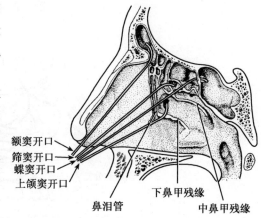

图 7-25 鼻窦开口部位

(5)底壁:即牙槽突。底壁常低于鼻腔底,第二双尖牙和第一、二磨牙与底壁关系密切,牙根与窦腔仅隔一层比较薄的骨质,故牙根感染容易引起牙源性上颌窦炎。

2. 筛窦 由位于鼻腔外侧壁上方与两眶之间的筛骨迷路的气房组成。筛窦气房有4~18 个,根据其发育程度不同而有差异。筛窦被中鼻甲基板分为前组筛窦和后组筛窦,前者开口于中鼻道,后者开口于上鼻道。筛窦内侧壁为鼻腔外侧壁的上部,附有上鼻甲和中鼻甲;筛窦的外侧壁为眼眶的内侧壁,由纸样板和泪骨构成;鼻内镜手术时如果损伤纸样板,引起眼眶青紫、眼球运动障碍、复视甚至失明等手术并发症。筛顶的上方为颅前窝,外伤或手术损伤筛顶,可引起脑脊液鼻漏;前壁由额骨的筛切迹、鼻骨和上颌骨额突组成;后壁和蝶窦相邻,解剖变异较大,可出现蝶上气房、Onodi 气房等。

3. 额窦 额窦位于额骨的内板和外板之间,筛窦的前上方,左右各一。额窦开口位于其底部,经额鼻管引流至额隐窝。钩突上端的附着方式,可决定额隐窝的引流的方式。如钩突附着于纸样板,则额窦引流于钩突的内侧;附着于中鼻甲和筛顶,则引流于钩突的外侧。鼻内镜手术时,常根据钩突上端的附着方式行额窦口的开放。

4. 蝶窦 位于蝶骨体内,鼻腔最上后方,被中隔分为左、右两腔,非对称性;蝶窦的外侧壁结构复杂,与视神经管、海绵窦、颈内动脉相邻。鼻内镜下蝶窦开放时,如遇到气化良好的蝶窦时,视神经管和颈内动脉在其外侧形成隆起,骨质甚至缺如,可引起视神经损伤和大出血,故手术前需严格阅片;顶壁上方为颅中窝的底壁,呈鞍形,称为蝶鞍。蝶鞍的上方为脑垂体,部分垂体瘤手术可经此壁进行。前壁参与构成鼻腔顶壁的后部和筛窦的后壁。后壁毗邻枕骨斜坡,骨质较厚。下壁为鼻咽顶和后鼻孔上缘,翼管神经位于下壁靠外的翼突根部。蝶窦开口于蝶筛隐窝。

二、鼻的生理

鼻腔的主要功能为呼吸、嗅觉、过滤、清洁、加温、加湿、共鸣和反射。

鼻周期或生理性鼻甲周期:一定的鼻阻力是维持正常鼻通气的必要条件。鼻阻力主要由鼻内孔区和下鼻甲形成。由于鼻阻力的存在,促使进入鼻腔的气流分为层流和湍流。层流是气流向后上方向呈弧形流向后鼻孔后散开,此气流是鼻腔气流的大部分,同时也是肺部进行气体交换的主要部分,层流和鼻腔黏膜接触面积最广,可以充分发挥鼻腔调节温度和湿度的作用;湍流是气流是鼻阈后方形成的不规则漩涡,是吸入气流的小部分。

正常人体鼻阻力呈现昼夜以及左右有规律的和交替的变化,主要由于双侧下鼻甲黏膜内血管交替性收缩或扩张,间隔2~7小时出现一个周期,称为生理性鼻甲周期。鼻周期的生理作用尚不明确,一般认为有以下几个作用:①可以促使睡眠时翻身,有助于解除疲劳。②有利于鼻腔黏膜获得适当的休息和恢复。③正常鼻阻力的存在有助于肺泡气体交换。如果鼻腔阻力降低(如萎缩性鼻炎或下鼻甲切除过多),可出现肺功能下降;鼻阻力过大(如鼻甲肥大或鼻息肉),也会造成鼻腔通气不足,影响呼吸和循环功能。

过滤及其清洁作用:正常人鼻前庭鼻毛及其方向(朝向前外)可以过滤吸入气流中的较粗大颗粒状物及细菌,又可使异物难进易出。吸入气流中较小的颗粒状物,可通过喷嚏反射被排出体外,或者借助湍流的作用沉降于鼻黏膜表面,然后通过黏液毯及纤毛的摆动被送入咽部。纤毛运动是维持鼻腔正常生理功能的最重要机制。

温度调节作用:主要通过鼻腔黏膜血管的舒缩作用,使吸入鼻腔的气流保持恒定的温度,并接近于人体正常体温。下鼻甲黏膜温度一般维持在33~35℃。温度的调控主要依赖鼻黏膜中的分泌性上皮的分泌物、各种腺体的分泌物以及毛细血管的渗出维持鼻腔的湿度,以利于气流在肺泡的交换。

嗅觉功能:空气内的气味微粒在接触嗅黏膜后,溶于嗅腺分泌液中,或借化学作用刺激嗅细胞产生神经冲动,经嗅神经、嗅球至嗅觉中枢,从而产生嗅觉。

发声共鸣功能:从声门发出的声音经过鼻腔时,声流可在鼻腔空间内撞击和回旋产生共鸣效应,使声音变得柔润和洪亮。4组鼻窦腔亦参与了这种共鸣效应。

反射功能:主要反射是喷嚏反射和鼻肺反射。

鼻黏膜的其他功能:包括免疫功能,排泄泪液功能等。

第三节 咽的应用解剖与生理

一、咽的应用解剖

(一) 咽的分部

咽是消化道与呼吸道的共同通道,上宽下窄,前后扁平,位于第1~6颈椎前方。上起颅底,向下于环状软骨下缘与食管口连接,成人全长约12cm。咽后壁及咽侧壁完整,前壁与鼻腔、口腔和喉腔相通,咽自上而下可分为鼻咽、口咽、喉咽三部分(图7-26)。

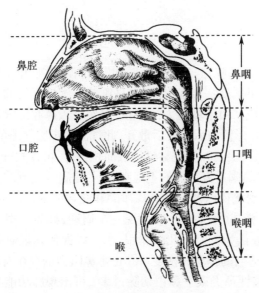

图7-26 咽的分段解剖

1. 鼻咽 鼻咽又叫上咽。顶部位于枕骨底部及蝶骨体下方;前方以后鼻孔为界与鼻腔相通,下方与口咽部相通。后壁平第1~2颈椎体。后壁与顶壁之间无明显角度,呈穹隆状,常合称顶后壁。儿童在鼻咽顶后壁上有淋巴组织团,叫腺样体(又叫增殖体、咽扁桃体),小儿腺样体肥大堵塞后鼻孔可引起张口呼吸,腺样体面容等;两侧壁有咽鼓管的咽口,新生儿、成人咽口与鼻腔底的高度不同,前者在同一水平,后者稍高于下鼻甲后端。咽口上方有一唇状隆起,称咽鼓管圆枕。咽鼓管圆枕后上方与咽后壁之间有一凹陷处,称咽隐窝,是鼻咽癌好发的部位。其上方与颅底破裂孔相邻,鼻咽癌易经此处侵入颅内。

2. 口咽 口咽又叫中咽。是口腔向后方的延续部,上界为软腭游离缘平面,下界为会厌上缘,习惯上称的咽部即指此区。后壁平对第2~3颈椎体,上接鼻咽,下接喉咽。前方经咽峡与口腔相通。咽峡系由上方的腭垂和软腭游离缘、下方舌背、两侧的腭舌弓和腭咽弓共同构成的一个环形狭窄部分(图7-27)。侧壁由软腭向下分为两腭弓,前为腭舌弓,后为腭咽弓,两者之间为扁桃体窝,腭扁桃体即位于其中。咽后壁黏膜下散在的淋巴组织,叫咽后壁淋巴滤泡。两侧腭咽弓后方有纵行条索状淋巴组织,叫咽侧索。

3. 喉咽 喉咽又叫下咽,位于会厌上缘与环状软骨下缘平面之间,下接食管入口,上接口咽,后壁平对第3~6颈椎。向前经喉入口与口咽相通。在喉咽的两侧和甲状软骨板内侧面之间,有两个较深的隐窝,称梨状窝。两侧梨状窝之间与环状软骨板后方的间隙称环后隙,食管入口位于其下方。梨状窝常为异物停留之处。

(二) 咽壁的构造

咽壁组织结构从外到内有4层,分别为外膜层、肌肉层、纤维层、黏膜层。特点是无明显的黏膜下组织层,纤维层与黏膜紧密附着。

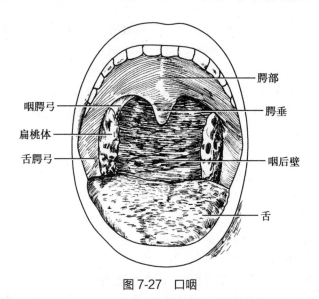

图 7-27　口咽

咽筋膜与邻近筋膜之间的疏松组织间隙,称为咽筋膜间隙,较重要的有咽旁隙和咽后隙。这些间隙的存在,可使机体获得正常的生理功能,如有利于咽腔在吞咽时的运动,协调头颈部自由活动等。咽间隙存在既可将病变局限于一定范围之内,又为病变扩散提供了途径。

（三）咽的淋巴组织

咽黏膜下有丰富的淋巴组织,相互交通,较大淋巴组织团块呈环状排列,称为咽淋巴环(图 7-28)。主要由腭扁桃体、咽扁桃体(腺样体)、咽鼓管扁桃体、咽侧索、咽后壁淋巴滤泡及舌扁桃体构成内环,内环淋巴流向颈部淋巴,后者又互相交通,自成一环,称外环,主要由下颌角淋巴结、咽后淋巴结,颌下淋巴结等组成。其中腭扁桃体(又称扁桃体),在咽淋巴组织中最大,位于前后腭弓之间的扁桃体窝内,左右各一。扁桃体表面有 6~20 个伸入扁桃体实质所形成的,深浅不一的盲管,称扁桃体隐窝。隐窝内可积存有脱落上皮、白细胞、淋巴球、细菌及食物碎屑等,故易藏病原体。扁桃体无输入淋巴管与淋巴窦,仅有输出淋巴管,因此与淋巴结的结构不同。扁桃体的动脉来自颈外动脉的分支:面动脉扁桃体支、腭升动脉、腭降动脉、舌背动脉、咽升动脉扁桃体支。扁桃体静脉经舌静脉及咽静脉丛汇入颈内静脉。扁桃体的神经由咽丛、三叉神经第二支(上颌神经)及舌咽神经之分支所共同支配。

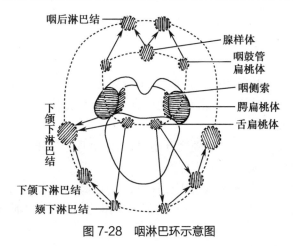

图 7-28　咽淋巴环示意图

腺样体又叫咽扁桃体,位于鼻咽顶后壁,呈橘瓣状,表面凹凸不平,有 5~6 条纵行裂隙,居中的裂隙深而宽,呈梭形,在其下端有时可见胚胎期残余的凹陷,称为咽囊。腺样体与咽壁间无纤维组织包膜,故手术不易切除干净。腺样体出生后即存在,6~7 岁时最显著,10 岁后逐渐萎缩,到成年后则消失,但也有成年腺样体有残留者。

舌扁桃体:呈颗粒状,位于舌根部,大小因人而异,含有丰富的黏液腺。

咽鼓管扁桃体:为咽鼓管口后缘的淋巴组织,炎症肥大时有可能阻塞咽鼓管口而致听力减退或中耳感染。

咽侧索:位于腭咽弓后方,为咽侧壁的淋巴组织,呈垂直带状,由口咽部上延至鼻咽,与咽隐窝淋巴组织相连。

(四) 咽的血管和神经

咽部动脉主要由颈外动脉的分支咽升动脉。其次为面动脉的腭升动脉和扁桃体动脉、腭降动脉、舌背动脉等供给。

咽部静脉经咽静脉丛与翼丛,流经面静脉,汇入颈内静脉。

咽部神经:主要由来自舌咽神经、迷走神经、及交感神经干的颈上神经节所构成的咽神经丛,司咽的感觉及相关肌肉运动。其中腭帆张肌由三叉神经第 3 支下颌神经支配,其他腭肌由咽丛支配。

二、咽 的 生 理

(一) 吞咽功能

吞咽动作是由多组咽肌参与的反射性协同运动。当食物通过口腔作用后,经咽峡被送进口咽部,因咽腭弓收缩,食物不能返回口腔;软腭收缩,咽后壁向前突出,防止食物进入鼻咽;喉头上升,舌根后移,会厌软骨向下趋近杓状软骨,则使喉口关闭,此时,前庭裂及声门裂闭合,呼吸暂停,因此隔绝了喉腔和咽部的交通;这样在咽缩肌收缩作用下,食物便被迫进入食管。

(二) 呼吸功能

咽是呼吸时气流进出的通道,咽黏膜内或咽黏膜下的腺体丰富,对吸入的空气可起到调节温度、湿度及清洁的作用。

(三) 言语形成

咽腔对喉部发出的声音起到共鸣的作用,能使声音清晰和谐悦耳,并由软腭、口、舌、唇、齿等协同作用,构成各种言语。

(四) 防御保护功能

本功能主要通过咽反射来完成。吞咽时,咽反射能封闭鼻咽和喉,避免食物进入鼻腔和气管;如异物进入咽部时,则可发生恶心呕吐等有利于异物排出。

(五) 调节中耳气压功能

当吞咽动作进行时,可使咽鼓管随之开闭,从而使中耳内气压与外界大气压得到平衡。

(六) 扁桃体的免疫功能

腭扁桃体生发中心有各种吞噬细胞,并可以制造具有天然免疫力的细胞和抗体,如 B 细胞、T 细胞、吞噬细胞及免疫球蛋白等,消灭从淋巴、血液或其他组织侵入机体的有害物质。

第四节　喉的应用解剖与生理

一、喉的应用解剖

喉位于颈前正中,是下呼吸道的重要门户,上通喉咽,下接气管。平对第 3~5 颈椎。喉是由软骨、韧带、肌肉、纤维组织和黏膜等构成的一个发音器官。喉的上部为会厌上缘,下为环状软骨(图 7-29)。

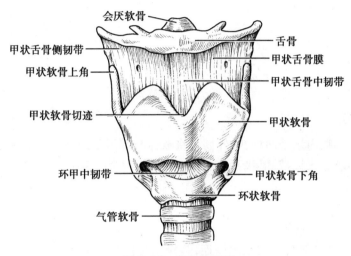

图 7-29　喉的前面观

(一) 喉软骨

1. **甲状软骨**　是喉部最大的软骨,由左右对称的四边形甲状软骨板合成,构成喉前壁和侧壁的大部分;两侧甲状软骨板在中线形成交角,上方特别突出部位称喉结,是成年男性特征,女性因交角为钝角,故喉结不明显。喉结也是颈部手术重要标志之一。甲状软骨板后外 2/3 处有一斜线,为甲状舌骨肌、胸骨舌骨肌、咽下缩肌附着处。甲状软骨后缘分别有上角和下角,借韧带与周围结构连接。

2. **环状软骨**　位于甲状软骨之下,下连第 1 气管,是喉部唯一完整的环形软骨,对保持呼吸道通畅具有重要作用。如气管切开损伤环状软骨,则易形成严重喉狭窄,造成拔管困难。环状软骨前窄后宽,前称弓,后为板。板的上缘与杓状软骨形成环杓关节,弓的外侧与甲状软骨形成环甲关节。甲状软骨与环状软骨之间环甲膜。临床上如遇患者突发上气道梗阻,可在此处紧急穿刺来缓解呼吸困难。

3. **会厌软骨**　通常呈叶片状,位于喉上部,上宽下窄,下部窄段称茎部,借甲状会厌韧带附着于甲状软骨交角内侧面靠近上切迹处。会厌软骨表面覆盖黏膜,构成会厌。会厌舌面较喉面组织疏松,炎症时易肿胀呈半球形,常引起呼吸困难。

4. **杓状软骨**　亦称披裂软骨,形似三角锥体,左右各一,位于环状软骨板上外缘,两者之间组成环杓关节,大部分喉内肌起止于该软骨。

5. **小角软骨**　左右各一,位于杓状软骨顶部,杓会厌皱襞后端。

57

6. 楔状软骨　左右各一,位于小角软骨的前外侧,构会厌皱襞的黏膜下(图7-30)。

7. 麦粒软骨　位于甲状舌骨韧带内的纤维软骨。

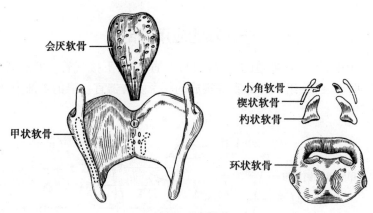

图7-30　喉软骨

(二) 喉韧带

有喉外韧带和喉内韧带两种,喉外韧带将喉体与邻近组织连接。喉内韧带将喉各软骨连接。主要有:甲状会厌韧带、甲状舌骨膜、喉弹性膜、舌会厌正中襞、构会厌襞、环构后韧带、环气管韧带。

(三) 喉肌

分为喉外肌和喉内肌两种。

1. 喉外肌　将喉部与邻近组织接连,其作用是使喉体上升、下降或固定在一定位置。包括二腹肌、下颌舌骨肌、刻舌骨肌、茎突舌骨肌、咽中缩肌及胸骨甲状肌等。

2. 喉内肌　按其功能分为4组。①环构后肌,使声门张开。②环构侧肌、构斜肌和构横肌使声门闭合。③环甲肌、甲构肌使声带紧张和松弛。④构会厌肌和甲状会厌肌使会厌活动。

(四) 喉腔

以声带为界,分声门上区、声门区和声门下区(图7-31)。

1. 声门上区　位于声带以上,其上通喉咽部。喉腔上界是喉入口,喉前庭位于喉入口与室带之间。室带又称假声带,位于声带上方,与声带平行,左右各一,外观呈淡红色,由黏膜、室韧带及甲构肌组成。声带与室带之间,两侧均有开口呈椭圆形的腔隙,称喉室。喉室前端有喉室小囊,其内含黏液腺,能分泌黏液,起润滑声带的作用。

2. 声门区　两侧声带之间的区域。声带由声韧带、肌肉、黏膜组成,位于室带下方,左右各一。声带呈白色带状,边缘整齐。前端起自甲状软骨板交界内面,后端附着在构状软骨声带突,因此可随声带突运动而张开或闭合。声带张开时,呈现一个等腰三角形裂隙,称声门裂,简称声门,为喉最窄处。声门裂前端称前连合,后端称后连合。成年男性声带平均长约20mm,成年女性长度约15mm。声带的显微结构分为5层:上皮层、任克氏层、弹力纤维层、胶原纤维层和肌肉层。

3. 声门下区　为声带以下至环状软骨下缘以上的喉腔,该腔下大上小,幼儿期此区黏膜下组织结构疏松,炎症时容易发生水肿,常引起喉阻塞。

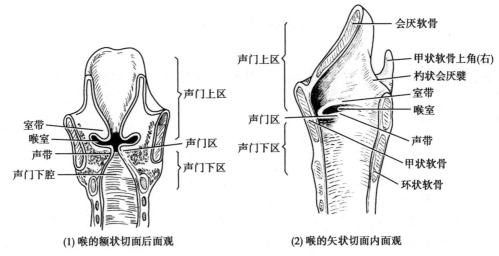

(1) 喉的额状切面后面观　　　　(2) 喉的矢状切面内面观

图 7-31　喉腔的分区

(五) 喉的血管

动脉为颈外动脉的甲状腺上动脉之喉上动脉和环甲动脉(喉中动脉)以及甲状腺下动脉的喉下动脉。静脉主要先汇入甲状腺上、中、下静脉,最后再汇入颈内静脉。

(六) 喉的淋巴

喉的淋巴引流与喉癌的局部扩散以及向颈部转移关系密切。根据喉深层淋巴系统的特点,分声门上区、声门区、声门下区 3 组。声门上区组淋巴最为丰富,淋巴管稠密且粗大,多数引流入颈深上淋巴结,故声门上型喉癌早期易发生淋巴结转移;声门区组几乎无深层淋巴系统,故声门型喉癌的转移率极低;声门下区组淋巴一部分引流入气管前淋巴结,继而进入颈深中淋巴结;另一部分穿过环气管韧带和膜汇入颈深下淋巴结群。

(七) 喉的神经

分喉返神经和喉上神经,均是迷走神经的分支。

1. 喉返神经　迷走神经下行后分出喉返神经,两侧行走径路不同。左侧径路较长,在迷走神经过主动脉弓时离开迷走神经,绕主动脉弓部的前、下、后,继而沿气管食管沟的前方上升,在环甲关节后方进入喉内;右侧在锁骨下动脉之前离开迷走神经,绕经该动脉的前、下、后,再折向上,沿气管食管沟向上走行,和右侧相同的径路入喉。喉返神经主要为运动神经,除环甲肌、杓肌、环杓后肌以外支配喉内各肌,控制声带的开合。亦有感觉神经支分布于气管、声门下腔、食管及一部分喉咽的黏膜。左侧的喉返神经行程较长,临床上容易损伤,故左侧声带麻痹在临床上较为常见。单侧喉返神经损伤后出现声音嘶哑,若为双侧损伤则使声带外展受限,常有严重呼吸困难,需作气管切开。

2. 喉上神经　于舌骨大角平面处分为内外两支。内支主要为感觉神经,位于喉上动脉后外方,在甲状舌骨膜后 1/3 处进入喉内,分布于声带以上各黏膜。外支主要为运动神经,支配环甲肌及咽下缩肌,与甲状腺上动脉伴行,位于其内侧,距离甲状腺上极约 1.5cm 处逐渐分开并入喉。

(八) 喉的间隙

喉有 3 个间隙,即声门旁间隙、会厌前间隙和任克间隙。这些间隙与喉癌的扩展关系密切。

二、喉 的 生 理

(一) 呼吸功能

喉是呼吸要道。声门张开时,空气可以自由进出。声门的大小是根据呼吸需要而调节。一般吸气时,声门张大,呼气时稍合拢。

(二) 发音功能

人发音的主要部位是声带,所以喉是发音器官。发音时,声门闭合,声带紧张,声门下气压则增高,呼出的气流使声带震动而产生声音。喉部发出之音,称原音(基音),经咽、腭、舌、齿、唇、鼻腔、鼻窦等的协调或共鸣作用,使音节清晰,形成语音。

(三) 保护下呼吸道功能

吞咽时,呼吸暂停,声门关闭,可防止食物进入喉部。当异物误入喉部时,因喉的反射性痉挛,可使异物被阻于声门的部位,防止异物进入气管。若异物已误入气管,则会引起反射性咳嗽,也可促使异物排出。

(四) 屏气功能

人在深吸气后声门紧闭,胸廓固定,这样可以增加双臂的力量,并能增加腹压,这种屏气功能有助人完成某些生理功能,如举重物、排便、咳嗽、分娩等。

(五) 其他功能

喉的循环反射系统,情绪表达作用等。

第八章　耳鼻咽喉科常用岭南本草

药名	异名	药性	功能与主治	用法用量
木棉花	木绵花、斑枝花、琼枝	甘、淡,凉。归胃、大肠经	清热利湿,解毒止血。在耳鼻咽喉科主要用来治疗湿热型旋耳疮、耳疮、鼻疔等,症见局部皮肤瘙痒,糜烂,起水疱,渗液等	内服,煎汤,9~15g,或研末服
青天葵	独叶莲、独脚莲、珍珠叶、坠千斤、铁帽子	甘,凉。归肺、心、肝经	清热解毒,润肺止咳,散瘀止痛。在耳鼻咽喉科主要用来治疗肺热型耳疖、鼻疔、喉痹、口疮等,症见局部红肿疼痛,咳嗽,咽喉肿痛,口腔溃烂等	内服:煎汤,9~15g。外用:适量,捣敷
砂仁	缩沙密,缩砂仁,缩砂密	辛、温。归脾、胃、肾经	行气化湿,温中止泻。在耳鼻咽喉科主要用来治疗气滞型耳胀,鼻窒,喉痹,梅核气等。症见耳胀闷感,鼻塞,咽异物感等	煎服,3~6g,入汤剂宜后下。【使用注意】阴虚血燥者慎用
石菖蒲	菖蒲、苦菖蒲、剑叶菖蒲、山菖蒲、石蜈蚣、野韭菜、水蜈蚣、香草等	辛、苦、温。归心、胃经	化痰通窍。在耳鼻咽喉科主要用来治疗痰浊蒙蔽型耳胀,眩晕等。症见耳胀,耳闭,耳聋,耳鸣,眩晕,头重,痰多等	煎服,3~9g
土茯苓	刺猪苓、红土苓、禹余粮、过山龙、冷饭团、仙遗粮、久老薯、毛尾薯、羊舌藤、千尾根、山归来	甘、淡、平。归肝、胃经	清热解毒,利湿,通利关节。在耳鼻咽喉科主要用来治疗湿热型脓耳、旋耳疮、耳疮、鼻疔等,症见耳流脓,脓液黏稠色黄,局部皮肤瘙痒,糜烂,起水疱,渗液等	煎服,15~60g。外用适量

61

续表

药名	异名	药性	功能与主治	用法用量
龙胆	龙胆草、苦龙胆草、陵游、草龙胆、地胆草、胆草、山龙胆、四叶胆、水龙胆	苦、寒。归肝、胆经	清泻肝胆,燥湿解毒。在耳鼻咽喉科主要用来治疗湿热型脓耳,耳疖,大疱性鼓膜炎,耳聋耳鸣等,症见耳痛,流脓,听力下降,耳鸣,口干口苦等	煎服,3~6g。外用适量。【使用注意】脾胃虚弱者不宜,津伤阴亏者慎用
化橘红	化州橘红、化皮、柚皮橘红、柚类橘红、毛柑、毛化红、赖橘红	辛、苦,温。归肺、脾经	理气宽中,化痰燥湿。在耳鼻咽喉科主要用来治疗痰湿型耳眩晕、耳鸣、耳聋、耳郭痰包等,症见眩晕头重,耳鸣,听力下降,咳嗽,食积呕恶,胸闷等	煎服,3~9g
龙眼肉	桂圆、元眼肉、龙眼干、龙眼、益智、亚荔枝、木弹、骊珠、圆眼、蜜脾	甘,温。归心、脾经	健脾补心,养血安神。在耳鼻咽喉科主要用来治疗血虚型耳眩晕、耳鸣、耳聋、喉癌、鼻咽癌等,症见眩晕,耳鸣,耳聋,乏力,身体倦怠等	煎服,9~15g;大剂量30~60g。【使用注意】火热者忌服
益智	益智子、益智仁、摘芋子	辛,温。归肾、脾经	温肾助阳,固精缩尿,温脾止泻,开胃摄唾。在耳鼻咽喉科主要用来治疗肾阳虚型耳聋、耳鸣、鼻鼽等症见听力下降,耳鸣,鼻痒,喷嚏,流水样清涕,遗精,遗尿,小便频数,口涎自流	煎服,3~9g。【使用注意】阴虚火旺者忌服
千里光	千里及、千里急、眼明草、九里明、黄花草、天青红、青龙梗、光明草、千家药、一扫光	苦,寒。归肝经	清热解毒,清肝明目。在耳鼻咽喉科主要用来治疗疔疮痈肿等	煎服,15~30g。外用适量
山银花	山金银花、大银花、土银花、左转藤	甘,寒。归肺、心、胃经	清热解毒,疏散风热。在耳鼻咽喉科主要用来风热型鼻疔、耳疖、喉痹等,症见局部红肿疼痛,发热,咽痛等	煎服,6~15g。疏散风热以生品为佳;露剂多用于暑热烦渴。【使用注意】虚寒者忌用
穿心莲	一见喜、榄核莲、苦胆草、斩龙剑、金耳钩、日行千里、四方莲、金香草、春莲夏柳、印度草、苦草	苦,寒。归肺、心、大肠、膀胱经	清热解毒,凉血消肿,燥湿。在耳鼻咽喉科主要用来热毒型鼻疔、鼻疳、耳疖、旋耳疮、耳疮、喉痹等,症见局部红肿,皮肤瘙痒,糜烂,起水疱,渗液,咽喉肿痛,发热,咳嗽等	煎服,6~9g。煎剂易致呕吐,故多作丸、散、片剂服用。外用适量

续表

药名	异名	药性	功能与主治	用法用量
天冬	天门冬、多儿母、八百崽、天棘、大当门根、浣草	甘、苦、寒。归肺、肾经	养阴清肺,润燥生津。在耳鼻咽喉科主要用来治疗肺阴亏损型鼻槁、鼻咽癌、喉痹、乳蛾等。症见鼻干,咽干口渴,咽痛,干咳痰少,大便干结等	煎服,6~12g【使用注意】脾胃虚寒者忌用
五指毛桃	五爪龙、五指牛奶、土黄芪、南芪、土五加皮、母猪奶	甘,平。归脾、肺经	健脾补肺,行气利湿,通经活络。在耳鼻咽喉科主要用来治疗肺脾气虚型鼻鼽,症见鼻痒,喷嚏,流清涕,怕冷,乏力等	内服,煎汤,30~90g
广藿香	藿香、海藿香	辛,微温。归脾、胃、肺经	芳香化湿,通窍除涕。在耳鼻咽喉科主要用来治疗湿邪内阻型鼻渊、脓耳、耳胀、耳眩晕等,症见鼻塞,流浊涕,头晕,头重,耳流脓,耳胀闷感,眩晕,呕吐	煎服,5~10g。【使用注意】阴虚血燥者慎用
藕节	光藕节,藕节巴	甘、涩、平。归肝、肺、胃经	收敛止血,化瘀。在耳鼻咽喉科主要用来治疗衄血	煎服,9~15g;鲜品30~60g,捣汁饮用
肿节风	草珊瑚、九节茶、九节风、接骨木	辛、苦,平;有小毒。归肝、肺、大肠经	清热解毒,祛风除湿,活血止痛。在耳鼻咽喉科主要用来治疗风热型喉痹、乳蛾,症见发热,咽喉肿痛,口疮,咳嗽	内服,煎汤,9~15g【使用注意】虚寒及孕妇禁服
广东土牛膝	土牛膝、多须公、六月霜、六月雪、斑骨相思、白花姜、白花泽兰	苦、酸,凉。归肺、肝经	清热利咽,凉血散瘀,解毒消肿,利水通淋。在耳鼻咽喉科主要用来治疗肺经热盛型喉痹、乳蛾、喉痈、白喉等,症见咽喉肿痛,咽干发热,声音嘶哑,咽喉起白膜等	煎服,10~15g。鲜品加倍
南板蓝根（马蓝根）	土板蓝根、蓝靛根、板蓝根、马蓝	苦,寒。归肺、胃、心、经	清热解毒,利咽凉血。在耳鼻咽喉科主要用来治疗风热型喉痹、乳蛾、痄腮等;症见发热,咽喉肿痛,腮部红肿疼痛	煎服,9~15g。【使用注意】脾胃虚寒者慎用
三丫苦	三桠苦、跌打王、三叉虎、三孖苦、密茱黄	苦,寒。归肺、心、肝经	清热解毒,利咽止痛。在耳鼻咽喉科主要用来治疗肺热型乳蛾、喉痹、喉痈等,症见咽喉肿痛,发热,口干,咳嗽,痰黄等	煎服,5~30g。【使用注意】脾胃虚寒者慎用

续表

药名	异名	药性	功能与主治	用法用量
枇杷叶	巴叶	苦,微寒。归肺、胃经	清肺止咳,降逆止呕。在耳鼻咽喉科主要用来治疗肺热型乳蛾、喉痹等症见咽痛,咽干,咳嗽,痰黄等	煎服,6~9g。或制膏
岗梅	秤星树、土甘草、山梅根	苦、甘,寒。归肺、胃经	清热利咽,开音生津,解毒散瘀。在耳鼻咽喉科主要用来治疗外感风热型喉喑、喉痹、乳蛾、鼻疔、耳疖等,症见咽喉肿痛,声音嘶哑,发热,咳嗽,局部红肿疼痛等	内服:煎汤,30~60g;外用:适量,捣敷。【使用注意】脾胃虚寒者慎用
罗汉果	拉汉果、假苦瓜	甘、凉。归肺、大肠经	清热化痰,利喉开音,润肠通便。在耳鼻咽喉科主要用来治疗肺热型喉喑,喉痹等,症见咽痛失音,咳嗽痰黄,肠燥便秘	煎服,9~15g,或开水泡服。【使用注意】脾虚便溏者慎服
射干	乌扇、乌蒲、黄远、扁竹根、仙人掌、紫金牛、野萱花、扁竹、地扁竹、较剪草、黄花蔦蓄、开喉箭、黄知母、凤凰草等	苦,寒。归肺经	清热解毒,利咽消肿。在耳鼻咽喉科主要用来治疗热毒型喉痹、喉痹、乳蛾等,症见咽喉肿痛,咽干发热,痰壅咳喘,声音嘶哑等	煎服,3~9g。【使用注意】脾虚便溏者慎用。孕妇忌用
山芝麻	山油麻、田油麻、岗油麻、岗脂麻、仙桃草、野芝麻、假油麻、山麻、野麻甲、坡油麻	苦,凉;有小毒。归肺、大肠经	清热解毒。在耳鼻咽喉科主要用来治疗肺热型喉痹、喉痹、乳蛾、鼻疳、痄腮等,症见咽喉肿痛,咽干发热,咳嗽,局部红肿疼痛等	内服:煎汤,9~15g,鲜品30~60g。【使用注意】孕妇及虚寒者慎用
荔枝核	荔核、荔仁、枝核、大荔核	辛,微苦,温。归肝、胃经	行气散结,散寒止痛。在耳鼻咽喉科主要用来治疗气滞型鼻咽癌、咽喉菌、咽喉瘤、瘰瘤等,症见局部肿胀疼痛,淋巴结肿大等	煎服,4.5~9g
莪术	蓬莪术,蓬莪茂,蒁药,广茂,蓬术,青姜,羌七,广术,黑心姜文术	辛、苦,温。归肝、脾经	破血行气,消积止痛。在耳鼻咽喉科主要用来治疗气滞血瘀型鼻咽癌,症见局部肿胀疼痛,淋巴结肿大	煎服,6~9g。【使用注意】本品药性峻猛,孕妇及月经过多者忌用
石斛	杜兰、林兰、禁生、石遂、悬竹	甘、微寒。归胃、肾经	养胃生津,滋阴清热。在耳鼻咽喉科主要用来治疗胃阴亏损型鼻咽癌、喉痹、乳蛾等。症见咽干口渴,咽痛,食少干呕,虚热不退等	煎服,6~12g;鲜品可用15~360g。【使用注意】痰湿内阻者慎用

续表

药名	异名	药性	功能与主治	用法用量
山豆根	山大豆根、南豆根、苦豆根、广豆根、小黄连、岩黄连	苦,寒;有毒。归肺、胃经	清热解毒,利咽消肿。在耳鼻咽喉科主要用来治疗热毒型喉菌、乳蛾、喉痹、喉痛、鼻咽癌等症见发热,咽喉肿痛,口干口苦,牙龈肿痛,口舌生疮,淋巴结肿大等	煎服,3~10g。【使用注意】孕妇及脾胃虚寒者慎用

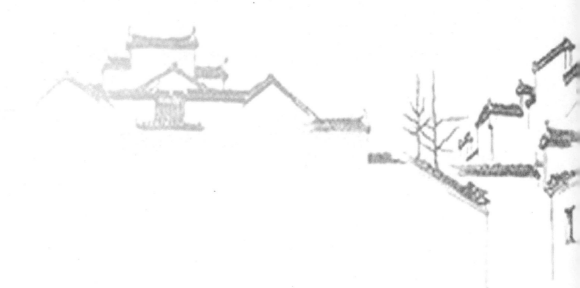

下篇

各　论

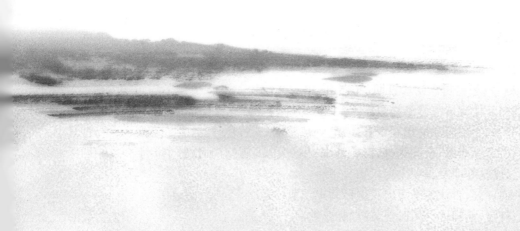

第九章　耳科疾病

第一节　旋　耳　疮

旋耳疮是指旋绕于耳郭，以局部皮肤灼热瘙痒潮红，或有水疱、糜烂渗液或皮肤粗糙增厚结痂、脱屑皲裂为主要特征的疾病。本病以小儿为多见，在古代医籍中有月食疮、月蚀疮、月蚀疳、浸淫疮、黄水疮、耳镟疮等名称。至清代《医宗金鉴·卷六十五》始称本病为旋耳疮。

本病有虚证与实证之分，实证起病急，病程短；虚证病程长，缠绵难愈。西医学的外耳湿疹可参考本病进行辨证施治。

【病案精选】

[病史资料]

梁某，女，35岁，公务员。初诊日期：2015年10月15日。

主诉：双耳瘙痒伴流黄色分泌物两年。

现病史：患者两年前游泳后出现双耳瘙痒、灼热感，时流黄色分泌物，量不多。自行挖耳后症状加重，甚者奇痒难忍，夜间为甚，影响睡眠；小便黄赤，胃纳尚可，曾求治于多家中西医院，或疗效不佳，或稍好即发。

既往史：一向体健，否认传染病史及遗传病史。

体格检查：神清，精神可，舌红，苔黄腻，脉弦数。

专科检查：双侧外耳道口、耳甲腔皮肤潮红增厚，表面糜烂、渗少量黄色脂水，局部结痂。双鼓膜完整，无明显充血穿孔。

[辨治思路]

1. 主证分析　患者双耳瘙痒伴流黄色分泌物两年，外耳道口、耳甲腔皮肤增厚糜烂、渗黄色脂水等符合旋耳疮的诊断。属于西医之外耳湿疹。诊断基本明确。

2. 证型分析　四诊合参，患者当属风热湿邪浸渍之证型。风盛则痒，风邪袭耳，故皮肤瘙痒，严重时奇痒难忍，夜间为甚；风热夹湿熏蒸于耳，故灼热潮红；湿邪渐重，故有糜烂渗液，流黄色脂水；湿热相争，故舌红、苔黄腻，脉弦数。

3. 立法处方　证属风热湿邪浸渍，治宜疏风止痒，清热除湿。方用消风散加减。

当归10g、生地黄20g、防风10g、蝉蜕10g、知母15g、苦参15g、胡麻10g、荆芥10g、苍术

10g、牛蒡子10g、石膏30g、木通10g、甘草6g,每日1剂,水煎2次,温服。嘱发病期间,忌食鱼虾、辛辣、燥热之品,忌搔抓患处,忌肥皂水等刺激物洗涤。

方中荆芥、防风、蝉蜕、牛蒡子疏风止痒;苦参清热燥湿,苍术祛风燥湿,木通清热利湿;当归、生地、胡麻仁养血润燥,石膏、知母清热泻火;甘草调和诸药。本方疏风清热除湿,佐以润燥,标本兼治,是治疗湿疹的常用方剂。

外治以祛风止痒,清热燥湿为法,予蛇床子20g,地肤子20g,黄连10g,黄柏15g,苦参20g(煎药置凉后外洗患处)。

[转归及对策]

患者经3周治疗后,临床症状消失。随诊4个月未见复发。

【诊疗特点】

[诊断要点]

1. 病史　可有污水入耳或耳道流脓史,或有过敏性物质刺激史。

2. 症状　耳郭、外耳道或耳周皮肤可有灼热瘙痒、渗液脱屑等。

3. 检查　外耳道口、耳甲腔、耳后沟,甚至整个耳郭皮肤潮红,可有小水疱,溃破后渗黄色脂水,表皮糜烂、干后结痂。或见外耳皮肤增厚、粗糙、脱屑、皲裂、结痂,或外耳道狭窄。

[辨证要点]

本病既有实证,也有虚证。实者,多为风热湿邪侵犯;虚者,多为血虚生风化燥。一般来说,急性起病,病程较短者,多属实证,风胜则痒,湿盛则渗液多,热盛则皮肤红;反复发作,病程较长者,以虚证为多,局部表现以瘙痒、皮肤粗糙、增厚为主。详细观察局部皮损情况,亦有助于辨证:一般局部皮肤潮红、起水疱、渗液者,多属湿热;局部皮肤增厚、粗糙、皲裂、脱屑者,多属血虚生风化燥。抓住以上特点,再结合全身兼症和舌象、脉象,自能把握本病的辨证规律。

[治法方药]

1. 辨证论治

(1)风热湿邪浸渍

主要表现为:初起时皮肤灼热潮红瘙痒,严重者奇痒难忍,夜间为甚,继而出现水疱,溃破后渗液色黄,皮肤糜烂,干后结痂。一般无明显全身症状,小儿可见发热、睡眠不安、烦躁等症,舌红、苔黄腻,脉滑数或弦数。治宜疏风止痒,清热除湿。方选消风散加减。

(2)血虚生风化燥

主要表现为:耳部瘙痒,反复发作,病程较久,耳部皮肤增厚粗糙、可覆有痂皮或鳞屑、皲裂等。全身情况可有神疲乏力等;舌淡,苔白,脉细。治宜养血润燥,祛风止痒。方选地黄饮加减。

2. 外治法

(1)风热湿邪浸渍者主要治以清热除湿,收敛止痒。

1)黄水淋漓不止者:适宜散剂调敷患处,如青黛散、柏石散等。

2)表面结痂者:适宜外洗或湿敷患处,可用桉树叶、花椒叶、桃叶等适量煎水。

3)湿热邪盛红肿、疼痛、瘙痒、出水者:可用如意金黄散调敷患处。

4)热盛有脓痂者:可用黄连膏外涂或黄连粉撒布患处。

(2)血虚生风化燥者,以养血润燥、解毒祛湿为主。可用穿粉散合香油调敷患处。

【临证思路】

旋耳疮中医治疗有一定的优势,无论新病还是久病,通过中药内服并配合适当的外治法,均可取得较好的疗效,尤其对于局部皮肤增厚的长期反复发作者,治疗较为棘手,而应用养血润燥的中药进行耐心调理,仍有一定效果。

本病局部渗液、结痂多者,应用适当的外治法很重要,中药外洗、湿敷、涂敷等方法有去湿止痒的作用,可酌情选用。

旋耳疮的治疗除药物外,还应注意饮食调养,忌辛辣炙烤及鱼、虾等发物。同时,还应避免搔抓局部,并忌用肥皂水洗涤患处。

第二节 耳 疖

耳疖是指以耳痛、外耳道局限性红肿为主要特征的外耳疾病。在古代医籍中尚有"耳疔""黑疔"等别称。西医学的"外耳道疖"等疾病可参考本病进行辨证施治。

本病多为实证、热证。表证多因挖耳损伤局部皮肤,致风热邪毒乘机侵犯,壅塞耳窍而发病。里证多因肝胆火热上蒸热毒壅盛,引动肝胆火热上攻耳窍而致病。

【病案精选】

[病史资料]

陈某,男,15岁,学生。初诊日期:2014年3月20日。

主诉:右耳疼痛逐渐加重3日。

现病史:患者3日前自行挖耳后出现右耳疼痛,无听力下降,因疼痛较轻未予重视。近2日来右耳疼痛逐渐加重,连及右侧头痛,张口、咀嚼时疼痛更甚,听力始有下降,无耳内流脓,无发热。睡眠欠佳,二便尚调。

既往史:一向体健,否认传染病史及遗传病史。

体格检查:神清,表情痛苦,舌红,苔薄黄,脉浮数。

专科检查:右侧耳屏压痛,耳郭牵拉痛,右外耳道底壁局限性红肿、隆起,未见脓点及脓性分泌物。鼓膜未能窥及。

[辨治思路]

1. 主证分析　患者右耳疼痛逐渐加重3日,连及右侧头痛,张口、咀嚼时疼痛更甚,右外耳道底壁局限性红肿、隆起等符合耳疖的诊断。属于西医之外耳道疖。诊断较为明确。

2. 证型分析　四诊合参,患者当属风热邪毒侵犯之证型。挖耳后致外耳道皮肤受损,风热邪毒乘虚侵犯,客于耳窍,故可致耳痛;客于经络,气壅血滞,可见耳道红肿或隆起如椒目状;耳部经脉多连头部,故头部疼痛,张口、咀嚼时疼痛加剧。风热侵犯,故舌红、苔薄黄、脉浮数。

3. 立法处方　证属风热邪毒侵犯,治宜疏风清热,解毒消肿。方用五味消毒饮加减。

金银花15g、野菊花15g、蒲公英15g、紫花地丁15g、紫背天葵子15g、防风10g、连翘15g、皂角刺 10g、丹皮 10g、甘草 6g,每日 1 剂,水煎 2 次,温服。嘱患者清淡饮食,忌食辛燥、燥热之品。

本方以清热解毒见长,为治疗痈疽疗毒之有效方剂,应用时可加荆芥、防风、连翘以加强疏风清热之力,加白芷以助消肿止痛,溃破流脓者,可加皂角刺、天花粉等,疼痛较甚者,加归尾、赤芍、丹皮以助活血止痛;诸药合用共奏疏风清热、解毒消肿之功效。

外治法予耳尖放血,局部激光理疗,并给予鱼石脂软膏外涂。

[转归及对策]

患者经 1 周治疗后,临床症状消失。随访 3 个月未见复发。

【诊疗特点】

[诊断要点]

1. 病史　可有挖耳史,或有污水入耳史。

2. 症状　耳痛剧烈,张口、咀嚼时痛增;当疖肿堵塞耳道时,听力可减退,全身可有发热、恶寒、头痛等,疖肿溃破后,则症状迅即减轻。

3. 检查　按压耳屏或牵拉耳郭时耳痛加重,外耳道局限性红肿或顶部有黄白脓点,溃后可有少许脓血,肿甚者可堵塞外耳道。

4. 其他　严重者外周血白细胞计数及分类检查,可见白细胞总数及中性粒细胞升高。

[辨证要点]

本病属风热邪毒为患,故属实证、热证。辨证的关键在于辨别表热与里热。一般来说,病初起,耳痛尚轻,局部红肿范围较小,多属表热证;病情进一步发展,耳痛加剧,局部红肿范围扩大,甚则溃破流脓,多属外邪入里,引动肝胆湿热上蒸。观察疖肿局部情况,有助于辨证:如初起局部红肿如椒目状,未成脓,多为风热邪毒侵袭;红肿范围较大,甚至堵塞外耳道,或溃破流脓,多为肝胆湿热上蒸。根据这一规律,再结合全身兼症和舌象、脉象,辨证就有了方向。

[治法方药]

1. 辨证论治

(1)风热邪毒侵犯:主要表现为耳部疼痛,张口、咀嚼时疼痛加重;患侧耳屏压痛,耳郭牵拉痛,外耳道局限性红肿、隆起。可兼有发热,头痛,恶风,周身不适,舌红、苔薄黄,脉浮数。治宜疏风清热,解毒消肿。方选五味消毒饮加减。

(2)肝胆火热上蒸:主要表现为耳痛剧烈,甚者痛引腮脑,如疖肿闭塞耳道,可暂时听力减退。外耳道局限性红肿,顶部可见黄白色脓点,溃破后外耳道可见黄稠脓液;耳前后可有翳核肿大疼痛。可有发热,口苦咽干;舌红、苔黄腻,脉弦数。治宜清泻肝胆,消肿排脓。方选龙胆泻肝汤加减。

2. 外治法

(1)外敷:可用黄连膏、紫金锭涂敷。

(2)滴耳:可用清热解毒中药液或抗生素滴耳液滴耳。

(3)排脓:疖肿成脓未自行溃破者,可消毒后,用针头挑破脓头,取出脓栓,或切开排脓,放出脓血后敷黄连膏。切开排脓时应注意切口须与外耳道长轴方向平行。

(4)物理疗法:局部可配合超短波或微波理疗。

3. 针灸疗法

(1)体针:患病早期,取手阳明经穴为主,如合谷、内关、少商、商阳、曲池等穴,针用泻法或用三棱针点刺出血。

(2)耳针:用耳针或王不留行籽埋于肝、肺、心、屏间等穴位。

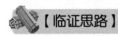 【临证思路】

本病应用中药内服及外敷,可取得较好的疗效,且没有西药抗生素的毒副作用,可作为治疗的首选。本病耳痛剧烈时,可应用针刺止痛,或点刺少商、商阳穴出血,亦可止痛。如见局部成脓,宜及早行切开排脓术。

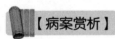 【病案赏析】

蔡福养医案

张某,女,36岁。1983年7月13日初诊。

主诉:左耳部灼热疼痛2天。

现病史:患者2天前挖耳不慎,伤于肌肤,次日即感耳痛灼热,时而跳痛引头,张口、说话、咀嚼、触碰皆能加重病痛。因痛使其思食而畏用,欲言而惧疼,夜不安枕,卧废侧左,提神戒碰,每以手托耳腮,以缓痛势,发热恶寒,听力减退,头痛口苦,便干溺赤。

检查:左外耳道口三处鲜红肿突,互为连属,状若珠豆,根盘紧束,顶红似朱,隐现白头,似软非软,触之痛甚,耳下淋巴结压痛,面露痛苦状,手托耳腮,舌尖红,苔黄,脉弦数。

诊断:耳疖(多发性外耳道疖)。

辨证:热毒结滞,壅腐肌肤。

治则:清热解毒,活血止痛。

方药:五味消毒饮加减。蒲公英、紫花地丁各20g,野菊花、金银花、天花粉各15g,紫草12g,赤芍、白芷各10g,皂刺、甘草各6g,大黄(后下)3g。水煎服,每日1剂。

外治:用小纱条蘸耳炎灵药液敷置耳疖处,每日2次。

翌日再诊,耳痛大减,发热恶寒头痛已去,大便通利,检查:疖肿已溃,肿势转缓缩小。上方去大黄、皂刺。外治同前。继用2日,诸症皆愈。

按语:耳疖,古谓耳疔、黑疔、暗疔。其患多发于外耳道,形小根硬,红肿局限,痛如锥刺,数日生脓,破溃脓出则愈。其病多由火热邪毒,结滞耳窍而成。大多单发,多个疔肿并发少见。本例乃因挖耳损伤肌肤,邪毒内侵,结滞耳窍,壅遏气血,腐灼肌肤而生。因其毒热炽盛,故而疖发数株,痛苦难堪。治用五味消毒饮重用其量而治,以清热解毒,消肿止痛,散疔疗疖;辅以紫草、赤芍凉血活血;白芷、皂刺、天花粉消肿溃脓;大黄一味,既能泄热于膈肠而解毒,又能祛瘀滞而消肿痛,实为热毒肿疮之佳品。合方清上达下,透表泄里,消溃并用,使邪毒于体内无栖息之地,而逃之夭夭矣。热毒一去,肿痛即消,斯疾乃愈。

(仝选甫,蔡纪堂.中国现代百名中医临床家丛书:蔡福养.
北京:中国中医药出版社,2007)

第三节 耳　疮

　　耳疮是指以外耳道弥漫性红肿疼痛为主要特征的疾病。好发于夏秋季节。古医籍中又有"耳内生疮"的别称。耳疮首见于《诸病源候论·卷二十九》,在唐、宋、明代均有专门论述该病的相关医籍记载。西医学的"外耳道炎"等疾病可参考本病进行辨证施治。

　　本病有虚、实之分,实证病程较短;虚证病程较长,反复发作。实证多因风热湿邪犯耳,与气血相搏,或因湿热邪毒壅盛,引动肝胆火热,上犯耳窍,蒸灼耳道,壅遏经脉,逆于肌肤而为病;虚证多因久病不愈,阴血耗伤,血虚化燥,耳窍肌肤失于濡养而致病。

【病案精选1】

[病史资料]

　　林某,男,30岁,商人。初诊日期:2011年8月5日。

　　主诉:右耳痛3天。

　　现病史:患者3天前挖耳后出现耳痛、耳道灼热感;伴有头痛,少许低热,纳眠尚可,小便黄,曾在当地卫生院治疗(具体不详),但未见明显好转。

　　既往史:一向体健,否认传染病史及遗传病史。

　　体格检查:神清,精神一般,舌红,苔薄黄,脉浮数。

　　专科检查:右耳屏压痛,耳郭牵拉痛,外耳道弥漫性红肿,有少量渗液,鼓膜标志清,未见明显穿孔。

[辨治思路]

　　1. 主证分析　患者右耳痛3天,检查见右耳屏压痛,耳郭牵拉痛,外耳道弥漫性红肿,有少量渗液,鼓膜标志清,未见明显穿孔,符合耳疮的诊断。属于西医之弥漫性外耳道炎。

　　2. 证型分析　四诊合参,患者当属外邪侵袭之证型。患者挖耳后,外耳道皮肤受损,外邪犯耳,与气血相搏,气血瘀滞,故见耳道弥漫性红肿。风热湿邪壅盛,则见发热、耳痛,耳道灼热感及渗液,小便黄,舌红,苔薄黄,脉浮数。

　　3. 立法处方　证属外邪侵袭,治宜疏风清热,解毒祛湿。方用银花解毒汤加减。

　　金银花15g、水牛角15g、茯苓15g、连翘15g、牡丹皮10g、黄连5g、夏枯草15g、防风10g。每日1剂,水煎2次,温服。嘱忌劳累及饮食肥甘厚腻。

　　方取黄连、金银花清热解毒;连翘散血凝气聚;夏枯草泻肝火、散热结;茯苓利湿;水牛角、牡丹皮清营凉血;防风祛风胜湿。

　　外治法予氧氟沙星滴耳液滴耳、激光疗法等。

[转归及对策]

　　患者经5天治疗后,临床症状消失。

【病案精选2】

[病史资料]

　　王某,女,52岁,家庭主妇。初诊日期:2012年9月12日。

主诉:耳痒、耳痛反复发作 5 年,加重 1 个月。

现病史:患者于 5 年前开始出现耳痒、耳微痛,曾多次于当地医院就诊治疗,口服抗过敏药及外用激素类软膏为主,能缓解症状,但反复发作。近 1 个月来症状有所加重,耳痒难忍,影响睡眠;纳一般,小便调,大便结。

既往史:糖尿病史 12 年,现口服降糖药治疗,血糖控制尚可。否认高血压、心脏病。

体格检查:神清,发育正常,营养中等,面色无华。舌质淡,苔薄白,脉细数。

专科检查:外耳道皮肤增厚、皲裂,表面见痂皮附着,鼓膜完整,未见明显穿孔。

[辨治思路]

1. 主证分析　患者耳痒、耳痛反复发作 5 年,加重 1 个月,耳部检查见外耳道皮肤增厚、皲裂,表面见痂皮附着,鼓膜完整,未见明显穿孔,所以本病属于耳疮。西医诊断为外耳道炎。

2. 证型分析　四诊合参,患者当属血虚化燥之证型。患者久病,气血虚损,邪毒羁留耳窍,故耳痒、耳痛反复发作;血虚耳窍失养,故耳道内皮肤增厚、皲裂,表面见痂皮附着。阴血不足,故面色无华,舌质淡,苔薄白,脉细数。

3. 立法处方　证属血虚化燥,治宜养血润燥。方用地黄饮加减。

生地黄 15g、熟地黄 15g、制首乌 10g、当归 5g、牡丹皮 15g、玄参 15g、僵蚕 10g、红花 5g、甘草 6g、酸枣仁 15g。每日 1 剂,水煎 2 次,温服。嘱勿进食生冷或肥甘厚腻之品。

方取生熟地、当归养血;制首乌、玄参滋阴润燥;丹皮、红花活血祛风;僵蚕息风止痒;酸枣仁安神;甘草调和诸药。

外治法予氧化锌软膏外涂。

[辅助检查]

可行耳内镜检查清除外耳道痂皮。

[转归及对策]

经过如上 2 周的治疗,患者临床症状消失。

【诊疗特点】

[诊断要点]

1. 病史　多有耳内流脓、挖耳、污水入耳等病史。

2. 症状　耳内灼热疼痛,少许流脓,或耳内发痒不适。症状常局限于一侧,但亦可发生于双侧。

3. 检查　①外耳道检查:耳屏有压痛,耳郭牵拉痛,外耳道弥漫性红肿,可有少许分泌物。反复发作者,可见外耳道皮肤增厚、皲裂、脱屑,甚至外耳道狭窄。②耳内镜下耳道清理有助于清除耳道内分泌物或结痂。

[辨证要点]

耳疮多为风热湿邪犯耳,或肝胆湿热上蒸,或血虚化燥,耳窍失养,故有实证、虚证之分。实证多为湿热证,病程较短,外耳道红肿疼痛明显伴有渗液,可为外邪侵袭,或肝胆湿热。外邪侵袭者红肿疼痛较轻;肝胆湿热者,红肿疼痛较重。虚证多为血虚。血虚化燥,耳窍失养,致耳内发痒,外耳道皮肤增厚、皲裂。对于以上要点,首要辨明本病的虚实,再结合全身兼症,便可正确辨证。

［治法方药］

1. 辨证论治

(1)外邪侵袭:主要表现为耳痛、耳痒、耳道灼热感;耳屏可有压痛,耳郭牵拉痛,外耳道弥漫性红肿,或耳道潮湿,有少量渗液。伴发热、恶寒、头痛;舌红,苔薄黄,脉浮数。治宜疏风清热,解毒祛湿。方选银花解毒汤加减。

(2)肝胆湿热:主要表现为耳痛,可有同侧头痛;耳屏可有压痛,耳郭牵拉痛,外耳道弥漫性红肿、糜烂,渗出黄色脂水。咽干、口苦,可伴有发热;舌红,苔黄腻,脉弦数。治宜清泻肝胆,利湿消肿。方选龙胆泻肝汤加减。

(3)血虚化燥:主要表现为反复发作的耳痒、耳痛;外耳道皮肤增厚、皲裂、潮红,表面或见痂皮。全身症状不明显;舌质淡,苔薄白,脉细数。治宜养血润燥。方选地黄饮加减。

2. 外治法

(1)外敷:可用黄连膏、紫金锭、鱼石脂软膏或抗生素软膏等局部涂敷。

(2)滴耳:局部可用3%过氧化氢溶液清洗,后以抗生素滴耳液滴耳。

3. 针灸疗法 可针刺合谷、内关、少商等穴。

【临证思路】

中医治疗耳疮,主要是通过祛除湿热之邪或养血润燥而达到治疗的目的。经过系统的中医治疗,多数患者可以取得良好的疗效。耳疮的中医治疗以辨证内服中药为主,还可配合涂敷、滴耳等外治法。患者若耳道分泌物或痂皮较多者,可配合耳内镜下耳道清理。部分患者可配合使用针灸疗法,可提高疗效缩短病程。患病期间注意饮食有节,忌食肥甘厚腻食品,以防湿热内蕴,加重病情。

【病案赏析】

田道法医案

刘某,男,22岁,学生。

初诊(2004年8月12日):主诉左侧外耳道瘙痒不止1个月余。

诉1个月前因游泳不慎导致污水入耳,当时未及时清理干净,第2天即感觉耳内灼热痒胀,耳痛,流黄稀脓液,经当地诊所予土霉素及磺胺类等药物治疗1周后,耳痛、流脓消失,但瘙痒、结痂一直持续。现外耳道瘙痒,伴耳郭偶尔有灼热感,时有结痂,痒时抓之出血,且经常容易脱皮屑,舌红,脉细数。

辨证分析:血虚失养,邪毒留滞。耳病日久气血虚损,耳窍失养,邪毒久羁,故耳痒反复发作;血虚耳窍失养,故耳道皮肤脱屑、结痂;舌红、脉细数为血虚之象。

诊断:耳疮(弥漫性外耳道炎,慢性期)。

辨证:血虚邪毒滞留证。

治法:养血润燥,除湿解毒。

处方:四物汤合龙胆泻肝汤加减。

生地10g、赤芍10g、当归20g、丹参15g、川芎5g、龙胆草15g、黄芩10g、车前子10g、柴胡5g、茯苓10g、丹皮10g、薏苡仁20g、生甘草6g。5剂,水煎服。

二诊(2004年8月17日):外耳瘙痒明显好转,未再有烧灼感。继服前方去黄芩、龙胆草、丹皮,加重茯苓至 15g,7 剂,水煎服。

按语:久病耳疬,邪毒滞留局部,影响耳部血液循环不畅,局部血液运行不畅反过来加重邪毒滞留。治疗当扶正为主,辅以祛邪。是故一诊方取四物汤养血活血扶正,取龙胆泻肝汤继续祛除湿毒。方中龙胆草、黄芩清泻肝胆湿热,车前子、薏苡仁利湿渗湿,予邪以出路;当归、丹皮、丹参凉血活血;柴胡引药入肝胆耳部之经络,甘草调和诸药;四物汤为治疗一切血病通用之方,考虑到久病多瘀,改白芍为赤芍,邪毒郁久生热,易熟地为生地。二诊时病情好转,故去黄芩、龙胆草、丹皮清热凉血之品,加重茯苓用量健脾利湿以固后天之本。

(王贤文 . 湖湘当代名医医案精华(第三辑)田道法医案精华[M].
北京:人民卫生出版社,2016)

第四节 耳 胀

耳胀是指以耳内胀闷堵塞感为主要特征的耳病。常伴有不同程度的听力下降、自听增强或耳鸣,亦可听力正常。耳胀作为病名,首见于陆清洁编《大众万病顾问》下册。西医学的"分泌性中耳炎"等疾病可参考本病进行辨证施治。

本病多为实证。实证者,或因风寒外袭,肺失宣降,津液不布,聚为痰湿,积于耳窍,或因风热循经上犯,结于耳窍,或因肝胆火热上蒸,闭阻耳窍,或因邪毒滞留,阻于脉络,气血瘀阻,闭塞耳窍而为病;病久则可兼有体虚,以脾虚为多,脾失健运,痰浊内困,困于耳窍而为病。

【病案精选1】

[病史资料]

林某,女,27 岁,航空乘务员。初诊日期:2012 年 2 月 3 日。

主诉:右耳内堵塞感 3 日。

现病史:患者 3 日前感冒后乘坐飞机,遂出现右耳内堵塞感,听力减退;全身伴有鼻塞、流涕、头痛,睡眠差,二便调。

既往史:一向体健,否认传染病史及遗传病史。

体格检查:神清,精神尚可,舌淡红,苔白,脉浮。

专科检查:右外耳道未见明显异常,鼓膜微红、内陷,有液平面,鼻黏膜肿胀,双侧下鼻甲肿大,鼻道见黏涕。

[辨治思路]

1. 主证分析 患者右耳内堵塞感 3 日,伴听力减退等,符合耳胀的诊断。属于西医之分泌性中耳炎。

2. 证型分析 四诊合参,患者当属风邪外袭之证型。患者感冒,风邪外袭肺经,耳内经气痞塞,故耳内堵塞感;风邪扰于清窍,故见听力减退;风邪夹湿上聚耳窍,故见鼓膜积液征;风邪袭肺,肺卫功能失调,故见鼻塞、流涕、头痛,舌淡红,苔白,脉浮。

3. 立法处方 证属风邪外袭,治宜疏风散邪,宣肺通窍。方用荆防败毒散加减。

荆芥 10g、防风 10g、羌活 10g、独活 10g、前胡 10g、桔梗 8g、枳壳 10g、柴胡 10g、川芎

6g、茯苓 15g、薄荷 6g、甘草 6g。每日 1 剂,水煎 1 次,温服。嘱忌劳累及饮食生冷、肥甘厚腻。

方取荆芥、防风解表散寒;柴胡、薄荷解表疏风;羌活、独活散寒除湿;川芎活血散风止头痛;枳壳、前胡、桔梗宣肺利气;茯苓、甘草化湿和中。

外治法予复方辛夷滴鼻液滴鼻、鼓膜按摩等。

［辅助检查］

无。

［转归及对策］

患者经 1 周治疗后,临床症状消失。

【病案精选2】

［病史资料］

王某,女,45 岁,家庭主妇。初诊日期:2013 年 8 月 14 日。

主诉:左耳内反复胀闷堵塞感 1 年,加重 2 周。

现病史:患者于 1 年前无明显诱因下出现左耳内胀闷堵塞感,伴听力下降,曾多次在外院就诊,检查发现左鼓膜积液征,诊断为左分泌性中耳炎,经口服药物(具体不详)及行鼓膜穿刺抽液术后,能缓解,但症状反复。近 2 周来症状有所加重,遂就诊。全身伴有肢倦乏力,少气懒言,腹胀纳少等,眠一般,小便调,大便溏。

既往史:否认传染病史,否认高血压、心脏病、糖尿病史。

体格检查:神清,发育正常,营养中等。舌淡胖边有齿痕,苔白厚,脉细滑。

专科检查:左外耳道干洁,鼓膜内陷,见积液征。

［辨治思路］

1. 主证分析　患者左耳内反复胀闷堵塞感 1 年,加重 2 周,耳部检查见左外耳道干洁,鼓膜内陷,见积液征,所以本病属于耳胀。西医诊断为左分泌性中耳炎。

2. 证型分析　四诊合参,患者当属脾虚湿困之证型。患者脾气虚弱,气不贯耳,耳窍闭塞不通,故见耳内胀闷堵塞感、听力下降;脾虚失运,痰湿滞留耳窍,故见中耳积液;脾虚湿困,故见肢倦乏力,少气懒言,腹胀纳少、便溏、舌淡胖边有齿痕,苔白厚,脉细滑。

3. 立法处方　证属脾虚湿困,治宜健脾利湿,化浊通窍。方用参苓白术散加减。

党参 30g、茯苓 15g、白术 15g、炙甘草 10g、炒扁豆 15g、山药 30g、莲子肉 10g、薏苡仁 30g、砂仁 6g、桔梗 10g、黄芪 30g。每日 1 剂,水煎 2 次,温服。嘱勿进食生冷或肥甘厚腻之品。

方取党参、黄芪健脾益气;白术、茯苓健脾渗湿;山药、莲子肉健脾渗湿止泻;炒扁豆、薏苡仁加强健脾渗湿之功;砂仁醒脾和胃,行气化滞;桔梗宣肺利气,载药上行;炙甘草健脾和中,调和诸药。

外治法予鼓膜穿刺术等。

［辅助检查］

患者可行鼻内镜检查或鼻咽 MRI 检查排除鼻咽病变。

［转归及对策］

本例患者经过鼻内镜检查未见鼻咽明显新生物,可继续保守治疗。经过如上 1 月余的治疗,患者临床症状明显改善,检查左鼓膜积液征消失。

【诊疗特点】

［诊断要点］

1. 病史　多有伤风鼻塞、乘坐飞机或潜水等病史。

2. 症状　以耳内胀闷堵塞感为主要症状。常伴有不同程度的听力下降、自听增强或耳鸣等症状,亦可听力正常。症状可局限于一侧,或双侧同时发生。

3. 检查　①耳部检查:外耳道正常,鼓膜正常,或见到以下异常:鼓膜呈微红或橘红色、内陷,有时透过鼓膜可见到液平面或液气泡;病程久者,可见鼓膜极度内陷、粘连,或见灰白色钙化斑。②听功能检查:纯音听阈检查多呈传导性聋,亦可正常。声导抗测试提示鼓室图多呈 C 型或 B 型,亦可为 A 型。

［辨证要点］

耳胀多为实邪困阻耳窍而致,病久则可兼有体虚而为虚实夹杂之证,纯粹表现为虚证者极为少见。实邪者,或为外邪(风邪),或为痰湿,或为瘀血。风邪痞塞耳窍,近期多有外感病史;痰湿困阻耳窍,耳内多有积液,舌苔多见厚腻;瘀血滞留耳窍,多见于患本病日久者,鼓膜极度内陷甚至粘连。兼有体虚者,以脾虚为多,尤其是小儿患者。

［治法方药］

1. 辨证论治

(1)风邪外袭:主要表现为耳内堵塞感,多伴有听力减退及自听增强;鼓膜微红、内陷或有液平面,鼓膜穿刺可抽出清稀积液,鼻黏膜肿胀;全身可伴有鼻塞、流涕、头痛、发热恶寒等症;舌淡红,苔白,脉浮。治宜疏风散邪,宣肺通窍。方选荆防败毒散加减。

(2)肝胆湿热:主要表现为耳内胀闷堵塞感,耳内微痛,或有听力减退及自听增强,或耳鸣;鼓膜色红或橘红、内陷或见液平面,鼓膜穿刺可抽出黄色较黏稠的积液;烦躁易怒、口苦口干、胸胁苦满;舌红、苔黄腻,脉弦数。治宜清泻肝胆,利湿通窍。方选龙胆泻肝汤加减。

(3)脾虚湿困:主要表现为耳内胀闷堵塞感,日久不愈。鼓膜或见内陷、混浊、液平,鼓膜穿刺或可抽出积液;可伴有胸闷,纳呆,腹胀,便溏,肢倦乏力,面色不华;舌淡红,或舌体胖,边有齿印,脉细滑或细缓。治宜健脾利湿,化浊通窍。方选参苓白术散加减。

(4)气血瘀阻:主要表现为耳内胀闷阻塞感,日久不愈,较重者有如物阻隔之感,听力逐渐减退;鼓膜明显内陷,甚则粘连,或鼓膜混浊、增厚,有灰白色钙化斑;舌淡黯,或边有瘀点,脉细涩。治宜行气活血,通窍开闭。方选通窍活血汤加减。

2. 外治法

(1)滴鼻:可用疏风消肿通窍的中药制成药液滴鼻,使鼻窍及耳窍通畅,减轻堵塞。

(2)鼓膜按摩:使外耳道交替产生正负压,从而引起鼓膜运动而起到按摩的作用。

(3)理疗:可用超短波理疗或氦 - 氖激光照射,有助于改善中耳通气引流。

(4)咽鼓管吹张:包括捏鼻鼓气法、波氏球法和导管法等,主要目的是使气流压入咽鼓管而到达鼓室,从而缓解症状。

(5)鼓膜穿刺抽液:若怀疑鼓室积液,可行鼓膜穿刺抽液进一步诊疗。

(6)鼓膜切开术:若鼓室内积液较黏稠而穿刺抽液效果不佳时,可行鼓膜切开术。

（7）鼓膜置管术：对于病程迁延或鼓室积液反复发作者，可考虑此法。

3. 针灸疗法

（1）体针：局部取穴可选听宫、耳门、听会、翳风等，远端取穴可选内关、合谷。用泻法，留针 20 分钟，每日 1 次。脾虚可加足三里、脾俞等穴。

（2）耳针：可选内耳、神门、肝、胆、肾等穴，可用王不留行籽贴压以上穴位。

（3）穴位注射：可选听宫、耳门、听会，用丹参注射液、黄芪注射液等行穴位注射，每次 2 穴，每穴注射 0.5ml 药液，隔日 1 次，5~7 次为一疗程。

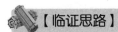【临证思路】

中医治疗耳胀，以中医辨证治疗为主，除了内服中药，还可以适当配合外治法（如鼓膜穿刺抽液），可取得较好的疗效。若能再配合针灸治疗，即有望提高疗效或缩短疗程。本病中耳积液若经系统中医治疗 3 个月以上，经鼓膜穿刺抽液术 3 次以上不愈者，可考虑行鼓膜置管术。若出现鼓膜与鼓室内壁粘连者，则治疗甚为棘手。

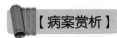【病案赏析】

田道法医案

谢某，男，30 岁，暮云镇人。

初诊（2005 年 2 月 28 日）：主诉右耳胀闷，听力减退 3 天。诉 3 天前出差途中突觉右耳胀闷不适，如物堵塞，自觉听力下降，自声增强，伴有发热，微恶风寒，鼻塞流涕，头痛，全身酸重乏力，舌尖红，苔薄黄，脉浮数。检查见：右耳鼓膜淡红，轻度内陷，光锥消失，双鼻甲肿大。

辨证分析：患者出差感受风热邪气，肺卫失调，耳窍脉络受阻。风热邪气，上乘耳窍，阻滞耳窍，而见胀闷之感；舌尖红，苔薄黄，脉浮数，亦属风热之象。

诊断：耳胀（分泌性中耳炎，急性期）

辨证：风热上乘证。

治法：疏风祛湿，清热解表。

处方：麻黄 3g、杏仁 10g、薏苡仁 25g、防风 10g、石菖蒲 10g、白芷 10g、荆芥 10g、川芎 15g、羌活 10g、薄荷 10g、连翘 15g、通草 6g、柴胡 5g、甘草 5g。5 剂，水煎服。每日 1 剂。

另以 1% 麻黄素滴鼻液滴鼻，每日 3 次，连用 3 天。

二诊（2005 年 3 月 2 日）：诉耳痛胀闷消失，听力逐渐恢复，其他症状已经消除。查双侧鼓膜基本正常。

按语：患者系出差途中受风湿热邪侵袭，壅阻耳窍脉络所致。《证治概要》云："耳聋耳鸣，属于风热上壅者，多于外感热病中求之。"方以麻杏苡甘汤寓意"耳聋治肺"之意，因"肺主声，故令耳能闻声"，是故通过宣发肺气而散在表之风邪，使风湿外邪从体表而出，则耳聋胀闷可解大半也；辅以荆芥、防风、薄荷、连翘、白芷、川芎、羌活疏风清热胜湿，佐以石菖蒲、通草化湿渗水，柴胡引诸药直达病所。

（王贤文. 湖湘当代名医医案精华(第三辑)田道法医案精华［M］.
北京：人民卫生出版社,2016)

第五节　脓　耳

脓耳是指以耳内流脓、听力下降及鼓膜穿孔为主要特征的耳部疾病。四季均可发病。脓耳首见于《仁斋直指方》，既往有别称均围绕耳内流脓为特点进行描述，有"聤耳""耳疳""耳底子""耳湿"等别称。西医学的"化脓性中耳炎"可参考本病进行辨证施治。

本病有虚实之分，实证起病急，病程短；虚证病程长，缠绵难愈。实证多因风热侵袭或风寒化热，侵袭耳窍或肝胆火扰而为病；虚证多由脾虚湿困、肾元亏虚，耳窍失养所致，正虚邪恋而迁延难愈。

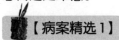 【病案精选 1】

［病史资料］

曾某，男，25 岁，职员。初诊日期：2016 年 12 月 21 日。

主诉：右耳反复流脓 1 年。

现病史：患者 1 年前因游泳后出现右耳疼痛；曾在当地医院就诊，右耳流脓反复，现患者右耳流清稀脓液，自觉听力稍有下降，无耳鸣，全身有痞闷，稍倦怠乏力，食少纳呆，小便可，大便日一行，睡眠尚可。

既往史：一向体健，否认传染病史及遗传病史。

体格检查：神清，精神疲倦，舌淡，苔白，脉细缓。

专科检查：右侧外耳道见有少量清稀脓性分泌物，鼓膜紧张部见穿孔。

［辨治思路］

1. 主证分析　患者右耳反复流脓 1 年，听力下降，右侧鼓膜见紧张部穿孔。本病属脓耳范畴，属于西医之慢性化脓性中耳炎。可进一步检查明确听力下降类型及程度。

2. 证型分析　四诊合参，患者当属脾虚湿困之证型。患者平素饮食不节、思虑过度，脾胃受伤，运化失调，水湿不化，上溢于耳，遂成脓耳。

3. 立法处方　证属脾虚湿困，治宜健脾利湿，化浊通窍。方用托里消毒散加减。

党参 10g、川芎 10g、白芍 10g、黄芪 20g、炒白术 15g、金银花 10g、白芷 10g、甘草 6g、皂角刺 10g、桔梗 10g、茯苓 20g、浙贝 10g、苦杏仁 10g，每日 1 剂，水煎 2 次，温服。嘱忌劳累生冷、煎炸、虾蟹等食物，防止污水入耳。

方取党参、黄芪、白术、茯苓、甘草以健脾益气利湿；川芎、白芍以滋血分；银花、白芷、连翘以解毒消痈，茯苓、浙贝以化痰湿，皂角、桔梗以排脓。

外治法予激光照射等。

［辅助检查］

患者行纯音测听提示右耳传导性耳聋，听力轻度下降。

［转归及对策］

患者经 1 周治疗后，临床症状有缓解。此类患者若治疗效果欠佳应行颞骨 CT 检查，若有胆脂瘤形成，应手术清除配合中药治疗。

【病案精选2】

［病史资料］

麦某,男,40岁,建筑工人。初诊日期:2016年7月5日。

主诉:左耳反复疼痛2周,耳内流脓3天。

现病史:2周前因受凉后出现鼻塞、流黄涕,自行口服中成药后,鼻塞症状减轻,但耳部疼痛日渐加重,疼痛剧烈,于当地就诊,口服抗生素后未见好转,3天前左耳流黄稠脓液,脓液流出后疼痛减轻,患者自觉听力下降伴有耳鸣,呈轰轰声,全身可见烦躁易怒,口苦口干,局部可见鼓膜紧张部穿孔、流脓。

既往史:否认传染病史,高血压Ⅰ级,否认心脏病、糖尿病等病史。

体格检查:神清,发育正常,营养中等。舌红苔黄腻,脉弦数。

专科检查:外耳道见有脓液,鼓膜紧张部穿孔。

［辨治思路］

1. 主证分析　患者左耳反复疼痛2周,耳内流脓3天。局部见鼓膜穿孔,耳内流脓。所以本病属于脓耳。西医诊断为急性化脓性中耳炎。可进一步检查明确听力下降类型及程度。

2. 证型分析　四诊合参,患者当属肝胆湿热之证型。患者平素急躁易怒,外邪入里,引动肝胆火热,火热上炎,蒸灼鼓膜,故耳部剧烈疼痛,耳内流黄稠脓和鼓膜穿孔,听力下降,耳鸣,湿热内壅则口苦口干,舌红苔黄腻,脉弦数。

3. 立法处方　证属肝胆湿热,治宜清肝泄胆,利湿通窍。方用龙胆泻肝汤加减。

龙胆草10g、柴胡10g、黄芩10g、栀子10g、泽泻10g、通草10g、车前子10g、当归10g、茵陈10g、白芷10g、甘草5g,每日1剂,水煎2次,温服。嘱忌劳累及饮食生冷、煎炸、虾蟹等食物,注意防止污水入耳。

方取龙胆草大苦大寒,泻肝胆湿热,黄芩,栀子苦寒泻火,泽泻、通草、车前子、茵陈清热利湿,使湿热从小便而出;柴胡,引药入经;白芷通窍排脓。肝经有热,易耗伤阴血,用苦寒燥湿之药,再耗其阴,故用当归滋阴养血,甘草调和诸药。

外治法了双氧水冲洗耳窍,冉用氧氟沙星滴耳液滴耳,配合激光照射耳部。

［辅助检查］

患者自觉听力下降,予查纯音测听以了解听力损失程度。

［转归及对策］

本例患者治疗1周后症状明显缓解,继续按目前方案治疗1周后患症状消失。随访3月无复发,鼓膜仍有穿孔,但干洁、无充血。本病早期以口服中药、耳部外用滴耳以及局部理疗,疗效较好。实证患者若治疗不当,导致耳内流脓反复不愈,听力下降,脓耳失治误治可发生变证,严重者危及生命。

【诊疗特点】

［诊断要点］

1. 病史　多有外感病史、鼓膜外伤等病史。

2. 症状　急性者以耳痛、听力下降、耳内流脓为主要特征,可伴有发热、恶风或恶寒、头痛等,小儿可出现高热、惊厥、呕吐或泄泻等;鼓膜穿孔流脓后,全身症状逐渐缓解。久病者,以耳内反复流脓、听力下降为主要特征。

3. 检查 ①鼓膜检查:发病初期可见鼓膜充血,鼓膜穿孔前,局部可见小黄亮点,鼓膜穿孔后可见脓液溢出,迁延不愈者,鼓膜紧张部或松弛部可见穿孔。②局部触诊:乳突区可有压痛。③听力检查:传导性耳聋或混合性耳聋。④实验室检测:急性期可见白细胞升高。⑤影像学检查:颞骨 X 线、CT 协助诊断。

［辨证要点］

脓耳多为肺、脾、肝胆、肾的功能失调所致的邪阻耳窍,有寒热实虚之分。实证多为热证,病程较短,可为肺经风热、肝胆湿热等。风热外袭者多有外感病史或风寒入里化热;肝胆湿热者,可有发热、口苦、咽干等。虚证多为脾虚、肾虚为主,脾虚可生湿;肾元不足,耳窍失养,正虚邪恋,加之肾虚骨质失养,久之骨部受腐而臭秽,甚至邪毒内陷而发为脓耳变证。

［治法方药］

1. 辨证论治

(1)风热外侵:急性者耳部剧烈疼痛,胀闷感,耳内流脓,听力下降,耳鸣,可伴有鼻塞、流涕、头痛、发热恶寒等,鼓膜可见红赤或外凸,正常标志消失,或见鼓膜穿孔或流脓,听力检查见传导性聋。舌质红,苔薄白或黄,脉浮数。治宜疏散风热,消肿排脓。方选蔓荆子散加减。

(2)肝胆湿热:主要表现为耳部剧烈疼痛,耳内流黄稠脓、听力下降,耳鸣,全身可见烦躁易怒,口苦口干,局部可见鼓膜红赤,或者鼓膜穿孔、流脓;舌红苔黄腻,脉弦数;治宜清肝泄胆,利湿排脓。方选龙胆泻肝汤加减。

(3)脾虚湿困:主要表现为耳内流脓日久不愈,脓液多清稀,听力下降,耳鸣;可伴有胸闷纳呆,腹胀便溏,肢倦乏力,面色不华;局部可见紧张部穿孔,听力多呈传导性耳聋。舌质淡红,苔白腻,或舌体胖,边有齿印,脉细滑或细缓。治宜健脾化湿,托脓通窍。方选托里消毒散加减。

(4)肾元亏虚:主要表现为耳内流脓反复发作,日久不愈,引流不畅,脓液秽浊,呈豆渣状,听力下降;全身可见神疲乏力,头晕眼花,腰膝酸软等;局部可见鼓膜穿孔,听力检查可呈传导性耳聋或者混合性耳聋。舌质淡,苔白,脉沉细。治宜补肾培元,祛腐化湿。方选六味地黄丸加减。

2. 外治法

(1)清洗:清洁外耳道,可用棉签蘸 3%过氧化氢溶液,洗净外耳道脓液,然后吸干外耳道水分。

(2)滴耳:选用具有清热解毒、消肿止痛、敛湿祛脓作用的滴耳药物,或抗生素类滴耳液。

(3)吹药:选用清热解毒,敛湿祛脓的药物。药粉必须容易溶解吸收,避免妨碍脓液引流,以致邪毒入里内陷。

(4)滴鼻:外感所致的脓耳可用芳香通窍的中草药滴鼻剂,或 1%麻黄素溶液等滴鼻,改善鼻塞症状,有助于脓耳的治疗。

(5)鼓膜切开排脓:当患耳疼痛剧烈,高热不退,鼓膜充血外凸呈一圆形光环,应及时行鼓膜切开,以利脓液流出,缓解病情。

(6)手术:对于中耳肉芽、息肉、胆脂瘤或合并有颅内外并发症等的患者,应手术治疗;对于脓耳静止期可选择鼓室成形术。

3. 针灸疗法

(1)体针:脓耳实证,可取听会、阳陵泉、侠溪、外关等穴,用泻法。慢性虚证脓耳,可取耳门、听宫、听会、翳风、足三里、丰隆等穴,用补法。

(2)灸法:适用于慢性虚证脓耳,选足三里、阳陵泉、脾俞、肾俞、丰隆等穴。

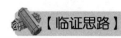【临证思路】

中医治疗脓耳有一定的优势,主要通过祛除外邪及调理脏腑功能而达到治疗的目的。经过治疗,多数患者可以取得良好的疗效。除口服中药汤剂外,局部可配合中药外洗、吹药等外治法;急性期可全身或局部使用抗生素。当耳痛剧烈、高热不退,鼓膜充血外凸呈一圆形光环者,应切开鼓膜以利脓液排出,缓解病情。若出现中耳胆脂瘤等,应行手术治疗。中医药可在围手术期发挥作用,能改善症状、缩短干耳时间、减少复发,提高生活质量。

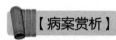【病案赏析】

王德鉴医案

刘某,男,32 岁,1993 年 10 月 8 日初诊。

右耳流脓,时少时多,有臭味,伴听力下降、耳鸣 20 余年。曾在多间医院诊治,屡用中西药物治疗不效来诊。证见:症如前述,伴遗精,口干微苦,纳可,二便调,无头晕头痛,

检查:右耳鼓膜紧张部中央性中等大穿孔,锤骨柄部分破环缺损,并见黏丝样微黄、微臭分泌物排出,未见肉芽组织及胆脂瘤样物。乳突部 X 线未见骨质破坏。舌淡红、舌苔微厚,脉细。

辨证:证属肾元亏虚,湿热停聚。治以益肾培元,清利湿热,方用肾气丸加减。

处方:熟附子 8g,山药、熟地黄、茯苓各 15g,山茱萸、泽泻、牡丹皮、鱼腥草、地肤子各 12g,皂角刺 10g。7 剂,每日 1 剂,水煎服。

二诊:耳流脓明显减少,耳鸣减轻,口微干苦,舌脉同前。从肾辨治已对症。

处方:熟附子 8g,山药、茯苓各 15g,山茱萸、泽泻、牡丹皮、鱼腥草、地肤子各 12g,皂角刺 10g、桃仁 12g、乳香 10g,7 剂,水煎服。

三诊:耳流脓、耳鸣消失,口不干苦,舌淡红、苔薄白,脉细。

检查:耳膜穿孔处已无脓液,但微湿润、淡红、无臭。正气已复,湿热渐消。

处方:熟附子 8g,山药、茯苓各 15g,山茱萸、泽泻、牡丹皮、鱼腥草、地肤子各 12g,皂角刺 10g、桃仁 12g、乳香 10g、白术 12g,以收全功。

(刘森平. 王德鉴教授以扶正祛邪法治疗耳鼻喉疾病验案举隅[J].
新中医,2006,38(7):15-16)

第六节　耳　眩　晕

耳眩晕是指由耳病所致的以头晕目眩、天旋地转为主要特征的疾病。病名首见于 1985 年版全国高等医药院校教材《中医耳鼻喉科学》。古代医学文献对眩晕尚有头眩、眩冒、冒眩、脑眩、掉眩、风头眩、风眩等论述。西医学中的耳源性眩晕(梅尼埃病、良性阵发性位置性眩晕、前庭神经炎等)等可参考本病辨证施治。

本病有虚实之分,实证起病急,病程短;虚证病程长,缠绵难愈。实证多因风邪外袭,肝阳上亢、痰湿中阻、气滞血瘀所致;虚证多由寒水上泛、髓海不足、气血亏虚而发病。

【病案精选1】

[病史资料]

潘某,男,50岁,商人。初诊日期:2015年12月26日。

主诉:反复眩晕8天。

现病史:患者于8天前劳累后出现眩晕,右转头时出现眩晕,天旋地转感,伴恶心呕吐,休息后稍好转,遂到外院治疗,耳石症手法复位治疗后好转,2天前无明显诱因出现眩晕加重,平素少气懒言,神疲乏力,饮食欠佳,睡眠差,易醒,大便较稀,小便可。

既往史:否认传染病史,否认高血压、心脏病、糖尿病史。

体格检查:神清,发育正常,形体偏瘦。舌质淡,边有齿痕,脉细弱。

专科检查:双耳郭对称,无畸形,双外耳道无耵聍栓塞,双鼓膜完整,无充血、穿孔。Dix-Hallpike试验阳性,眼震阳性;外院(2016-12-18)查头部CT未见明显异常。

[辨治思路]

1. 主证分析 患者头晕天旋地转感反复8天。Dix-Hallpike试验阳性,眼震阳性;头部CT未见明显异常;所以本病属耳眩晕。西医诊断为良性阵发性位置性眩晕(耳石症)。

2. 证型分析 四诊合参,患者当属气血亏虚之证型。患者平素劳累过度,饮食不节,脾胃虚弱,气血生化不足,气血不足,清窍失养,故见眩晕发作;劳累耗伤气血,故劳累后发作频繁;脾胃虚弱,升降失职,故见恶心欲吐;舌质淡,边有齿痕,脉细弱为脾胃虚弱,气血亏虚之证。

3. 立法处方 证属脾胃虚弱,气血亏虚,治宜补益气血,健脾安神。方用归脾汤加减。

黄芪30g、当归10g、茯苓20g、龙眼肉10g、麸炒白术15g、木香10g、炙甘草10g、远志10g、天麻15g、北柴胡15g、酸枣仁15g、山药15g,共5剂,每日1剂,水煎2次,温服。嘱忌劳累及饮食生冷。

方取炙黄芪、炙甘草健脾益气;茯苓、白术、山药健脾祛湿;当归、龙眼肉、酸枣仁养血安神;炙远志养心安神,石菖蒲开窍宁神;柴胡、天麻升阳通窍;配合木香理气醒脾,使其补而不滞。

外治法以耳石症手法复位治疗。

[辅助检查]

患者行颞部CT检查排除耳部占位性病变。

[转归及对策]

患者经2周治疗后,患者临床症状完全消失。随访1年未见复发。本病的耳石症手法复位疗效颇佳,但部分患者容易反复;配合中药进行辨证治疗,不但能增强疗效,也能减少复发率。

【病案精选2】

[病史资料]

戚某,男,54岁,无业人员。初诊日期:2015年8月4日。

主诉:眩晕伴右耳鸣、听力下降 2 年余,加重 1 月。

现病史:发作性眩晕,伴耳鸣,右耳听力下降,口干口苦,时有胸闷、颈部酸痛,夜尿频,大便调,纳眠可,梦多。

既往史:一向体健,否认传染病史及遗传病史。

体格检查:神清,精神可,舌质淡胖,苔白腻,脉滑。

专科检查:双耳郭对称,无畸形,双外耳道无耵聍栓塞,双鼓膜完整,无充血、穿孔。

辅助检查:声导抗示:双耳 Ad 型图,纯音听阈测定示:左侧听力轻度下降,右侧听力重度下降。Dix-Hallpike 试验阴性。颅脑 MRI 示未见明显异常。

[辨治思路]

1. 主证分析　反复发作眩晕伴右耳鸣、听力下降 2 年余。近 3 天来眩晕发作频繁,呈天旋地转感,右侧头部胀满或沉重感。所以本病为耳眩晕,属于西医之梅尼埃病。可进一步检查明确耳眩晕的诊断。

2. 证型分析　四诊合参,患者当属痰浊中阻之证型。患者因平素饮食不节,加之先天脾胃不足,痰湿内生,痰浊内阻,清阳不升,浊阴不降,清窍为之蒙蔽,故眩晕、耳鸣、耳聋;痰浊上犯,故见痰多,痰阻中焦,气机升降不利,故见胸闷,舌质淡胖,苔白腻,脉滑均为痰浊中阻之象。

3. 立法处方　证属痰浊中阻,治宜燥湿化痰,涤痰息风。方用半夏白术天麻汤加减。

法半夏 9g、天麻 10g、茯苓 30g、化橘红 10g、炒白术 20g、陈皮 10g、苍术 10g、黄芪 20g、枳壳 15g、泽泻 30g、僵蚕 10g、甘草 10g,共 5 剂,每日 1 剂,水煎 2 次,温服。嘱勿进食生冷或辛辣刺激之品。

方取半夏燥湿化痰,白术、陈皮健脾以燥湿,橘红利气和胃,茯苓健脾渗湿,苍术燥湿健脾;黄芪补气升阳,枳壳破气化痰,僵蚕化痰祛风,泽泻泻浊阴。

[辅助检查]

眩晕伴右耳鸣、听力下降 2 年余,加重 3 天。予以听力学检查、听觉脑干诱发电位以进一步明确诊断及病变范围,鼻内镜检查及内耳磁共振了解鼻咽部、内耳情况。

[转归及对策]

本病是一种以特发性膜迷路积水为病理特征的内耳疾病,病因不明,与生活习惯相关,发病期应卧床休息,低盐低脂高蛋白饮食;本病容易反复发作,中医学认为与肝脾肾密切相关,医者应多沟通、多解释,消除患者心理负担,良好的精神情绪对本病有促进作用。

【诊疗特点】

[诊断要点]

1. 病史　大多有眩晕反复发作病史,可有应用耳毒性药物史或感冒史。

2. 症状　突发旋转性眩晕,时间可持续数分钟、数小时甚至数天。常反复发作,发作间歇期长短不一;或体位改变时眩晕加重,可伴耳鸣、耳聋或耳内胀闷感;或伴有恶心呕吐、心慌不安、面色苍白、汗出肢冷等症状。

3. 检查　①自发性眼震:眩晕发作时可见自发性水平型或水平旋转型眼震,快相向病侧或健侧。发作过后眼震逐渐消失。②听力学检查:部分患者可在眩晕发作期听力下降,间歇期听力好转,或复响试验阳性,长期反复发作后可呈永久性听力下降。耳蜗电图检查可出现异常波形。③前庭功能检查:初次发作可显示患侧前庭功能亢进,或有向患侧的优势偏向;多次发作可显示前庭功能减退甚至消失,或有向健侧的优势偏向。部分患者虽有多次发作,前庭功能可正常。④甘油试验:部分患者呈阳性反应。⑤眼科检查:有助于了解是否为眼性眩晕。⑥影像学检查:CT、MRI 等,有助于了解中耳、内耳及颅内、颈部情况。

[辨证要点]

耳眩晕病因病理,有虚有实,虚者多为脾、肾之虚;实者,见外邪、痰浊、肝阳、寒水等。风邪外袭者多因天气突变或起居失常,常伴有外感症状;痰湿中阻者多脾虚,头重如蒙,恶心呕吐;肝阳上亢者多肝气郁结,情志不畅,见头痛、急躁心烦、口苦口干、少寐多梦等;寒水上泛者肾阳不足,心悸、恶寒、肢体不温,小便清长等;髓海不足者多眩晕发作频繁,伴有耳鸣及听力下降,腰膝酸软、失眠多梦、心烦不宁等;气血亏虚者多久病或失血、脾虚,多劳累后眩晕加重,伴面色苍白、神疲气短,倦怠乏力等;气滞血瘀者多久病致血瘀、痰瘀,病程较长,眩晕时作,多耳鸣耳聋,舌紫黯或有瘀点,脉细涩等。

[治法方药]

1. 辨证论治

(1)风邪外袭:主要表现为突发眩晕,如坐舟车,恶心呕吐,可伴有恶风发热,舌质红,苔薄黄,脉浮数。治宜疏风散邪,清利头目。方选桑菊饮加减。

(2)痰浊中阻:主要表现为眩晕,头重如裹,呕吐,痰涎较多,伴有胸闷纳呆,腹胀便溏,肢倦乏力等,舌质淡胖,苔白腻,脉濡滑。治宜燥湿化痰,涤痰息风。方选半夏白术天麻汤加减。

(3)肝阳上亢:主要表现为眩晕,每因情绪波动时发作或加重,常伴有口苦咽干、耳鸣耳聋、胸胁苦满等,舌质红,苔黄,脉弦数。治宜平肝息风,滋阴潜阳。方选天麻钩藤饮加减。

(4)寒水上泛:主要表现为眩晕时心下悸动,恶心呕吐,频吐清涎,或见耳内胀满,耳鸣耳聋,面色苍白,冷汗自出,精神萎靡等,舌淡胖,苔白滑,脉沉细弱。治宜温肾壮阳,散寒利水。方选真武汤加减。

(5)髓海不足:主要表现为眩晕频作,耳鸣耳聋,腰膝酸软,精神萎靡,心烦不宁,手足心热,舌质红,苔少,脉细数。治宜滋阴补肾,填精益髓。方选杞菊地黄丸加减。

(6)气血亏虚:主要表现为眩晕时有发作,每遇劳累时发作或加重,全身见面色苍白,少气懒言,神疲乏力,动则气喘等;舌质淡,脉细弱。治宜益气养血、健脾安神。方选归脾汤加减。

(7)气滞血瘀:主要表现为眩晕日久,耳鸣耳聋,伴心悸,失眠多梦等;舌质黯,或有瘀点,脉细涩。治宜活血祛瘀,辛温通窍。方选通窍活血汤加减。

2. 针灸疗法

(1)体针:以百会、风池、风府、内关等为主穴,以肝俞、肾俞、脾俞、合谷、外关、三阴交、足三里等为配穴,虚证者用补法;实证者用泻法。

(2)耳针:可选肾、肝、脾、内耳、脑、神门、额、心、胃、枕、皮质下、交感等穴。

(3)头皮针:双侧晕听区针刺。

(4)穴位注射:可选取合谷、太冲、翳明、内关、风池、四渎等穴。

【临证思路】

中医治疗耳眩晕有较大的优势,主要是通过扶正祛邪、调理脏腑功能达到治疗目的。临床上大多数眩晕患者以风、痰、虚为主,故常用补气祛风、化痰利水等法贯穿于遣方用药中。

本病经过系统的中医药治疗,多数患者眩晕等症状可以取得改善。耳眩晕的中医治疗以辨证内服中药为主,还可配合体针、耳针、头皮针、穴位注射、艾灸、中药熏蒸等外治法。呕吐严重者可加砂仁,生姜等,腹部可予热奄包外敷,少寐多梦者可予中药浴足、熏蒸以活血通络安神,改善睡眠;恶寒怕冷、腰膝酸软者可予艾灸温通经络。

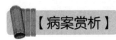【病案赏析】

干祖望医案

华某,男,49岁。1991年11月5日初诊。

20多年高血压。近2个月前突发眩晕,左耳失听,伴以轰鸣和眩晕,经过各种治疗,诸症减轻,但爬楼梯、看电视仍然有飘飘然感。听力未见回升,耳鸣音调有高有低,外来噪声大多由右耳传到左耳,听到后有烦躁感,舌薄黄腻苔,舌质透紫气,脉劲而滑。

辨证:王隐君治耳以消痰,王清任治耳以破瘀。今也私淑二王。

处方:胆南星3g、陈皮6g、竹茹10g、当归尾10g、赤芍6g、泽兰6g、桃仁10g、红花6g、菖蒲3g,5剂,煎服。

二诊:1991年11月22日。中药已进14剂,看电视、下楼梯时的飘飘然感已消失。耳中轰鸣稍降低,拒绝外来噪声也似乎对高频的噪声好些。

检查:舌薄白苔,边有齿痕,脉弦。

辨证:取用二王手法,获效似有立竿应桴之得。去疾务尽,即使矫枉过正,亦属无伤。

处方:胆南星3g、竹沥6g、陈皮6g、竹茹10g、当归尾10g、泽兰6g、桃仁10g、红花6g、菖蒲3g、天竺黄6g、丹参10g,5剂煎服。

三诊:1991年10月6日。药进10剂,鸣声又低沉一些。对外来噪声的反感,已不若过去的敏感。唯感这次进药不及初诊。舌苔白腻,脉大乏力。

辨证:列御寇行云之感,已一去不复返。鸣响渐趋卑微,拒噪也不若曩昔之过敏。证已由实转虚。治亦随证而呼之。

处方:熟地黄10g、山药10g、天竺黄6g、丹参10g、当归10g、白芍6g、山萸肉10g、红花6g、川芎3g、石菖蒲3g,7剂煎服。

(陈小宁,严道南.百岁名医干祖望医案品析[M].北京:人民军医出版社,2011)

第七节 耳 鸣

耳鸣是以自觉耳内或头颅鸣响而无相应声源为主要特征的病证。它既是多种疾病的常见症状之一,也是一种独立的疾病,临床上极为常见。

早在《黄帝内经》已明确记载了耳鸣,并阐述了耳鸣的病机,历代医籍中对耳鸣均有大量记载,积累了丰富的治疗经验。

【病案精选】

[病史资料]

陈某,男,55岁,司机。初诊日期:2015年10月6日。

主诉:左耳鸣3年余,加重5月。

现病史:患者3年前开始左耳鸣,初为间歇性,未予重视。5月前转为持续性,影响睡眠,令患者感到心烦,并担心会引起耳聋。先后经西医及中医诊治多次,服用过盐酸氟桂利嗪胶囊(西比灵)、银杏叶片、强的松、弥可保、中成药六味地黄丸及补肾、活血的中药汤剂无效。目前左耳鸣如蝉,持续不断,一般环境下可闻及,安静环境下加重,常感头昏,口臭,大便溏,每日2~3次。

既往史:有高血压病史5年,服硝苯地平及氯沙坦钾氢氯噻嗪两种降压药控制血压;有脂肪肝史4年。

体格检查:面色不华,精神稍差。舌淡,苔白微腻,脉细。

专科检查:双外耳道及鼓膜正常。

[辨治思路]

1. 主证分析　患者闻及左侧耳内有持续的鸣响声,安静环境下加重,是一种没有声源的声响感觉,符合耳鸣的定义;耳鸣影响了睡眠,导致心烦及担忧,患者出现了不良心理反应,据此可诊断为耳鸣病。

2. 证型分析　四诊合参,患者当属脾胃虚弱之证。脾为后天之本,气血(清阳)生化之源,主升清降浊,脾胃虚弱则清阳下陷,浊阴盛上,下陷的清阳试图冲破浊阴的阻力而升上,因碰撞产生振动,导致耳鸣。《黄帝内经》曰:"阳气万物盛上而跃,故耳鸣也。"气血化生不足,清阳不升,故常感头昏、面色不华、精神较差;湿浊不化,则口臭、便溏。舌淡、脉细为气血不足之象,苔白微腻为内有湿浊之象。

3. 立法处方　证属脾胃虚弱,治宜健运脾胃,升清降浊。方用益气聪明汤合理中汤加减。

党参30g、黄芪30g、白术15g、炙甘草10g、大枣15g、干姜15g、桂枝15g、法半夏10g、石菖蒲10g、白豆蔻10g,14剂,每日1剂,水煎2次,温服。嘱忌肥甘厚腻、生冷寒凉饮食,早睡早起,避免担心和过度劳累。

方取党参、黄芪、炙甘草、大枣健脾益气而升清;白术、法半夏燥湿化痰而降浊;干姜、桂枝温运脾胃,以助健脾、化生清阳;石菖蒲、白豆蔻芳香化浊。诸药合用,使脾胃健运,恢复其升清降浊的功能。

外治法:用王不留行籽贴压内耳、脾、肝、神门、皮质下、肾上腺、内分泌等耳穴,嘱患者不定时自行按压,维持刺激。自行做鸣天鼓,每日早、晚各1次。

[辅助检查]

1. 纯音测听　双耳高频轻度下降。

2. 耳鸣心理声学测试　耳鸣频率匹配为4 000Hz,响度匹配7dBSL,残余抑制试验阳性,最小掩蔽曲线为平行型。

3. 声导抗测试　双耳鼓室导抗图A型,镫骨肌反射正常。

4. 耳声发射测试　双耳异常。

[转归及对策]

2015年10月21日二诊:自觉耳鸣减轻,已转为间歇性,有耳鸣的时间较无耳鸣的时间为多,大便正常,头昏、口臭消失,偶尔头痛,睡眠稍差。舌淡,苔薄白,脉细。守上方去白豆蔻,加远志10g,14剂。煎服法、医嘱及耳穴贴压、鸣天鼓同前。嘱降压药酌情减量,直至逐渐停药。

2015年11月4日三诊:降压药已停服,自觉耳鸣已好转70%,仅在安静环境下才能听到,且无耳鸣的时间较有耳鸣的时间为多,睡眠及精神好,无其他不适。守上方14剂,煎服法、医嘱及耳穴贴压、鸣天鼓同前。

2015年11月18日四诊:耳鸣消失,血压稳定,无其他不适。停药观察,嘱有新情况再来复诊。

2016年7月3日五诊:半年多来耳鸣一直未出现。10天前因劳累、睡眠不好,加之进食寒凉食物后,左耳鸣又出现,但程度较以前为轻,伴便溏。继续用初诊方,配合耳穴贴压及鸣天鼓,2周后耳鸣消失。

【诊疗特点】

[诊断要点]

1. 病史与症状　耳鸣具体表现为患者自觉一侧或两侧耳内或头颅内外有鸣响的声音感觉,如蝉鸣声、吹风声、流水声、电流声、沙沙声、嗡嗡声、嘞嘞声、唧唧声等,这种声感可出现一种或数种,呈持续性或间歇性,鸣响的部位甚至可出现在身体周围;患者常因听到这种鸣响声而引起烦躁、焦虑、抑郁、失眠、注意力不集中等症状,影响正常生活、学习和工作。

2. 检查　听力学检查可正常或有不同程度的感音神经性听力减退,利用听力检测设备进行耳鸣音调、响度匹配及残余抑制试验等可了解耳鸣的心理声学特征。需注意的是,无论检查结果如何,均不影响耳鸣的诊断。

3. 鉴别　耳鸣病应与幻听、体声及作为症状之一的耳鸣相鉴别。幻听与耳鸣均为无声源的声音感觉,但前者为有意义的声感,如言语声、音乐声等;后者为无意义的单调鸣响声。体声与耳鸣的区别在于:体声存在客观的声源,如耳周围的血管搏动、肌肉颤动、呼吸气流声、头部关节活动声等,一般表现为有节奏的响声;耳鸣则为无声源的响声,一般表现为无节奏的持续鸣响。很多疾病也会出现耳鸣,如耳胀、脓耳、耵耳等,此时耳鸣仅作为该疾病的症状,不宜单独以耳鸣作为疾病诊断。

[辨证要点]

耳鸣有虚有实,实证有风邪侵袭、痰湿困结、肝气郁结等证型,虚证有脾胃虚弱、心血不足、肾元亏损等证型。

从岭南地区的耳鸣发病规律来说,耳鸣与脾胃的关系最为密切,以脾胃虚弱证最为常见,特点是劳累后耳鸣出现或加重,并伴有纳呆、腹胀、便溏等症状;因脾为生痰之源,脾胃失调易生痰湿,故痰湿困结也较为常见,特点是进食肥甘厚腻或生冷寒凉食物后出现耳鸣,或原有的耳鸣加重,伴大便黏滞、不成形,舌苔腻;因脾为气血生化之源,故心血不足证大多与脾虚有关,特点是紧张、失眠后易出现耳鸣或加重耳鸣,伴心烦或惊悸等;情志不遂易致肝气郁结,肝木克脾土导致气机升降失调可致耳鸣,特点是情志抑郁或恼怒后易出现或加重耳鸣,伴胸胁胀痛、夜寐不宁等。此外,老年人耳鸣多与肾元亏损有关,特点是耳鸣缓慢发生,经久不愈,伴腰膝酸软、夜尿多、畏寒肢冷等症;外感后出现的耳鸣多为风邪侵袭证。

[治法方药]

1. 辨证论治

(1)风邪侵袭:主要表现为耳鸣骤起,病程较短,可伴耳内堵塞感或听力下降。或伴有鼻塞、流涕、头痛、咳嗽等。舌质淡红,苔薄白,脉浮。治宜疏风散邪,宣肺通窍。方选芎芷散加减。

(2)痰湿困结:主要表现为耳鸣,耳中胀闷。头重如裹,胸脘满闷,咳嗽痰多,口淡无味,大便不爽。舌质淡红,苔腻,脉弦滑。治宜祛湿化痰,升清降浊。方选涤痰汤加减。

(3)肝气郁结:主要表现为耳鸣的起病或加重与情志抑郁或恼怒有关。胸胁胀痛,夜寐不宁,头痛或眩晕,口苦咽干。舌红,苔白或黄,脉弦。治宜疏肝解郁,行气通窍。方选逍遥散加减。

(4)脾胃虚弱:主要表现为耳鸣的起病或加重与劳累或思虑过度有关,或在下蹲站起时加重。倦怠乏力,少气懒言,面色无华,纳呆,腹胀,便溏。舌质淡红,苔薄白,脉弱。治宜健脾益气,升阳通窍。方选益气聪明汤加减。

(5)心血不足:主要表现为耳鸣的起病或加重与精神紧张或压力过大有关。心烦失眠,惊悸不安,注意力不能集中,面色无华。舌质淡,苔薄白,脉细弱。治宜益气养血,宁心通窍。方选归脾汤加减。

(6)肾元亏损:主要表现为耳鸣日久。腰膝酸软,头晕眼花,发脱或齿摇,夜尿频多,性功能减退,畏寒肢冷。舌质淡胖,苔白,脉沉细弱。治宜补肾填精,温阳化气。方选肾气丸加减。

2. 针灸疗法

(1)体针:局部可取耳门、听宫、听会、翳风为主穴,每次选取2穴。风邪侵袭者,选加外关、合谷、风池、大椎;痰湿困结者,选加丰隆、足三里;肝气郁结者,选加太冲、丘墟、中渚;脾胃虚弱者,选加足三里、气海、脾俞;心血不足者,选加通里、神门;肾元亏损者,选加肾俞、关元。实证用泻法,虚证用补法,或不论虚实,一律用平补平泻法,亦可采用电针,每日或隔日针刺1次。

(2)耳穴贴压:可取内耳、脾、胃、十二指肠、肝、肾、神门、皮质下、肾上腺、内分泌等耳穴,用王不留行籽贴压以上穴位,不时按压以保持穴位刺激。

(3)穴位注射:可在听宫、翳风、完骨、耳门等穴位中选取1~2个,选用当归注射液、丹参注射液、维生素B_{12}注射液、利多卡因注射液等药液,针刺得气后注入药液,每次每穴注入0.5~1ml。

(4)穴位敷贴:用吴茱萸、乌头尖、大黄三味为末,温水调和,敷贴于涌泉穴,或单用吴茱萸末,用醋调和,敷贴于足底涌泉穴。

3. 导引法

(1)鸣天鼓法:两手掌心紧贴两外耳道口,两手食指、中指、无名指、小指对称地横按在后枕部,再将两食指翘起放在中指上,然后将食指从中指上用力滑下,重重地叩击脑后枕部,此时可闻洪亮清晰之声,响如击鼓。先左手24次,再右手24次,最后双手同时叩击48次。

(2)营治城廓法:以两手按耳轮,一上一下摩擦之,每次做15分钟左右。

(3)鼓膜按摩法:将食指或中指插入外耳道口,使其塞紧外耳道,轻轻按压1~2秒钟,再放开,一按一放,如此重复多次。也可用食指或中指按压耳屏,使其掩盖住外耳道口,持续1~2秒钟后再放开,一按一放,有节奏地重复多次。

【临证思路】

耳鸣是一种纯粹的主观感觉,缺乏客观体征,中医从整体观角度治疗耳鸣具有明显的优势,宜作为首选治疗。一般来说病程越长,治疗效果越差,2014年《美国耳鸣临床实践指南》认为超过6个月的耳鸣不能痊愈。本节所选案例,耳鸣已3年,通常情况下治疗较为困难,患者先后经西医和中医多方治疗均无效,也证实了其治疗难度,但只要从中医整体观着手,不拘泥于"耳鸣多肾虚"之说,抓住真正的病机进行整体调理,患者还是很快就显示出疗效,在40多天的时间里就达到了耳鸣消失的痊愈效果,显示了中医治疗的优势。

耳鸣辨证时对各个证型不宜绝然分开,应注意相互兼夹的情况,如脾胃虚弱可兼夹痰湿困结,也可兼夹心血不足或肝气郁结,临证时宜抓住脾胃这个核心进行辨证,治疗时注意保护脾胃这个后天之本,在调理脾胃的基础上,根据辨证的兼夹情况,或兼以化痰祛湿,或兼以养血、疏肝等,则效果容易显现。需要注意的是,肾元亏损及风邪侵袭证在耳鸣中较为少见,滋阴补肾的药物通常较为滋腻,易伤脾胃;而疏风散邪的药易耗伤气血,加重脾胃负担,因此只能在准确辨证的基础上才能使用,一般情况下应慎重。

在中医治疗方法上,中药治疗是常规治疗,针刺、穴位注射、耳穴贴压等针灸疗法及鸣天鼓、鼓膜按摩、营治城廓等导引法亦可酌情配合使用,其原理都是通过整体调理脏腑而达到治疗目的,不宜单纯寻求抑制耳鸣的特效药或特效穴位及特殊方法。在应用以上方法的同时,应特别注意指导患者改变不良的饮食、起居习惯,并注意调畅情志,避免处于过分安静的环境下,有助于耳鸣尽快好转乃至痊愈。

第八节 耳 聋

耳聋是以听力减退为主要特征的病证。它既是多种耳病的常见症状之一,也是一种独立的疾病。耳聋是一种常见多发病,各种年龄均可发生,尤以老年人居多。耳聋程度较轻者,也称"重听"。耳聋时间久者,听力难以恢复,可导致永久性听力残疾,婴幼儿耳聋丧失语言学习机会,影响语言中枢发育,可导致聋哑。

自《黄帝内经》开始,历代医家均有关于耳聋病因病机与治疗方法的记载,积累了丰富的治疗经验。

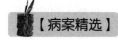

【病案精选】

[病史资料]

吴某,女,38岁,教师。初诊日期:2017年3月5日。

主诉:左耳突发耳聋2周。

现病史:患者于2月20日开始突发左耳听力下降,伴耳鸣,当即到广州某西医院住院治疗,入院时纯音测听为左耳轻度低频下降型感音神经性聋,经用糖皮质激素、扩张血管药、神经营养药、高压氧等治疗1周无效,听力继续下降。2月26日出院后到广州某中医院门诊治疗,纯音测听示左耳重度感音神经性聋,听力曲线为平坦型,平均听力损失70dBHL,给予中药小柴胡汤加减及中成药通窍胶囊(活血化瘀药为主)、黄连滴鼻液滴鼻,并配合针灸、局部红外线等治疗1周无效。目前情况:左耳重度耳聋,双耳鸣,左耳内胀闷感,食欲欠佳,大便稍溏,入睡困难,患者甚为焦虑。

既往史:无特殊疾病史。起病前因工作较为劳累,睡眠较晚。

体格检查:神情倦怠。舌质淡,苔白微腻,脉细。

专科检查:双外耳道及鼓膜正常。

[辨治思路]

1. 主证分析 患者自觉左耳听力明显下降2周,听力检查显示左耳重度感音神经性聋,据此可诊断为耳聋病。

2. 证型分析 四诊合参,患者当属气血亏虚之证。中医理论认为劳倦伤脾,患者起病前因工作劳累,睡眠不足,损伤脾胃,脾为后天之本,气血生化之源,脾胃损伤则气血化生不足,清阳不能上荣耳窍,故听力下降;脾虚清阳下陷,浊阴盛上,清阳试图冲破浊阴的阻力而上跃,则耳鸣;浊气在上,则生䐜胀,故耳内胀闷感;脾虚运化失职,则食欲欠佳、大便稍溏;胃不和则卧不安,故入睡困难;舌淡、脉细为气血不足之象,苔白微腻为内有痰湿之象。

3. 立法处方 证属气血亏虚,治宜健脾益气,和胃安神。方用归脾汤合理中汤加减。

党参 30g、黄芪 30g、白术 15g、炙甘草 10g、干姜 15g、桂枝 15g、法半夏 10g、砂仁 10g、石菖蒲 10g、远志 10g,7 剂,每日 1 剂,水煎 2 次,温服。嘱忌肥甘厚腻、生冷寒凉饮食,早睡早起,消除紧张和担忧。

方取党参、黄芪、白术、炙甘草健脾而生气血;白术、法半夏燥湿化痰而降浊;干姜、桂枝温运脾胃以助健脾化生气血;石菖蒲、砂仁芳香化浊以和胃;远志养心安神。诸药合用,使脾胃健运,气血化生充足,浊阴得以下降。

外治法:嘱患者自行做鸣天鼓,每日早、晚各 1 次。

[辅助检查]

1. 纯音测听 左耳全频重度聋,听力曲线呈平坦型,平均听力损失 70dBHL。

2. 言语测听 左耳 100dBHL 时言语分辨力 65%。

3. 声导抗测试 双耳鼓室导抗图 A 型,镫骨肌反射正常。

4. 耳声发射测试 双耳异常。

[转归及对策]

2017 年 3 月 12 日二诊:自觉左耳听力已好转 80%,左耳鸣明显减轻,右耳鸣消失,耳胀闷感消失,入睡容易,食欲好,大便正常,心情好,多日的乌云一扫而空。舌淡,苔薄白,脉细。复查纯音听力:左耳 125~250Hz 听阈 50dBHL,500~1 000Hz 听阈 30dBHL,2 000~8 000Hz 听阈 10dBHL;言语测听:左耳 60dBHL 时言语分辨力为 95%。守上方 7 剂。煎服法、医嘱同前。

2017 年 3 月 19 日三诊:上药服完 3 剂后,自觉左耳听力基本恢复正常,继续服完剩下的中药,现耳鸣也消失,食欲、睡眠好,二便调,无任何不适。复查纯音听力:双耳听力完全正常,言语分辨力 100%。停药。

【诊疗特点】

[诊断要点]

1. 病史 耳聋起病前可有劳累、睡眠不好或不当用药史、噪声接触史等。

2. 症状 耳聋具体表现为患者自觉一耳或两耳听力下降,轻者听音不清,重者完全失听。暴聋者耳聋突然发生,以单侧为多见,常伴有耳鸣、眩晕等症状;渐聋者听力逐渐下降,可出现在单侧或双侧;部分耳聋可呈波动性听力减退。

3. 检查 ①外耳道及鼓膜检查一般正常。②音叉试验可初步鉴别耳聋的性质为传导性聋、感音神经性聋或混合性聋。③纯音测听为基本的听力学检查,可进一步确定耳聋的性质,并确定听力下降的程度:根据语言频率 500Hz、1 000Hz、2 000Hz 听阈均值来计算,平均听力损失 26~40dB、41~55dB、56~70dB、71~90dB 和 >90dB 依次为轻度聋、中度聋、中重度聋、重度聋和极重度聋。④有条件时做言语测听、声导抗测试、耳声发射测试、电反应测听等可进一步了解听力下降的病变部位在中耳、耳蜗还是蜗后。

[辨证要点]

耳聋有虚有实,实证有外邪侵袭、肝火上扰、痰火郁结、气滞血瘀等证型,虚证有肾精亏损、气血亏虚等证型。

一般来说,实证耳聋病程较短,虚证耳聋病程较长,但从岭南地区临证所见亦不尽然,许多暴聋患者亦常出现气血亏虚证,表现为劳累后突然发生耳聋,或原有的耳聋加重,伴食欲不振、腹胀、便溏等症,原因可能与岭南地区的饮食习惯易损伤脾胃有关,在此基础上一旦遇到劳累即容易突发耳聋;痰火郁结在中青年耳聋中亦较为常见,须注意的是在岭南人群中该证型多表现为痰湿较重,而火热之象一般不明显,证候特点是耳聋的同时常伴耳内胀闷感、头昏、大便不爽、舌苔厚腻等;老年人耳聋多出现肾精亏损证,特点是双耳听力对称性缓慢下降,伴头晕眼花、腰膝酸软、发脱齿摇等症。此外,外邪侵袭型多见于外感后出现的耳聋,肝火上扰型多见于情志不遂后发生的耳聋,气滞血瘀型多见于外伤或爆震后出现的耳聋。

[治法方药]

1. 辨证论治

(1)外邪侵袭:主要表现为听力骤然下降,或伴有耳胀闷感及耳鸣。全身可伴有鼻塞、流涕、咳嗽、头痛、发热恶寒等症。舌质淡红,苔薄,脉浮。治宜疏风散邪,宣肺通窍。方选银翘散加减。

(2)肝火上扰:主要表现为耳聋时轻时重,或伴耳鸣,多在情志抑郁或恼怒之后加重。口苦,咽干,面红或目赤,尿黄,便秘,夜寐不宁,胸胁胀痛,头痛或眩晕。舌红苔黄,脉弦数。治宜清肝泄热,开郁通窍。方选龙胆泻肝汤加减。

(3)痰火郁结:主要表现为听力减退,耳中胀闷,或伴耳鸣。头重头昏,或见头晕目眩,胸脘满闷,咳嗽痰多,口苦或淡而无味,二便不畅。舌红,苔黄腻,脉滑数。治宜化痰清热,散结通窍。方选清气化痰丸加减。

(4)气滞血瘀:主要表现为听力减退,病程可长可短。全身可无明显其他症状,或有爆震史。舌质黯红或有瘀点,脉细涩。治宜活血化瘀,行气通窍。方选通窍活血汤加减。

(5)肾精亏损:主要表现为听力逐渐下降。头昏眼花,腰膝酸软,虚烦失眠,夜尿频多,发脱齿摇。舌红少苔,脉细弱或细数。治宜补肾填精,滋阴潜阳。方选耳聋左慈丸加减。

(6)气血亏虚:主要表现为听力减退,每遇疲劳之后加重。或见倦怠乏力,声低气怯,面色无华,食欲不振,脘腹胀满,大便溏薄,心悸失眠。舌质淡红,苔薄白,脉细弱。治宜健脾益气,养血通窍。方选归脾汤加减。

2. 针灸疗法

(1)体针:局部可取耳门、听宫、听会、翳风为主,每次选取 2 穴。外邪侵袭可选加外关、合谷、曲池、大椎;肝火上扰可选加太冲、丘墟、中渚;痰火郁结可选加丰隆、大椎;气滞血瘀可选加膈俞、血海;肾精亏损可选加肾俞、关元;气血亏虚可选加足三里、气海、脾俞。实证用泻法,虚证用补法,或不论虚实,一律用平补平泻法,亦可采用电针,每日或隔日针刺 1 次。

(2)耳穴贴压:选取内耳、脾、胃、十二指肠、肝、肾、神门、皮质下、肾上腺、内分泌等耳穴,用王不留行籽贴压以上穴位,不时按压以保持穴位刺激。

(3)穴位注射:在听宫、翳风、完骨、耳门等穴位中选取 1~2 个,药物选用当归注射液、丹参注射液、维生素 B_{12} 注射液、利多卡因注射液等,针刺得气后注入药液,每次每穴注入

0.5~1ml。

(4)穴位敷贴:用吴茱萸、乌头尖、大黄三味为末,温水调和,敷贴于涌泉穴,或单用吴茱萸末,用醋调和,敷贴于足底涌泉穴。

3. 导引法

(1)鸣天鼓法:见第七节耳鸣。

(2)营治城廓法:见第七节耳鸣。

(3)鼓膜按摩法:见第七节耳鸣。

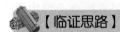 【临证思路】

对于耳聋,首先应区分传导性聋、感音神经性聋、混合性聋,对于感音神经性聋或以感音神经性聋为主的混合性聋,中医从整体观角度进行治疗具有一定的优势,宜作为首选治疗。

病程太长的耳聋往往不可逆,难以治愈,因此治疗前须注意确定耳聋的时间长短,一般来说,病程在 2 周以内的耳聋治疗较易,超过 2 周则治疗相对较难,病程在 1~3 个月内尚有一定的机会恢复或部分恢复听力,若病程超过 1 年,则听力恢复的机会很少。因此,通过详细的病史询问,弄清听力下降的时间,是治疗前的首要任务。其次,老年性聋的听力往往也难以改善,治疗目的在于阻止听力过快地下降。鉴于把握耳聋的治疗时机非常重要,正确的辨证才能使用药的大方向正确,故不宜随意猜测证型,应根据患者全身情况及舌脉进行准确的辨证用药,才不会错失良机。本节所选案例中,患者一起病即到医院治疗,先用西药治疗无效,且耳聋逐渐加重;后经中医治疗,由于没能准确地辨证,按肝火上扰进行治疗,亦无效。起病 2 周时耳聋已发展至重度,若再延误,听力恢复的机会可能逐渐丧失,造成终生遗憾。好在此时没有拘泥于"暴聋多实证"的说法,依据病史及四诊所见抓住了气血亏虚的本质进行调理,果断停止了患者正在服用的寒凉伤脾的中药以及易耗气伤血的活血化瘀中成药,应用健脾温中的纯中药与饮食、睡眠进行同步调理,治养结合,终于在较短的时间内使耳聋得到完全的康复。

对耳聋的辨证应注意证型相互兼夹的情况,如临床常见的气血亏虚证可兼夹痰火郁结,因气血亏虚的根源在于脾胃虚弱,而脾胃虚弱除易导致气血化生不足外,也易产生痰湿,故对证型的理解不宜过于机械。在中医治疗方法上,中药治疗是常规治疗,针刺、穴位注射、耳穴贴压等针灸疗法及鸣天鼓、鼓膜按摩、营治城廓等导引法亦可酌情配合使用。中医强调"三分治,七分养",在应用以上方法的同时,应特别注意指导患者改变不良的生活方式,做到饮食有节、起居有常,并注意消除对耳聋的担忧,有助于耳聋尽快康复。

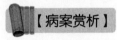 【病案赏析】

王德鉴医案

李某,男,60 岁,1992 年 3 月 6 日初诊。

主诉:双耳耳鸣,听力下降 3 年。

现病史:患者 3 年前开始觉双耳耳鸣,如蝉鸣声,逐渐加剧,听力渐下降,平时觉腰膝软,心烦,夜寐差,梦多,咽喉干燥,胃纳可,二便调,舌红有瘀斑、苔少,脉细弦数。

检查:双外耳道正常,鼓膜完整,轻度内陷混浊。电测听检查提示双耳中度感音神经性聋,纯音听力曲线以高频下降为主。

诊断:老年性聋。

中医辨证:肾阴不足。

治疗:第一阶段拟活血祛瘀,行气通络为治则,用常用方(泽兰、香附、青皮、川芎、郁金各12g,络石藤、走马胎各20g,白芍15g)水煎服,每日1剂,连服10天。进入第二阶段治疗,拟滋肾益精,镇潜安神为治则。处方:女贞子、枸杞子、菟丝子各18g,浮小麦30g、蝉蜕10g、大枣8枚、磁石(先煎)、牡蛎(先煎)各40g,酸枣仁、麦冬、车前子、五味子各15g。水煎服,每日1剂。经上方加减服用4个月,同时以中成药杞菊地黄丸、补血宁神丸交替服用后,患者自觉双耳鸣基本消失,但过度疲劳后可出现双耳如蝉鸣声,以夜晚为多见。双耳听力有所提高,全身症状明显好转。嘱患者继续坚持服药治疗,并注意饮食起居,劳逸结合,加强锻炼身体。

(邱宝珊,刘蓬.王德鉴教授治疗老年性聋的经验[J].新中医,1998,30(7):6)

第九节　耳　面　瘫

耳面瘫是指因耳部脉络痹阻引起的以口眼㖞斜为主要特征的疾病。常单侧发病,以成年人为主。本病有"僻""㖞斜僻""㖞僻不遂""㖞斜斜僻""卒口僻"等别称。西医学的耳带状疱疹所致的面瘫、贝尔面瘫等可参考本病辨证施治。

本病多由风邪阻络、气虚血瘀导致。风邪外袭,痹阻耳部脉络,筋脉失养,弛缓失用,发为面瘫;禀赋不足,素体虚弱,或久病迁延,气血亏损,气虚血瘀,耳部经脉失养,面部肌肉弛缓发为面瘫。

【病案精选1】

[病史资料]

刘某,女,25岁,职员。初诊日期:2016年3月5日。

主诉:右侧面部麻木1周。

现病史:诉1周前感染耳带状疱疹后晨起即感右侧面部麻木,口眼㖞斜,闭目不合,漱口时水往右侧口角漏卜,不能鼓腮,舌的右边也感觉麻木,吃饭时,舌活动不灵活,食物留滞于右侧腮部。面色㿠白无华,表情呆滞,纳差,二便可。

既往史:一向体健,否认传染病史及遗传病史。

体格检查:神清,精神可,舌黯淡有瘀点,脉细涩。

专科检查:外耳可见散在红色疱疹痂皮。

[辨治思路]

1. 主证分析　患者右侧面部麻木1周,右侧面部麻木,口眼㖞斜,闭目不合,不能鼓腮,舌体麻木,属于中医耳面瘫范畴。

2. 证型分析　四诊合参,患者当属气虚血瘀之证型。患者素体正气不足,气血亏耗,气虚无力鼓动血行,经脉失于气血濡养,筋脉弛缓,故见口眼㖞斜、表情呆滞、闭目不合;病久血虚,故见面色㿠白无华。气虚血瘀,故舌黯淡有瘀点,脉细涩。

3. 立法处方　中医治疗以益气活血,化瘀通络为主,方以补阳还五汤加减。

黄芪40g、赤芍15g、川芎10g、当归10g、桃仁15g、红花10g、地龙10g、甘草10g,每日1剂,水煎2次,温服。配合针灸治疗。

方中重用黄芪大补元气,以使气旺血行;当归尾活血养血;赤芍、川芎、桃仁、红花助当归活血祛瘀;地龙通经活络。诸药相配,共奏补气活血、祛瘀通络之功。

［辅助检查］

可做纯音听阈测听了解听力情况。

［转归及对策］

患者经两周治疗后,临床症状消失。随访 3 个月未见复发。

【病案精选 2】

［病史资料］

张某,男,25 岁,职员。初诊日期:2015 年 7 月 5 日。

主诉:右侧面部麻木 3 天。

现病史:诉 3 天前吹空调后出现面部麻木、口眼㖞斜,闭目不合,口角下垂,伴耳后乳突部疼痛。低热,稍恶寒,纳差,二便可。

既往史:一向体健,否认传染病史及遗传病史。

体格检查:神清,精神可,舌淡红,苔薄黄,脉浮。无腱反射异常,无巴宾斯基征等病理特征。

专科检查:乳突部压痛,外耳道及鼓膜未见明显异常。

［辨治思路］

1. 主证分析　患者右侧面部麻木 3 天,右侧面部麻木,口眼㖞斜,闭目不合,不能鼓腮,舌体麻木,属于中医耳面瘫范畴。

2. 证型分析　四诊合参,患者当属风邪阻络之证型。患者风邪夹热上犯头面,侵犯耳窍,痹阻耳部三阳脉络,耳面部筋脉失于濡润,筋脉弛缓,故患侧面部麻木,口眼㖞斜;邪气痹阻,脉络不通,不通则痛,故耳后乳突部疼痛。

3. 立法处方　中医治疗以祛风通络为主,方以牵正散加减。

白附子 15g、白僵蚕 15g、全蝎 15g、当归 10g、金银花 15g、葛根 10g、桑叶 10g、地龙 10g、胆南星 10g、甘草 10g,每日 1 剂,水煎 2 次,温服。外配合针灸治疗。

方中白附子辛温燥烈,入阳明经而走头面,以祛风化痰,为君药;全蝎、僵蚕、地龙、胆南星合用,助君药祛风化痰之力。当归可活血,血行风自灭;金银花、桑叶清热祛风,邪去则正安;葛根升举阳气;甘草调和诸药。

［辅助检查］

通过味觉试验、泪液分泌试验、镫骨肌反射测定等检查以定位;通过肌电图、神经兴奋性试验、神经电图、神经潜伏期试验等以定性。

［转归及对策］

患者经两周治疗后,临床症状消失。随访 3 个月未见复发。

【诊疗特点】

［诊断要点］

1. 病史　可有头面部受风病史。

2. 症状　突然出现口眼㖞斜,口涎外溢,额弛睛露,或有耳后乳突部疼痛,可见闭目不合,鼓腮漏气,口角下垂,额纹消失,鼻唇沟变浅,口角歪向健侧。

3. 检查 可通过味觉试验、泪液分泌试验、镫骨肌反射测定等检查以定位;通过肌电图、神经兴奋性试验、神经电图、神经潜伏期试验等以定性。

[辨证要点]

耳带疮多由风邪阻络、气虚血瘀引起。本病的症状体征特点为:①额皱变浅或消失;②闭眼不合;③鼻唇沟变浅或消失;④口角下垂;⑤可有听觉改变,舌前2/3味觉减退及唾液分泌障碍等特点。风邪阻络除了主证,可伴有风寒阻络或风热阻络或痰阻络的全身症候。气虚血瘀则是素体正气不足,病程日久,出现上述主证,兼有气虚的症状。以上要点,首要辨明本病的表里虚实,再结合全身兼症,便可正确辨证。

[治法方药]

1. 辨证论治

(1)风邪阻络:主要表现为突发口眼㖞斜,闭目不合,口角下垂,面部麻木,或伴有耳后乳突部疼痛。可伴有风寒阻络,风热阻络,风痰阻络的全身症候。治宜祛风通络。方选牵正散加减。

(2)气虚血瘀:主要表现为一侧口眼㖞斜,表情呆滞,闭目不合,下睑外翻流泪,患目干涩,甚则出现面部抽搐、挛缩,身体乏力,面色无华,舌质黯淡,或有瘀点,脉细涩。治宜益气活血,化瘀通络。方选补阳还五汤加减。

2. 针灸疗法

(1)体针:以百会、风池、风府、内关等为主穴,以肝俞、肾俞、脾俞、合谷、外关、三阴交、足三里等为配穴,虚证者用补法;实证者用泻法。

(2)耳针:可选肾、肝、脾、内耳、脑、神门、额、心、胃、枕、皮质下、交感等穴。

(3)头皮针:双侧晕听区针刺。

(4)穴位注射:可选取合谷、太冲、翳明、内关、风池、四渎等穴。

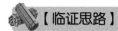 【临证思路】

中医治疗耳面瘫有其独特的优势,对本病的治疗主要是通过调理脏腑功能而达到治疗的目的。经过治疗,多数患者可以取得良好的疗效。中医治疗以辨证内服中药为主,可配合针灸治疗。针灸治疗本病的疗效确切,循经远近取穴相结合,初期用泻法,后期用补法。另还可用按摩疗法,通过面部及耳后部按摩,以疏通经脉,使气血流畅,达到康复的目的。

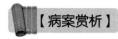 【病案赏析】

刘渡舟医案

张某,女,26岁。在乘长途汽车回家途中,靠窗倚睡而受风。回家后,突然感到左侧面部肌肉拘紧,口眼向左侧㖞斜。脉浮,舌苔白润。此风邪客于阳明经络,治疗当以祛风通络为主。桂枝9g、白芍9g、生姜9g、大枣12枚、炙甘草6g、葛根15g、白附子6g、全蝎6g,服药2剂,汗出邪去而愈。

按语:阳明经脉行于面部,经脉受邪,所以,面肌拘紧,口眼㖞斜。㖞斜见于左侧,是风邪客于右侧,而被左侧正气所引。如《金匮要略·中风历节病》篇所指出的:"络脉空虚,贼邪不泻,或左或右,邪气反缓,正气即急,正气引邪,喝僻不遂"。用桂枝加葛根汤加牵正散治疗,一方面可以解肌祛风,另一方面疏经通络,解经脉气血的凝滞,同时,葛根还能升达阳明津液,滋津润燥,以缓解经脉的拘急。

(陈明.刘渡舟验案精选[M].北京:学苑出版社,2007)

第十节 耳 带 疮

耳带疮是指发生在外耳及耳周皮肤,以耳痛,耳部疱疹成簇,甚或耳聋、眩晕、口眼㖞斜为床特征的疱疹性耳病。西医学的耳带状疱疹(Hunt)可参考本病辨证施治。

本病病因多由邪毒外袭、肝胆湿热引起。风湿热邪毒外袭,循经上犯耳窍,搏结于耳郭、外耳道、鼓膜,发为疱疹。情志内伤,肝郁气滞,久而化火;肝郁乘脾,脾虚失运,水湿内停,火邪和湿邪交结,湿热上犯耳窍,外溢皮肤而发疱疹。

【病案精选1】

[病史资料]

陈某,男,30岁,职员。初诊日期:2015年7月5日。

主诉:左耳突发疼痛1周。

现病史:1周前无明显诱因突发出现左耳疼痛,外耳出现疱疹,以耳内及耳周灼热痛为主,疼痛剧烈,伴左侧头痛,无口眼歪斜,无耳鸣耳聋,无眩晕,烦躁,纳可,眠差,二便调。曾在外院治疗多次(具体不详),但效果不佳。

既往史:一向体健,否认传染病史及遗传病史。

体格检查:神清,精神可,舌红,苔黄,脉浮数。

专科检查:左外耳道充血,可见散在疱疹,表面光亮,绕以红晕,双鼓膜颜色稍浊。

[辨治思路]

1. 主证分析 患者左耳突发疼痛1周,左外耳出现疱疹,以耳内及耳周灼热痛为主,疼痛剧烈,伴左侧头痛等符合中医耳带疮诊断,属于西医之耳带状疱疹诊断。

2. 证型分析 四诊合参,患者当属邪毒外袭之证型。患者由于风热邪毒外侵,上犯耳窍,故皮肤灼热疼痛,渐生疱疹,舌质红,苔黄,脉浮数为风热外邪侵犯之征。

3. 立法处方 中医治疗以疏风散邪,清热解毒为主,方以银翘散加减。

连翘10g、金银花10g、桔梗10g、薄荷5g、淡竹叶10g、荆芥10g、淡豆豉10g、牛蒡子10g、芦根15g、黄芩片10g、生地黄10g、甘草10g,每日1剂,水煎2次,温服。嘱忌劳累及饮食生冷。

方取连翘、金银花为君药,辛凉解表,清热解毒。薄荷、牛蒡子可疏散风热,清利头目。荆芥、淡豆豉发汗解表,竹叶、芦根除烦清热生津,生地黄清热凉血,甘草调和诸药。

[辅助检查]

血常规可提示:淋巴细胞、嗜酸性粒细胞增高。

[转归及对策]

患者经两周治疗后,临床症状消失。未出现面瘫,随访3个月未见复发。

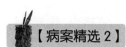

【病案精选2】

［病史资料］

孙某,男,40岁,环卫工人。初诊日期:2016年10月11日。

主诉:右耳疼痛伴耳鸣4天。

现病史:患者于4天前无明显诱因下出现右耳灼热疼痛的症状,曾多次门诊就诊治疗,口服抗生素及外用滴耳药为主,症状缓解不明显。今日症状有所加重,夜间痛甚,难以入眠,右耳鸣,自觉听力下降,低热,心烦急躁,口苦咽干,纳差,大便干结。

既往史:否认传染病史,否认高血压、心脏病、糖尿病史。

体格检查:神清,发育正常,营养中等。舌红、苔黄,脉滑数。

专科检查:右外耳道充血,可见成簇的疱疹,表面光亮,绕以红晕,双鼓膜颜色稍浊。

［辨治思路］

1. 主证分析 患者右耳突发疼痛4天,右外耳出现疱疹,以耳内及耳周灼热痛为主,疼痛剧烈,伴右耳鸣、听力下降等,符合中医耳带疮诊断,属于西医之耳带状疱疹诊断。

2. 证型分析 四诊合参,患者当属肝胆湿热之证型。患者由于肝胆湿热上蒸耳窍,气滞湿热郁阻,则刺痛灼热感,肝胆湿热上犯,故出现耳鸣耳聋,心烦急躁,口苦咽干等症状,舌红、苔黄,脉滑数均数肝胆湿热之征。

3. 立法处方 证属肝胆湿热,治宜清泻肝胆,利湿解毒。方用龙胆泻肝汤加减。

龙胆草10g、栀子15g、黄芩15g、柴胡10g、生地黄15g、车前草10g、泽泻10g、木通10g、当归5g、地龙10g、柏子仁20g、茯苓20g、牡丹皮10g、甘草10g,每日1剂,水煎2次,温服。嘱勿辛辣刺激之品。

方取龙胆草大苦大寒,既能清利肝胆实火,又能清利肝经湿热。黄芩、栀子苦寒泻火,燥湿清热。泽泻、木通、车前子渗湿泄热,导热下行;实火所伤,损伤阴血,当归、生地、牡丹皮清热养血滋阴,邪去而不伤阴血,柴胡疏肝,为引经药,地龙祛风通络,防面瘫之变,柏子仁安神,润肠;甘草调和诸药。

［辅助检查］

可行纯音听阈测试了解听力有无影响。

［转归及对策］

患者经两周治疗后,临床症状消失。未出现面瘫,随访3个月未见复发。

【诊疗特点】

［诊断要点］

1. 病史 多发生于春、秋季节,发病前耳部多有刺痛或皮肤敏感史。

2. 症状 耳郭、外耳道、耳周灼热,疼痛剧烈,严重者可见口眼㖞斜、眩晕、听力下降、耳鸣。

3. 检查 耳郭、乳突、外耳道皮肤、鼓膜出现疱疹,皮损为簇集成群的小水疱,表面光亮,绕以红晕。

［辨证要点］

耳带疮多由邪毒外袭、肝胆湿热引起。邪毒外袭除了耳郭、外耳道、耳周灼热、刺痛感,皮肤表面见针头样大小疱疹外,多有周围皮肤潮红,可有发热、恶寒,舌红、苔薄白,脉浮数等症状。肝胆湿热一般是局部皮损鲜红,疱壁紧张,溃破黄水、结痂,甚则口眼㖞斜、耳鸣耳聋,口苦咽干;舌红,苔黄腻,脉弦滑数。对于以上要点,首要辨明本病的表里,再结合全身兼症,便可正确辨证。

[治法方药]

1. 辨证论治

(1)邪毒外袭:主要表现为耳郭、外耳道、耳周灼热、刺痛感,皮肤表面可见针头样大小疱疹,密集成簇,周围潮红,可有发热、恶寒;舌红,苔薄白,脉浮数。治宜疏风散邪,清热解毒。方选银翘散加减。

(2)肝胆湿热:主要表现为耳部、耳周灼热刺痛,局部皮损鲜红,疱壁紧张,溃破黄水、结痂,甚则口眼㖞斜、耳鸣耳聋;舌红、苔黄腻,脉弦滑数。治宜清泻肝胆,利湿解毒。方选龙胆泻肝汤加减。

2. 外治法

(1)外洗:初起可用清热解毒的中药制成洗剂外涂及清洁局部。

(2)外敷:若疱疹疱壁溃破,可用黄连膏或青黛散等调敷患处。

3. 针灸疗法　体针:主穴选足三里、阳陵泉、内庭、合谷;配穴选翳风、下关、太阳、四白等穴;使用泻法。

【临证思路】

中医治疗耳带疮有优势,对本病的治疗主要是通过调理脏腑功能而达到治疗的目的。经过系统的中医治疗,多数患者可以取得良好的疗效。耳带疮的中医治疗以辨证内服中药为主,还可配合中药外洗、外敷等外治法、针灸治疗等。本病若无并发面瘫、眩晕、耳鸣耳聋者预后良好。

第十章 鼻科疾病

第一节 鼻 疔

鼻疔是指发生于鼻尖、鼻翼及鼻前庭部位的疔肿,以局部红肿疼痛、呈粟粒状突起、有脓点为主要特征。历代文献关于鼻疔的记载很多,如《医宗金鉴·外科心法要诀·鼻部》说:"鼻疔生在鼻孔中,鼻窍肿引脑门疼,甚则唇腮俱浮肿,肺经火毒蟾离宫。"本病又名白疔、白刃疔、鼻尖疔、鼻柱疳等。

本病多因挖鼻、拔鼻毛等损伤肌肤,邪毒乘机外袭,火毒上攻鼻窍,熏蒸肌肤而致。或因恣食膏粱厚味、辛辣炙煿,肺胃积热,以致火毒结聚,循经上犯鼻窍而为病。甚则因正气虚弱,火毒势猛,以致邪毒内陷,入犯营血及心包,而成疔疮走黄之危候。

【病案精选1】

[病史资料]

叶某,男,25岁,销售人员。初诊日期:2010年8月10日。

主诉:左侧鼻翼红肿疼痛3天,加重1天。

现病史:患者近期过食辛辣燥热刺激食物,3天前发现左侧鼻前庭局部稍红肿,鼻翼轻度按压痛,未予以重视,后自觉左侧鼻翼肿痛加重,局部胀硬,伴鼻塞流黄涕,轻度头昏头痛,无恶寒发热、恶心呕吐等症状,纳眠一般,小便黄,大便偏干。

既往史:平素体健,否认传染病史及遗传病史。

体格检查:神清,精神可,舌质红,苔薄黄,脉浮数。

专科检查:左侧鼻翼轻度红肿,鼻前庭外侧壁可见丘状隆起,局部红肿,稍硬,触压刺痛明显,未见明显化脓溃烂结痂,双侧鼻腔黏膜充血,双下鼻甲红肿,双侧鼻底见少量黏脓性分泌物。

[辨治思路]

1. 主证分析　患者因过食辛辣燥热刺激食物,继则出现左侧鼻前庭及鼻翼疼痛肿胀逐渐加重,伴有鼻塞流黄涕,轻度头昏头痛,无恶寒发热、恶心呕吐等,本病应考虑为鼻疔之诊断。属于西医的鼻前庭疖肿。

2. 证型分析　四诊合参,患者当属外感风热,火毒上攻之证型。缘患者恣食辛辣燥热之品,肺胃积热,复感外邪风热,以致热毒循经上犯鼻窍,蒸灼肌肤,火毒聚集不散而成疔疮;热毒结聚,肌肤被灼,可见局部丘状隆起,肿痛胀硬;舌红,苔薄黄,脉浮数为外感风热,火毒热盛之证。

3. 立法处方　证属外感风热,火毒上攻,治宜疏风清热、解毒消肿。方用五味消毒饮加减。

金银花15g、野菊花15g、蒲公英20g、紫花地丁15g、紫背天葵10g、连翘10g、防风10g、白芷10g、甘草10g,共3剂,每日1剂,水煎2次,温服。嘱忌劳累,忌食辛辣刺激及生冷食物。

方取金银花、野菊花、蒲公英、紫花地丁、紫背天葵清热解毒,凉血散结,连翘、防风、白芷加强疏风清热,消肿止痛之效,甘草清热解毒,调和诸药。

外治法予中药外敷。

［辅助检查］

常规鼻内镜检查可见鼻前庭局部肿胀充血无溃烂,鼻黏膜充血,鼻甲红肿,鼻腔见少量黏黄涕,鼻咽局部形态无异常。

［转归及对策］

患者经3天治疗后,局部症状及体征明显好转,再加服3剂,左侧鼻翼鼻前庭红肿疼痛消失。

【病案精选2】

［病史资料］

刘某,女,28岁,舞蹈老师。初诊日期:2013年9月22日。

主诉:右鼻翼肿痛5天,加重伴发热及右颜面肿痛2天。

现病史:患者近期因工作连续熬夜及饮食不节,过食辛辣肥腻食品,于5天前开始出现右鼻翼肿胀作痛,自行外涂药膏(具体下详)并按压局部后症状未见明显减轻反而疼痛逐渐加重,2天前起,出现右鼻唇局部肿痛,继则右侧颜面及眼睑肿起,局部灼热微痛感,伴有发热,最高体温至38.2℃,有头痛目赤,咽干口苦,乏力,纳眠差,小便黄赤,大便干结。

既往史:否认传染病史,否认高血压、心脏病、糖尿病史。

体格检查:神清,精神疲惫,面容痛苦。舌质红,苔黄厚腻,脉洪数。

专科检查:右侧鼻翼红肿,右鼻唇、颜面及眼睑可见局部肿胀,右侧鼻前庭红肿,并见局限突起及脓点,少量分泌物结痂。鼻腔黏膜淡红,双侧下甲轻肿,鼻腔无流涕,鼻咽未见新生物。

［辨治思路］

1. 主证分析　患者因熬夜及过食辛辣肥腻食物后出现右鼻翼肿痛症状,自行外涂药膏并按压后症状体征加重,延及右侧鼻唇颜面及眼睑部,伴有发热、头痛目赤、咽干口苦、乏力等不适,本病当属于鼻疔重症,并有疔疮走黄之虞。西医诊断为右鼻翼疔肿合并右侧颜面部蜂窝织炎。

2. 证型分析　四诊合参,患者当属火毒炽盛之证型。患者熬夜及过食辛辣肥腻食物,热毒内蕴,蒸灼鼻窍,则见鼻翼红肿热痛;过度熬夜,阳气耗损,阴液不足,正虚邪实,邪毒炽盛,故局部肿胀疼痛加重扩散,并有发热头痛,咽干口苦、目赤、乏力等症状。舌质红,苔黄厚腻,脉洪数亦可佐证。

3. 立法处方　证属火毒炽盛,治宜泻热解毒、凉血消肿。方用黄连解毒汤合犀角地黄汤加减。

水牛角30g、黄连15g、黄芩15g、黄柏15g、栀子10g、生地黄20g、连翘15g、赤芍15g、甘草10g、千里光15g。共3剂,每日1剂,水煎2次,温服,合并口服阿莫西林。嘱勿进食生冷肥甘或辛辣刺激之品。

方取水牛角清热凉血,黄连、黄芩、黄柏清热解毒凉血,栀子、连翘清热消肿,生地黄、赤芍清热活血消肿,甘草调和诸药。

外治法予金黄散外敷等。

［辅助检查］

鼻面部CT检查示:右侧鼻翼颜面及眼睑局部软组织肿胀,鼻窦及颅脑未见明显异常。鼻内镜检查示鼻黏膜充血,双侧下鼻甲肿胀,中道未见引流,鼻咽未见新生物;血常规检查:白细胞、中性粒细胞升高。

［转归及对策］

该患者起病时为鼻疔轻症,但因自行处理不当,复加饮食不节,过度熬夜,病程加重,并有疔疮走黄可能。经中西医结合治疗,病情控制好转,治疗近2周痊愈。

【诊疗特点】

［诊断要点］

1. 病史　多有挖鼻、拔鼻毛、劳累或糖尿病等病史。

2. 症状　鼻部疼痛,成脓时可有跳痛,全身可伴有发热、头痛、便秘、全身不适等症状。

3. 检查　①可见鼻前庭、鼻翼或鼻尖部丘状隆起,周围发红发硬,成熟后,顶部有脓点;病情重者,可引起同侧的上唇、面部、下眼睑等处肿胀。②若出现疔疮走黄,可见疮头紫黯,顶陷无脓,根大散漫,鼻肿如瓶,目胞合缝等。

［辨证要点］

鼻疔多为不良习惯引起,如挖鼻、拔鼻毛、挤暗疮等损伤肌肤,加卜平时饮食不节,嗜好肥甘厚腻,当邪毒外袭时,火毒上攻鼻窍,熏蒸皮肤而致。本病在治疗过程中,切忌在发病早期挤压脓点,避免引起疔疮走黄,一旦发生,要积极处理,严重可能危及生命,必须注意。

［治法方药］

1. 辨证论治

(1)邪毒外袭,火毒上攻:病初起时表现为外鼻部局限性潮红,继则渐次隆起,状如粟粒,逐渐隆起,周围发硬,发热微痛,3~5天后,疮顶部出现黄白色脓点,一般全身症状不明显,或伴有头痛、发热及全身不适等症状。舌红,苔白或黄,脉数。治宜清热解毒,消肿止痛。方选五味消毒饮加减。

(2)火毒炽盛,内陷营血:主要表现为疮头紫黯,顶部凹陷不见脓点,根部红肿漫开,可伴有头痛,或高热、烦躁、恶心呕吐、神昏谵语、痉厥、口渴、便秘等症状,舌红绛,苔厚黄腻,脉洪数。治宜泻热解毒,清营凉血。方选黄连解毒汤合犀角地黄汤加减。

2. 外治法

(1)予中药外敷或水调四黄散外涂,亦可以用野菊花、仙人掌、鱼腥草等捣烂外敷等。

(2)脓成顶软后,可局部消毒后,用尖刀挑破脓头,钳出脓栓或吸出脓栓,但切忌早期切开引流、挑刺、挤压及灸法,以免脓毒扩散,引起疔疮走黄。

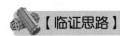【临证思路】

鼻疔之病,多为实证、热证,临床辨证以外感风热,火毒上攻及火毒炽盛,内陷营血为多见,病之初起,中医治疗予清热解毒,消肿止痛为主,多可达到理想效果。局部可配合中药外敷及针灸刺血疗法,成效更为显著。若因处理不当,出现疔疮走黄之重症,中医辨症治疗仍以清热解毒消肿为要,但同时应兼顾正气,予扶正祛邪之法,必要时合并使用抗生素,处理得当,仍可转危为安。

第二节 鼻 疳

鼻疳是以鼻前庭及其附近皮肤红肿、糜烂、渗液、结痂、灼痒,或皲裂为主要特征的鼻病。《仁斋直指方·小儿附遗方论》:"鼻下两旁赤痒疮湿,是为鼻疳,其疮不痛,汁所流处,随即成疮。"本病又名鼻疮、赤鼻、疳鼻等。西医学的鼻前庭炎及鼻前庭湿疹可参考本病辨证施治。

本病有虚实之分,实证多因肺经蕴热、脾胃湿热等病因致邪毒上犯鼻窍肌肤引起,虚证多因久病,邪热留恋,内耗阴血,阴虚血燥,燥热上攻,熏蒸鼻窍以致鼻疳久治不愈。

【病案精选1】

[病史资料]

刘某,男,32 岁,程序员。初诊日期:2014 年 4 月 15 日。

主诉:右侧鼻前庭及鼻翼处瘙痒肿胀 3 天。

现病史:患者 3 天前开始自觉右侧前鼻孔、上鼻唇沟肌肤灼热微痛,并出现瘙痒不适,抓挠后痒盛并有渗出,自行涂药后症状稍缓,但右鼻孔周皮肤肿胀瘙痒及疼痛仍未能消除。起病前有感冒,出现鼻塞,流清涕症状,无明显恶寒发热,无头晕头痛等,精神纳眠可,二便调。

既往史:变应性鼻炎病史,否认传染病史及遗传病史。

体格检查:神清,精神尚可,舌质红,苔薄黄,脉浮数。

专科检查:右侧鼻前庭及上鼻唇沟皮肤潮红,轻肿胀,少许渗出,鼻前庭见有结痂,鼻腔黏膜淡红,双侧下鼻甲肿胀,右侧鼻底可见黏稠涕,双侧中鼻道少量稀涕,鼻咽未见新生物。

[辨治思路]

1. 主证分析 患者既往有变应性鼻炎病史,近期因感冒后出现鼻塞,喷嚏,流清涕,并发右侧鼻前庭及鼻唇肌肤红肿瘙痒微痛,无恶寒发热,无头晕头痛,综合考虑符合鼻疳的诊断。属于西医的鼻前庭炎。本病诊断关键在于发病病史、症状特征及其局部肌肤体征的临床表现。

2. 证型分析 四诊合参,患者当属肺经蕴热、邪毒外侵之证型。缘患者肺经素有蕴热,复受风热邪毒所袭,外邪引动肺热,上灼鼻窍,熏蒸鼻窍皮肤,则出现局部肌肤潮红瘙痒;热盛则红肿疼痛,灼热干燥、溢液结痂等;舌质红苔薄黄,脉浮数为肺经有热之证。

3. 立法处方 证属肺经蕴热、邪毒外侵,治宜疏风散邪、清热泻肺。方用黄芩汤加减。

黄芩 15g、栀子 10g、桑白皮 20g、赤芍 10g、桔梗 10g、麦冬 15、薄荷 10g、连翘 15g、荆芥穗 10g、防风 10g、甘草 5g,共 3 剂,每日 1 剂,水煎 2 次,温服。嘱忌抓搔患处,忌食辛辣刺激及生冷食物。

方取黄芩、栀子、桑白皮、甘草清泻肺热而解毒；连翘、薄荷、荆芥穗疏散风热外邪；赤芍清热凉血；麦冬清热养阴；桔梗清利肺热，载诸药直达病所。

外治法：

(1)内服中药再煎煮用以局部外洗。

(2)红外线局部照射。

(3)外敷：可选用青蛤散，黄连膏及辰砂定痛散等。

[辅助检查]

常规鼻内镜检查：鼻前庭潮红结痂，鼻黏膜淡红，双侧下甲肿胀，双侧中鼻道清洁，未见肿物，右侧鼻底涕黏黄稠，鼻咽结构正常，无新生物。

[转归及对策]

患者经3天内服中药治疗后，症状明显好转，再服3剂，症状基本消除。

 【病案精选2】

[病史资料]

魏某，30岁，银行职员。初诊日期：2013年09月22日。

主诉：双侧鼻前庭反复瘙痒伴结痂渗液2年余，加重2天。

现病史：患者2年前开始出现双侧鼻前庭皮肤瘙痒，时有渗液结痂，曾在当地医院诊治后症状缓解，中断治疗后，症状时有反复，均自行用药膏外涂（具体不详）可控制，但每因食用辛辣刺激及过度抓挠后诱发，无伴恶寒发热，无头晕头痛，纳眠尚可，时腹胀，二便可。

既往史：有胃病病史；否认传染病史，否认高血压、心脏病、糖尿病史。

体格检查：神清，精神可，舌质淡胖舌边齿印明显，苔黄厚，脉滑数。

专科检查：双侧鼻前庭可见皮肤轻度潮红，鼻毛稀疏，痂皮覆盖，少许渗液，鼻翼轻压痛，鼻黏膜淡红，双侧下鼻甲轻度肿胀充血，双侧总鼻道未见脓涕引流，鼻咽未见异常。

[辨治思路]

1. 主证分析　患者发病以鼻前庭结痂瘙痒及渗出为主要表现，病程缠绵，因食用辛辣刺激食物及抓挠等外因刺激后症状加重复发，无伴头痛头晕、恶寒发热及鼻塞流涕等，结合发病特征，本病属于中医鼻疳之范畴，与西医诊断鼻前庭湿疹相符。

2. 证型分析　四诊合参，患者当为脾胃失调、湿热郁蒸之证型。患者因饮食不节，脾失健运，以致湿浊内生，郁久化热，循经上犯，熏蒸鼻窍肌肤，故见鼻前庭肌肤潮红，渍液溢出，干结成痂；湿性黏滞，湿热之邪蕴伏不散，故病程缠绵易反复；舌质淡胖舌边齿印明显，苔黄厚，脉滑数可为脾虚痰湿蕴热佐证。

3. 立法处方　证属脾胃失调、湿热郁蒸，治宜健脾益气，清热利湿为主。方用参苓白术散合萆薢渗湿汤加减。

党参30g、白术20g、茯苓30g、薏苡仁30g、陈皮10g、山药20g、砂仁10g(后下)、泽泻30g、萆薢15g、黄柏10g、通草10g、炙甘草5g，共6剂，每日1剂，水煎2次，温服。嘱勿进食生冷肥甘或辛辣刺激之品。

方取党参、白术、茯苓、陈皮、砂仁健脾益气燥湿，薏苡仁、泽泻健脾利湿消肿，萆薢、黄柏、通草清热利湿解毒，炙甘草健脾益气，调和诸药。

外治法予苦参、苍术、白鲜皮各 15g 煎煮外洗或黄连膏外涂等。

上述方法连续使用 1 周后,患者症状体征逐渐好转,再诊,按上方随证加减服用近 2 周,鼻前庭瘙痒渗出结痂等不适逐渐消退。

[辅助检查]

常规鼻内镜检查:双侧鼻前庭皮肤轻度潮红,并见结痂,鼻毛脱落稀少,少许渗出,鼻黏膜淡红,双侧下鼻甲轻肿胀,双侧鼻腔清洁,中道未见脓涕引流及新生物,鼻咽结构未见异常。

[转归及对策]

该患者病程较长,容易迁延不愈,治疗时间较长,康复相对较慢,经辨证治疗后症状消退痊愈,随诊 3 个月以上未见复发。

【诊疗特点】

[诊断要点]

1. 病史　可有过敏、挖鼻或长期流涕病史。

2. 症状　鼻前庭、鼻翼、上唇部肌肤灼热疼痛,或瘙痒,反复发作,时轻时重,缠绵难愈;小儿可表现为纳呆、便溏、腹胀等表现。

3. 检查　鼻前庭及鼻翼皮肤红肿、糜烂、结痂,或见水疱、渗液,或局部皮肤粗糙潮红及脱屑。

[辨证要点]

鼻疔在临床上以鼻翼及鼻前庭皮肤弥漫性炎症表现为主,常表现为皮肤瘙痒、糜烂及结痂等,常因肺经蕴热、脾胃失调及阴虚血燥引起,临床注意辨证治疗。

[治法方药]

1. 辨证论治

(1)肺经蕴热,邪毒外袭:发病时鼻前庭及周围皮肤微痒微痛,伴灼热干燥,继而出现皮肤浅表糜烂、流黄色脂水,皮肤充血肿胀,一般无明显全身症状,严重点可出现发热头痛、咳嗽气促等表现,舌红,苔白或黄,脉数。治宜疏风散邪、清热泻肺。方选黄芩汤加减。

(2)脾胃失调,湿热蕴蒸:主要表现为鼻前庭或鼻翼周围皮肤潮红肿胀,时常溢出淡黄色脂水及结痂,搔抓后可出现皮肤糜烂,病情经久不愈或反复发作,小儿可出现全身症状,如腹胀、大便溏薄,啼哭。舌苔黄腻,脉滑数。治宜清热燥湿、解毒和中。方选萆薢渗湿汤加减。

(3)阴虚血燥,鼻窍失养:临床上表现为鼻前庭及鼻翼周围瘙痒、发热干痛,或伴口干咽燥,面色萎黄,大便干结,鼻前庭皮肤粗糙、增厚,或有少许痂皮附着,鼻毛脱落。舌红少苔,脉细数。治宜滋阴润燥、养血息风。方选四物消风饮加减。

2. 外治法

(1)内服中药再煎煮用以局部外洗。

(2)红外线局部照射。

(3)外敷:可选用青蛤散,黄连膏及辰砂定痛散等。

【临证思路】

鼻疔发病,病程迁延不愈,多因外邪刺激而易复发,病情可轻可重。尤其岭南地区,气候湿热,若饮食不节,过食生冷,脾阳受损,临证多表现为脾胃失调型。对于病情反复迁延不愈者,表现为本虚标实之证,治疗宜标本兼治,既要予疏风清热、祛湿止痒等对症治疗,同时中医辨证予调和脾胃,滋阴补血等以治正虚之根本,达到标本兼治,以防复发的治疗效果。

第三节　伤风鼻塞

伤风鼻塞是指因感受风邪而导致的以鼻塞为主要症状的鼻病。本病主要症状有鼻塞、喷嚏、流涕;四季均可发病,以冬春两季多见。本病又有"伤风、感冒等病名。"伤风鼻塞"首见于金元时代的《世医得效方》,此后历代医家对本病的认识不断深入。

多由感受风邪所致,初起多为风寒,常易寒郁化热;也可直接因风热之邪引起。

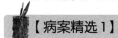【病案精选1】

[病史资料]

王某,女,36岁,教师。初诊时间:2012年3月1日。

主诉:鼻塞、喷嚏、流涕三天。

现病史:患者三天前外出晚归遇雨,次日自觉鼻痒不适,喷嚏频作,鼻塞流清水样涕,恶寒发热,头痛,咳嗽痰稀。

既往史:素来体健,否认有传染病、高血压、心脏病、糖尿病史。

体格检查:舌质淡红苔薄白,脉浮紧。

专科检查:鼻黏膜淡红肿胀,下鼻甲肿胀,鼻道积有清稀涕,中鼻甲及嗅裂处无异常。

[辨治思路]

1. 主证分析　患者晚归遇雨后出现鼻塞、喷嚏、流清涕等符合"伤风鼻塞"诊断。西医诊断为"急性鼻炎"。

2. 证型分析　四诊合参,患者当属"外感风寒"之证型。晚归遇雨,触冒风寒,风寒之邪外袭,肺失宣降,邪滞鼻窍,故鼻塞,鼻黏膜淡红肿胀;寒邪束表,阳气不宣,水道不利,故喷嚏、流清涕;邪滞鼻窍,清窍不利,故头痛;风寒外侵则有恶寒发热,咳嗽;舌淡红、苔薄白,脉浮紧为外感风寒之象。

3. 立法处方　证属外感风寒,治以疏风散寒,宣通鼻窍,方用通窍汤加减。

羌活10g、防风10g、藁本10g、麻黄10g、生姜15g、细辛3g、白芷10g、川芎10g、葱白10g、川椒10g、升麻10g、葛根15g、炙甘草10g,每日两剂,每剂水煎1次,煎药时可用蒸汽熏鼻,煎好后趁热服用。嘱忌生冷饮食。

方中羌活、防风、藁本、麻黄、生姜祛风散寒,细辛、白芷、川芎、葱白、川椒辛温通窍,佐以升麻、葛根、炙甘草升阳解表,苍术利湿解表。亦可用荆防败毒散或六味汤加减。

外治法可选用滴鼻、雾化吸入、体针、灸法、穴位注射、按摩等。

[辅助检查]

患者行鼻内镜检查见鼻黏膜淡红肿胀,下鼻甲肿胀,鼻道积有清稀涕,中鼻甲及嗅裂处未见异常。鼻咽部未见占位性病变。

[转归及对策]

患者经治疗3天后,临床症状基本消失。

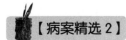【病案精选2】

[病史资料]

患者,女,56岁。初诊时间2016年8月19日。

主诉:鼻塞流涕3天。

现病史:患者3天前因晒太阳吹海风后出现鼻塞流涕。初起鼻塞,喷嚏频作,流清涕,恶风发热,渐而涕黄黏稠,咽痛,咳嗽痰黄。

既往史:既往史:素来体健,否认有传染病、高血压、心脏病、糖尿病史。

体格检查:舌质红,苔薄黄,脉浮数。

专科检查:鼻黏膜色红肿胀,鼻内有黄涕。

[辨治思路]

1. 主证分析　本病以鼻塞流涕3日为主证,符合伤风鼻塞的诊断。西医诊断为急性鼻炎。

2. 证型分析　缘患者晒太阳,吹海风而感受风热,风热之邪上壅鼻窍,故鼻塞,流涕,喷嚏,鼻黏膜红肿;风热犯肺,肺气不利,邪犯咽喉气道,故有咽痛,咳嗽痰黄;邪热上扰,则有头痛;风热在表所以有发热恶风;舌尖红、苔微黄,脉浮数为外感风热之象。

3. 立法处方　证属外感风热,治以疏风清热,宣通鼻窍,方用银翘散加减。

金银花15g、连翘15g、薄荷6g、淡豆豉10g、荆芥穗10g、牛蒡子15g、桔梗10g、甘草6g、淡竹叶15g、芦根15g,每日两剂,每剂水煎1次,煎药时可用蒸汽熏鼻,煎好后服用。

可加苍耳子、辛夷花、白芷等。若头痛甚,可加藁本、柴胡、菊花、蔓荆子等;咽痛甚,可加杏仁、玄参等;咳嗽、痰黄稠,可加瓜蒌、黄芩、前胡等。亦可用桑菊饮。

外治法可选用滴鼻、雾化吸入、体针、灸法、穴位注射、按摩等。

[辅助检查]

患者行鼻内镜检查见:鼻黏膜色红肿胀,总鼻道见黄色分泌物,双中鼻道未见引流,鼻咽部未见新生物。

[转归及对策]

患者经治疗5天后临床症状消失。

【诊疗特点】

[诊断要点]

1. 病史　多有受凉吹风或劳累史。

2. 症状　初起可有鼻塞、鼻痒、喷嚏、流涕,随着病情发展,鼻塞加重,鼻涕常由清涕逐渐转为黏涕,鼻部灼热感,可有嗅觉减退;全身可有发热、恶风、头痛、咳嗽等。

3. 检查　鼻腔检查可见双下鼻甲肿胀,鼻黏膜色红,鼻腔内有较多鼻涕。

[辨证要点]

伤风鼻塞病程较短,多为感受风邪所致,为表证,风邪主要有风寒之邪和风热之邪,初起以风寒居多,常易寒郁化热,亦可直接因风热之邪所致。外感风寒者多表现为鼻塞,流清涕,打喷嚏,恶寒重,发热轻,舌质淡红,苔白,脉浮紧;外感风热者多表现为鼻塞头痛明显,发热重,恶寒轻,分泌物色黄,可有咳嗽咯黄痰,舌质红,苔薄,脉浮数。

［治法方药］

1. 辨证论治

(1)外感风寒：主要表现为鼻塞，流涕，喷嚏；鼻黏膜淡红肿胀；可伴有恶寒发热，头痛咳嗽，口淡不渴，舌淡红、苔薄白，脉浮紧。治宜疏风散寒，宣通鼻窍。方选通窍汤加减，或用荆防败毒散、六味汤。

(2)外感风热：主要表现为鼻塞，流黄涕，喷嚏；鼻黏膜红肿；可伴发热恶风，头痛，咳嗽痰黄，口干，咽痛；舌尖红、苔薄白或微黄，脉浮数。治宜疏风清热，宣通鼻窍。方用银翘散或桑菊饮加减。

2. 外治法

(1)滴鼻：可用芳香通窍的中药滴鼻剂。

(2)雾化吸入：可有芳香通窍、疏风的中药雾化液进行。

(3)理疗：鼻局部用超短波或红外线等物理治疗。

3. 针灸疗法

(1)体针：实证多选迎香、合谷、鼻通等为主穴，以风池、印堂、肺俞等为配穴，诸穴行针用泻法。

(2)灸法：主要适用于风寒外袭者，可选穴合谷、风池，用悬灸法。

(3)耳针：选鼻、鼻尖、额等穴，以王不留行籽贴压以上穴位。

(4)穴位注射：对有发热者，可选穴迎香、风池、合谷，药物可选柴胡注射液等。

4. 按摩疗法　鼻部按摩有疏通经络，畅通气血，宣通鼻窍的疗效。方法是用双手食指在鼻梁两侧或迎香穴按摩，或选取合谷、迎香等穴自我按摩。

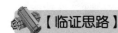

【临证思路】

中医治疗伤风鼻塞有一定的优势。伤风鼻塞为外感风邪所致，中医对于本病治疗强调驱散风邪，风寒者当疏风散寒、宣通鼻窍，风热者当疏风清热，宣通鼻窍。治法方面可以内服中药与外治法相结合。

本病为耳鼻喉科的急性疾病，若得到及时恰当的治疗，可在短时间痊愈。但若治疗不当，可发展为鼻窒、鼻渊等疾病。

治疗本病时应提醒患者注意正确的擤鼻方式，避免并发症的发生。

【病案赏析】

杨志仁医案

程某，女，22岁。1982年4月5日初诊。

鼻塞流脓涕多年。1981年10月19日曾在广州中医药大学第一附属医院鼻部照片显示为"双侧上颌窦炎症合并积液"，行上颌窦穿刺冲洗治疗，因穿刺时出血较多，患者恐惧而中断治疗。于1982年4月5日来诊。

诊查：感冒4天，脓样鼻涕较前增多，伴有咽痛、右侧头痛，咳嗽，舌尖红，苔白，脉数。

辨证：肺经肺热。

治法：清热祛风通窍。

处方：忍冬藤15g、连翘12g、蒲公英12g、板蓝根15g、车前子12g、花粉12g、桔梗9g、甘草 5g、法夏 9g、陈皮 5g、苍耳子 9g、白芷 9g、藿香 6g、苏梗 9g、枳壳 9g,3 剂,煎服。

二诊:4 月 9 日。症状减轻,续服下方药。

处方:苍耳子 9g、白芷 9g、藿香 6g、苏梗 9g、桔梗 9g、甘草 5g、桑叶 9g、杭菊花 9g、陈皮 5g、枳壳 9g、法夏 9g、瓜蒌皮 9g。

三诊:4 月 16 日。除右鼻仍塞,少许黏涕,头痛间发外,诸症皆除。

检查见:鼻黏膜淡红,右下鼻甲稍肿大,未见引流物,舌淡红,苔薄白,脉稍数。

处方:党参 9g、白术 6g、茯苓 12g、炙甘草 3g、陈皮 3g、香附 9g、生地黄 12g、女贞子 9g、怀山药 12g、白芷 9g、苍耳子 9g、桑寄生 15g,7 剂,煎服。

服上方药后头痛流涕消失,鼻塞仍未能完全消失。考虑到患者终日坐着低头工作,气血流通不畅,鼻塞日久,要彻底治愈除继续以上方加减治疗外,尚须锻炼身体,乃指导患者注意起居饮食。学习太极拳。患者听从指导坚持锻炼,胃纳精神均增强,至 1982 年 7 月鼻塞完全消失。

按语:此例为慢性鼻 - 鼻窦炎,初诊时急性发作,予以健脾养阴通窍之剂,又指导患者进行体育锻炼,使其气血流通而达痊愈之效。

(董建华.中国现代名中医医案精华(杨志仁医案)[M].北京:北京出版社,1990)

第四节 鼻 窒

鼻窒是指以反复、交替、间歇或持续性鼻塞为主要特征的慢性鼻病。鼻窒首见于《黄帝内经》,此后历代医家对本病的认识不断深入。

多由伤风鼻塞失治,或治疗不彻底,邪毒未清,滞留鼻窍为患。发病与肺、脾二脏功能失调密切相关,后期多与气滞血瘀有关。

【病案精选1】

[病史资料]

王某,男,40 岁。

主诉:经常鼻塞 5 年,加重半年。

现病史:患者 5 年前开始出现鼻塞,呈间歇性,经常自购鼻眼净(一种较强的血管收缩剂)滴鼻,未经系统诊治。随时间的推移,鼻塞逐渐加重,近半年来鼻塞呈持续性,用鼻眼净滴鼻后通气也未能明显改善,嗅觉减退,鼻涕不易擤出,头胀头痛不适,记忆力减退。

既往史:素来体健,否认有传染病、高血压、心脏病、糖尿病史。

体格检查:神清,精神可,舌质黯红,脉弦涩。

专科检查:鼻黏膜黯红,双下鼻甲肥大,呈桑椹样变,触之较硬实。鼻底见少许黏涕,中鼻道及嗅裂未见明显分泌物。

[辨治思路]

1. 主证分析 本病以长时间间歇性、持续性鼻塞为主要症状,符合中医"鼻窒"的诊断。西医诊断为慢性鼻炎。可进一步检查明确慢性鼻炎的诊断。

2. 证型分析 患者长期使用剧烈的血管收缩剂滴鼻,致使气血瘀阻鼻窍,邪毒久留不去,故间歇性鼻塞而逐渐转为持续性鼻塞;气血瘀阻致下鼻甲肿胀肥大,阻塞鼻窍,故嗅觉减退,鼻涕不易擤出;气血运行不畅,故头痛头胀,记忆力减退。舌质黯红,脉弦涩为血瘀之象。

3. 立法处方 证属邪毒久留、血瘀鼻窍,治宜行气活血,化瘀通窍。方用通窍活血汤加减。

桃仁 10g、红花 10g、赤芍 10g、川芎 10g、三棱 10g、莪术 10g、苍耳子 9g、辛夷花 9g、白芷 10g、石菖蒲 10g、蔓荆子 15g、菊花 15g。每日 1 剂,水煎 2 次,温服。嘱忌劳累及生冷饮食。

外治法利用内服中药煎煮时的蒸汽经鼻吸入,或用当归注射液、丹参注射液等性超声雾化经鼻吸入。

［辅助检查］

鼻内镜检查:鼻黏膜黯红,双下鼻甲肥大,呈桑椹样变,触之较硬实。鼻底见少许黏涕,中鼻道及嗅裂未见明显分泌物。鼻咽部未见占位性病变。

［转归及对策］

患者治疗 1 个月后,临床症状好转。

【病案精选 2】

患者邢某,男,45 岁。

主诉:反复鼻塞 3 年余。

现病史:患者近 3 年来出现鼻塞,呈间歇性加重,鼻涕白黏,时有喷嚏,遇风冷时鼻塞症状加重;全身有头昏头胀,倦怠乏力,少气懒言,食欲不振,自汗恶风,大便溏薄。

既往史:否认有传染病、高血压、心脏病、糖尿病病史。

体格检查:神清,精神可,舌淡,苔白,脉细弱。

专科检查:检查见双下甲肿胀,鼻中隔基本居中,鼻黏膜淡红,用麻黄素可收缩,各鼻道未见明显分泌物。

［辨治思路］

1. 主证分析 患者以反复间歇性鼻塞为主要症状,当属中医"鼻窒"范畴。西医诊断为慢性鼻炎。可进一步检查以明确慢性鼻炎的诊断。

2. 证型分析 四诊合参,患者当属肺脾气虚,邪滞鼻窍之证型。肺开窍于鼻,外合皮毛,肺气虚弱,清肃功能失司,邪滞鼻窍,故出现鼻塞,流白涕,鼻黏膜肿胀;卫外不固,不能抵御外寒,故恶风自汗,遇寒冷时症状加重;肺气不足,故少气懒言;脾气不足,则四肢倦怠乏力,食欲不振,大便溏薄。舌淡,苔白,脉细弱亦是肺脾气虚的证候。

3. 立法处方 辨证为肺脾气虚,邪滞鼻窍,治宜补益肺脾,散邪通窍。方选补中益气汤加减。党参 15g,黄芪 25g,白术 10g,炙甘草 10g,柴胡 5g,当归 10g,升麻 10g,陈皮 6g,苍耳子 9g,辛夷花 9g,白芷 12g。每日 1 剂,水煎 2 次,温服。嘱忌劳累及生冷饮食。

外治法可酌情选用滴鼻、吹鼻、雾化吸入、下鼻甲注射等。

［辅助检查］

鼻内镜检查:检查见双下甲肿胀,鼻黏膜淡红用麻黄素可收缩,各鼻道未见明显分泌物。

［转归及对策］

患者治疗 2 周后,临床症状明显改善。

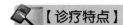【诊疗特点】

[诊断要点]

1. 病史 多有伤风鼻塞反复发作史。

2. 症状 以鼻塞为主要症状,鼻塞呈交替性、间歇性或持续性,部分患者可有嗅觉减退、头痛、头晕、咽部不适等症状。

3. 检查 早期见鼻黏膜色红,双下鼻甲肿胀,表面光滑,弹性好,触之柔软,对血管收缩剂敏感。日久则见双下鼻甲肥大,可呈桑椹样改变,弹性差,触之质硬,对血管收缩剂不敏感。

[辨证要点]

本病主要表现为鼻塞,鼻塞的原因可为实,可为虚。虚者,多为肺脾气虚;实者,或为肺热,或为血瘀。肺脾气虚者,一般遇寒则鼻塞加重,鼻黏膜色淡,鼻涕清稀或色白;肺热者,一般遇热则加重,鼻黏膜色红,鼻涕色黄;血瘀者,多呈持续性鼻塞,鼻黏膜色黯红,下鼻甲坚实。抓住以上特点,局部辨证和全身辨证相结合,就可以辨出其寒热虚实,明确治疗方向。

[治法方药]

1. 辨证论治

(1)肺经郁热:主要表现为鼻塞可呈交替性,时轻时重,涕黄量少;鼻黏膜色红,下鼻甲肿胀,表面光滑有弹性;可有咳痰黄黏稠或口干等;舌红、苔薄黄,脉数。治宜清热散邪,宣肺通窍。方用黄芩汤加减。

(2)肺脾气虚:主要表现为鼻塞时轻时重,可为交替性,涕白而黏;鼻黏膜色淡而肿胀;遇寒冷时症状加重,可伴有少气懒言,倦怠乏力,恶风自汗,咳嗽痰稀,纳呆便溏;舌淡,或有齿印、苔白,脉弱。治宜补肺健脾,散邪通窍。偏肺气虚者方用温肺止流丹加减;偏脾气虚者方用补中益气汤加减;若脾虚湿重者方用参苓白术散。

(3)气滞血瘀:主要表现为持续性鼻塞,鼻涕黏稠,嗅觉减退,头痛头胀;下鼻甲黯红肥厚,表面不平,可呈桑椹状、结节状或息肉样改变,弹性差;舌黯红或有瘀点,脉弦或涩。治宜行气活血,化瘀通窍。方用通窍活血汤加减。

2. 外治法

(1)滴鼻:可选用芳香通窍的中药制剂滴鼻。

(2)雾化吸入:用芳香通窍、活血消肿的中药液。

(3)吹鼻:可选用苍耳子散、碧云散等。

(4)理疗:鼻局部用超短波或红外线等物理治疗。

(5)手术治疗:对于下鼻甲肿胀增生硬实者,保守治疗无效者可行手术治疗。

3. 针灸疗法

(1)体针:多选迎香、印堂、上星、鼻通等为主穴,以百会、攒竹、肺俞、阳白、四白、足三里、脾俞等为配穴,辨证施予补泻手法。

(2)灸法:主要适用于虚证鼻渊。以迎香、中脘、足三里、百会、四白、三阴交等为主穴,肾俞、命门、肺俞、脾俞等为配穴。每次选取主穴及配穴各1~2穴,悬灸或隔姜灸。

(3)耳针:选内鼻、鼻尖、神门、额、肺、脾、肾等穴,以王不留行籽贴压以上穴位。

(4)穴位注射:可选取迎香、风池、合谷、足三里等穴,药物可选丹参注射液、当归注射液等。

(5)穴位贴敷:肺脾气虚者可用干姜、附子、甘遂等研粉,取少许撒在胶布上,敷贴与脾俞、肺俞、大椎、膏肓等穴位。

4. 按摩疗法　鼻部按摩有疏通经络,畅通气血,宣通鼻窍的疗效。方法是用双手食指在鼻梁两侧或迎香穴自我按摩。

【临证思路】

1. 中医治疗　鼻窒除了辨证服用中药外,还强调中医外治法的使用。鼻窒是中医的优势病证,可以用于治疗鼻窒的外治法有很多,包括滴鼻、中药熏洗、针刺、耳针、穴位贴敷等,中医外治治疗鼻窒具有简、验、效、廉的优点。

2. 鼻窒的病程　一般超过3个月,病程较长,久病必瘀,所以鼻窒的中药使用方面可以适当加入一些活血通窍的药物,比如常选用的药物有:川芎、白芷、香附、路路通、当归、桃仁、红花、丹参、毛冬青等。

【病案赏析】

1. 王德鉴医案

患者陈某,男,26岁。1990年12月25日初诊。患者持续性鼻塞1年余,尤以夜间为甚,流白稠涕,量少,伴面色苍白,易感冒。检查:双下鼻甲肥厚、肿胀,鼻黏膜淡红,未见明显分泌物。舌淡,苔白,脉细。诊断为鼻窒。

辨证:肺气不足,邪滞鼻窍。

治法:补肺益气,通散鼻窍。

处方:黄芪25g,白术、升麻、红花、防风各10g,苍耳子、辛夷花、白芷、泽泻各12g,茯苓、麦门冬各15g,5剂,水煎服,日1剂。

1991年1月4日二诊,服药后鼻塞症状减轻,夜间鼻塞不明显,鼻涕减少,色淡白,因感冒有少许咳嗽,舌脉如前。

检查见双下鼻甲稍肿大,黏膜淡红。

处方:黄芪30g,防风、辛夷花、前胡各10g,百部、藿香、苍耳子、菊花、白术各10g,芦根15g。

继服5剂,鼻塞消失,无流涕,无咳嗽。检查见双下鼻甲不大,鼻黏膜淡红,无分泌物。

按语:鼻窒是以慢性鼻塞为特点的慢性鼻病,多为肺气不足,祛邪无力,余邪滞留鼻窍而成。王老取玉屏风散合苍耳子散加红花活血通窍,升麻升发阳气,麦门冬清养肺阴,茯苓、泽泻健脾利湿进行治疗。二诊患者因肺气不固,感冒而致咳嗽,故加前胡、百部止咳祛痰,杭菊花既可制玉屏风散合苍耳子散之偏温,又能升清解毒。辨证用药有的放矢,故获佳效。

(罗晖,刘森平.王德鉴教授运用玉屏风散合苍耳子散治鼻病经[J].

新中医,1993,25(12):3)

2. 干祖望医案

王某,女,38岁,工艺装备厂工人。1991年10月21日初诊。

鼻塞多年,往往遇寒则作,温则缓,嗅觉接近消失,受寒则清涕滂沱,长期呈阻塞性鼻音,鼻塞严重时头痛,努力擤鼻涕时耳中轰鸣及暂时性失听。

检查:下鼻甲稍肥大,对收缩剂收缩不敏感。鼻咽检查未见异常。舌质淡苔薄,脉细。

处方：柴胡 3g、升麻 3g、黄芪 10g、防风 10g、白术 6g、细辛 3g、茯苓 10g、淫羊藿 10g、甘草 3g。水煎服 7 剂。另用细辛 6g、皂角刺 6g，水煎熏鼻窍。

1991 年 10 月 30 日二诊。服药后鼻塞减轻，失嗅依然无改善，阻塞性鼻音仍有。鼻涕清而难擤。

处方：内服：升麻 3g、柴胡 3g、桑白皮 10g、路路通 10g、石菖蒲 3g、辛夷花 6g、益母草 10g、淫羊藿 10g、荜茇 6g、红花 6g，煎服 14 剂。外用：细辛 6g、皂角刺 6g，6 剂，水煎熏鼻窍。

1991 年 12 月 3 日三诊，阻塞性鼻音明显改善，入暮仍有些堵塞，对浓郁气味偶可闻及。涕少但难擤。

处方：内服：黄芪 10g、党参 10g、柴胡 3g、升麻 3g、紫河车 10g、石菖蒲 3g、白术 6g、怀山 10g、茯苓 10g、红花 6g、仙茅 6g，煎服 7 剂。外用：皂角刺 5g、蔓荆子 10g、细辛 6g，4 剂，水煎服熏鼻窍。

治疗后鼻塞及阻塞性鼻音基本缓解，可闻及大部分香味。

（干祖望．临床中医干祖望［M］．北京：中国中医药出版社，2001）

第五节 鼻 槁

鼻槁是以鼻内干燥、黏膜萎缩、鼻腔宽大为主要特征的鼻病。如鼻气腥臭者，又称臭鼻证。鼻槁发展缓慢，女性多见，并且在月经期或怀孕期，症状更加明显；生活工作在干寒区或干燥环境中的人发病较多，其症状秋冬季节比春夏季节为重。鼻槁首见于《灵枢·寒热纲》："皮寒热者，不可附席，毛发焦，鼻槁腊，不得汗"，此后历代医家对本病的认识不断加深。

本病有内外虚实之分，内因多以肺脾肾虚损为主，外因多为燥热邪毒侵袭，导致伤津耗液，鼻失滋养，黏膜干枯萎缩而为病。

【病案精选 1】

[病史资料]

蔡某，女，36 岁，职员。初诊日期：2015 年 7 月 13 日。

主诉：鼻腔干燥伴咽干、唇干 2 年，加重 2 月余。

现病史：患者于 2 月前无明显诱因出现鼻腔渐进性干燥，伴有咽干、唇干，口渴欲饮，天气炎热、久居空调室内明显加重，近 2 月，患者自觉上述症状加重，平素月经量少，畏寒，纳眠可，大便干，小便调。

既往史：一向体健，否认传染病史及遗传病史。

体格检查：神清，精神可，舌体小，舌质红、苔微黄，脉细涩。

专科检查：鼻腔干燥，黏膜色黯，双侧下鼻甲萎缩，鼻腔宽大，中鼻道内有少量黄色脓干痂。

[辨治思路]

1. 主证分析　患者鼻腔干燥伴咽干、唇干 2 年，加重 2 月余。天气炎热、久居空调室内明显加重，符合鼻槁的诊断。属于西医之萎缩性鼻炎。

2. 证型分析　四诊合参，患者当属肺肾阴虚型。肺肾阴虚，阴虚内燥，津液不足，机体失于润养,故见鼻腔干燥、咽干、唇干,天热或空调室内干燥之处多使病症加重;鼻窍濡养缺乏日久,则见鼻甲萎缩,鼻腔宽大;阴虚生热,炼液成瘀,瘀结鼻窍,故见中鼻道黄色脓痂覆盖,黏膜色黯;肾阴不足,则经血乏源,月经量少;阴损及阳,失于温煦,故素体畏寒;舌体小,舌质红、苔微黄,脉细涩,皆为肺肾阴虚之佐证。

3. 立法处方　证属肺肾阴虚,治宜养阴润燥化瘀。方用百合固金汤加减。

百合 20g、生地 10g、熟地 10g、玄参 15g、川贝 15g、麦冬 15g、桔梗 5g、生甘草 5g、当归 15g、丹参 20g、地龙 15g、五味子 10g、法夏 9g,7 剂,日 1 剂,水煎 2 次,温服。嘱忌劳累及忌食辛辣。

方取百合、生地、熟地养阴生精、润肺滋肾;麦冬助百合以养肺阴,清肺热,玄参助生熟地以益肾阴,降虚火;因患者月经稀少,同时阴血不分家,配以入血分之药,当归补血养阴,同时合丹参、地龙不温散;川贝润肺化痰,法夏燥湿化痰而不生热;生甘草与五味子酸甘化阴;桔梗引药上行鼻窍。

外治法予雾化吸入等。

[辅助检查]

患者行鼻内镜检查见鼻腔干燥,黏膜色黯,双侧下鼻甲萎缩,鼻腔宽大,中鼻道内有少量黄色脓痂。

[转归及对策]

患者经 3 个月治疗后,临床症状改善明显。随访 3 个月未再加重。

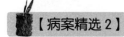
【病案精选 2】

[病史资料]

沈某,女,40 岁,工人。初诊日期:2016 年 4 月 8 日。

主诉:失嗅 30 余年。

现病史:患者于 30 余年前无明显诱因出现嗅觉丧失,无鼻塞,无流涕,无鼻腔干燥感,无鼻腔异味,无头痛,一直未予重视,纳眠一般,小便可,大便稀。

既往史:否认传染病史,否认高血压、心脏病、糖尿病史。

家族史:母亲有相似失嗅病史,未行治疗,子女未见相似情况。

体格检查:精神尚可,消瘦,营养不良。舌淡白、苔少,脉虚弱。

专科检查:鼻腔宽大干燥,鼻黏膜黯红,未见明显分泌物。

[辨治思路]

1. 主证分析　患者失嗅 30 余年。鼻腔检查见鼻腔宽大干燥,鼻黏膜黯红,未见明显分泌物。符合鼻槁的诊断。西医诊断为萎缩性鼻炎。

2. 证型分析　四诊合参,患者当属脾气虚弱之证型。患者脾气虚弱,后天之本匮乏,鼻窍失养,故见鼻腔宽大干燥,未见明显分泌物;气虚则运行乏力,气虚血瘀,故见黏膜黯红;嗅觉有赖于气血的供养,气血不足,则黏膜萎缩,嗅觉减退;脾虚失运,故见大便稀,消瘦,营养不良,舌淡白、苔少,脉虚弱,皆为脾气虚弱之佐证。

3. 立法处方　证属脾气虚弱,治宜健脾益气,补气养血。方用补中益气汤加减。

黄芪 30g、炙甘草 15g、当归 15g、陈皮 10g、升麻 10g、党参 20g、白术 30g、柴胡 15g、枳壳 10g、三七 10g、通草 5g,每日 1 剂,水煎 2 次,温服。嘱勿进食生冷、辛辣刺激、肥甘厚腻之品。

方取黄芪、炙甘草、党参补气养血;当归补血养阴;陈皮、白术健脾益气又不碍脾,升麻、柴胡升提少阳、阳明之气;三七性温,可活血化瘀;通草使诸药补而不滞,行周身而不伤气。

外治法予雾化吸入、润燥滴鼻液等。

[辅助检查]

行鼻内镜检查见鼻腔宽大干燥,鼻黏膜黯红,鼻腔黏膜萎缩,未见明显分泌物。

[转归及对策]

本例患者病程长,且未能及时就医,嗅觉完全恢复可能较小,可通过予中药治疗改善鼻腔内部环境,经过如上3月余的治疗,患者临床症状日益改善。

【诊疗特点】

[诊断要点]

1. 病史　可有有害粉尘、气体长期刺激史,长期处于干燥环境,长期处于营养不良状态。

2. 症状　以鼻内干燥,甚则鼻咽干燥感,可有灼热微痛,鼻塞,嗅觉减退,鼻气腥臭,脓涕鼻痂多为主要症状。部分患者可见鼻出血、头痛、头晕等症状。

3. 检查　鼻腔检查可见鼻腔宽大,鼻黏膜萎缩,鼻道内见有黄绿色浓稠鼻涕或有黑褐色鼻痂,自幼发病的患者可影响鼻部发育而呈鞍鼻,鼻梁宽而平。

[辨证要点]

鼻槁多为肺、脾、肾的三脏功能虚损或由外邪入侵导致鼻窍失养,有实证虚证之分。以虚证多见,虚证多为肺阴亏虚、脾气虚弱,此外肺肾阴津相互滋养,肾阴为一身阴液之根本,若耗损过度,亦可导致肾精亏虚,发为本病。肺阴亏虚者多在气候干燥季节症状明显,伴有肺系干燥的表现;脾气虚弱者,鼻涕浓稠腥臭症状突出,伴见脾失健运的表现。对于以上要点,首要辨明本病的寒热虚实,其次辨病位归于何脏腑,再结合全身兼症,便可正确辨证。

[治法方药]

1. 辨证论治

(1)肺阴亏虚:主要表现为鼻内灼热疼痛干燥,嗅觉减退,可有血丝涕,鼻痂多,在气候干燥季节,症状更加明显;鼻黏膜萎缩;患者常有咽痒、咽干、咳嗽,讲话乏力等;舌红、少苔,脉细数。治宜养阴润燥,清热散邪。方选清燥救肺汤加减。若见肺肾阴虚之象,则宜润补肺肾,可选百合固金汤加减。

(2)脾气虚弱

主要表现为鼻内干燥,可有鼻涕,鼻气腥臭;鼻黏膜萎缩;可有头重头痛,疲乏少气,食少腹胀,大便时溏,唇舌淡白、苔白,脉缓弱。治宜补中益气,养血润燥。方选补中益气汤合四物汤加减。

2. 外治法　可用复方薄荷油等油剂进行滴鼻治疗;或用温生理盐水或温开水进行鼻腔冲洗治疗。

3. 针灸疗法　体针可选迎香、素髎、禾髎等;灸法可选百会、足三里等;穴位埋线则可选足三里等穴位。

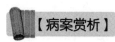

鼻槁病程多顽固缠绵,治疗困难,中医治疗对改善鼻槁的症状有相当的优势,本病当以"养""润"为法,中医通过调和肺、脾、肾三脏之阴阳,从而达到滋养鼻窍的目的。经过系统的中医治疗,多数患者可以取得良好的疗效。鼻槁的中医治疗除了内服中药,以温生理盐水清洗鼻腔也是必要的,所谓"去瘀生新",鼻窍枯槁日久,痂皮丛生,郁结于里,而成瘀,故治疗上常常配合活血化瘀的方法联合治疗,同时滋养润燥的滴鼻液对于保护鼻腔干燥的黏膜也有一定的作用,带有少许辛香的滴鼻液可起到通窍的效果。临床上往往考虑配合针灸、穴位埋线等中医传统疗法,共同达到滋养润燥、行气活血的目的。在积极治疗的同时,鼓励患者锻炼身体,增强体质对疾病的预后也有着重要的作用,应嘱咐患者避免久留于高温、干燥、多粉尘的环境,增强营养,保持鼻腔清洁,禁止使用含血管收缩剂的滴鼻液。

【病案赏析】

熊大经医案

王某,男,74 岁。2005 年 7 月 6 日初诊。

左鼻腔经常干燥伴有黏涕、鼻塞 10 年,加重 4 月。嗅觉减弱,偶有头晕耳鸣。

检查:双侧鼻腔较宽大,左侧明显;双侧鼻腔肌膜干燥色红;双下甲萎缩左侧为甚;左侧中鼻道有少量黏性分泌物。舌红苔微黄,舌体较小,脉细弦。

辨证:肺肾阴虚,应润补肺肾、滋阴通窍。

处方:南沙参 20g、麦冬 20g、花粉 20g、丹参 20g、五味子 10g、怀山药 30g、地龙 20g、瓜蒌 10g、黄芪 30g、云苓 20g。6 剂,日 1 剂,水煎服。

二诊:2005 年 7 月 13 日。患者述鼻腔干燥好转,通气改善,余无特殊。

辨证:症状改善,补肾滋阴,化痰散结。

处方:原方去瓜蒌、丹参,加枸杞 20g、浙贝 10g,6 剂。

三诊:2005 年 7 月 20 日。患者鼻腔黏涕明显减少,鼻塞明显减轻。

辨证:以原方的药物而达金水相生的目的。

处方:二方去浙贝,予 10 剂巩固治疗。

（陈炜.熊大经教授辨治鼻槁经验[J].四川中医,2007(3):7-8.）

第六节 鼻 鼽

鼻鼽是以突然和反复发作的鼻痒、喷嚏、鼻流清涕为主要特征的鼻病。本病可以常年发作,也可以为季节性发作,和生活环境密切相关,发病率逐年增高,以青壮年为主,且有低龄化趋势。本病又有"鼽嚏""鼽水"等病名。鼽嚏在西周《礼记·月令》中有所记载,"季秋行夏令,则其国大水,冬藏殃败,民多鼽嚏",指出本病的病因之一为气候反常。此后历代医家对本病的认识不断丰富。

本病发病内因多为脏腑虚损,正气不足,卫表不固;外因多因感受风邪、寒邪或异气之邪,肺气不能宣降而致。发病与肺脾肾三脏关系密切,多为本虚标实之证。

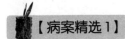【病案精选1】

［病史资料］

吴某,男,44岁,工人。初诊日期:2015年2月27日。

主诉:反复鼻痒、流清涕7年余。

现病史:患者7年前无明显诱因出现鼻痒、流清涕、喷嚏、鼻塞,平素畏风怕冷,眼睛发痒,胸脘痞闷,头昏胀闷,倦怠乏力,食少纳呆,小便可,大便溏,睡眠尚可。

既往史:否认传染病史及遗传病史。

体格检查:神清,精神可,舌淡红,苔白腻,脉缓。

专科检查:鼻黏膜淡红,下鼻道见多量水样分泌物。

［辨治思路］

1. 主证分析　患者鼻痒、流清涕7年余,涕清量多,喷嚏、鼻塞,符合鼻鼽的诊断。属于西医之变应性鼻炎。可进一步检查明确变应性鼻炎的诊断。

2. 证型分析　四诊合参,患者当属脾气虚弱之证型。脾虚则气血生化不足,故见鼻黏膜淡红;卫外不固,外邪侵犯,正邪相搏,则鼻痒、喷嚏频作,平素畏风怕冷;气虚则运化失施,水液失常,鼻流清涕量多,下鼻道见多量水样分泌物;食少纳呆,大便溏;气虚又致气滞,故见鼻塞,胸脘痞闷,头昏胀闷。脾虚气滞,故见舌淡红、苔白腻,脉缓。

3. 立法处方　证属脾气虚弱,治宜健脾益气,宣肺通窍。方用补中益气汤合苍耳子散加减。

黄芪30g、党参15g、白术10g、炙甘草10g、陈皮6g、升麻10g、柴胡10g、辛夷(包煎)9g、炒苍耳子9g、白芷10g、防风10g、醋五味子6g、葶苈子(包煎)10g、黄芩10g,7剂,日1剂,水煎2次,温服。嘱忌劳累及饮食生冷。

方取黄芪、党参、白术、炙甘草健脾补中;辛夷、苍耳子、白芷、防风辛温透邪疏风;醋五味子酸敛而使不发散太过;加黄芩以防温燥之药生热;陈皮燥湿化痰;加苦寒之葶苈子反佐辛温;升麻、柴胡升阳同时为阳明、少阳之引经药;外治法选大椎、百劳穴行穴位贴敷。

［辅助检查］

患者行鼻内镜检查见双下鼻甲淡红肿胀,双下鼻道见多量水样分泌物,鼻咽部正常。变应原检查螨虫阳性。

［转归及对策］

患者经1周治疗后,临床症状缓解后继续使用中药调理,随访3个月发作次数减少。

【病案精选2】

［病史资料］

梁某,女,29岁,职员。初诊日期:2014年2月14日。

主诉:反复鼻痒、喷嚏、流清涕6月余,鼻塞加重1月。

现病史:患者于6月余前无明显诱因出现鼻痒、喷嚏频作,清涕如水,量多,伴鼻塞等症状,曾多次自行用药,以外用鼻用激素为主,能缓解症状,但反复发作。近1月来症状有所加重,自觉鼻塞明显,遇风冷或食冷则如上症状更剧;全身有头昏头胀,气短乏力,声微懒言,自汗恶风等,纳呆,眠可,大便黏,小便可。

既往史:否认传染病史,否认高血压、心脏病、糖尿病史。

体格检查:神清,发育正常,营养中等。舌淡、苔薄白,脉缓弱。专科检查:鼻黏膜色淡白、肿胀,双侧下鼻甲肥大,下鼻道见多量水样分泌物。

[辨治思路]

1. 主证分析　患者反复鼻痒、喷嚏、流清涕6月余,鼻塞加重1月。鼻腔检查见鼻黏膜色淡白、肿胀,下鼻甲肥大,下鼻道见多量水样分泌物,符合鼻鼽的诊断。西医诊断为变应性鼻炎。

2. 证型分析　四诊合参,患者当属肺脾气虚之证型。患者肺气虚弱,外邪易犯,正邪相争,故见鼻痒、喷嚏频频;肺卫不固,故见自汗恶风;肺不布津,水湿阻肺,故鼻涕清稀如水,量多,下鼻道见多量水样分泌物;肺气虚损常伴气滞不行,故见鼻塞,鼻窍不通,故见嗅觉减退;肺脾相关,肺脾气虚,则见气短乏力,声微懒言;运化失施,则水湿上犯清阳之处,头昏头胀;脾虚湿滞,则见纳呆,大便黏;正虚邪滞,水湿凝聚脉络,故鼻黏膜色淡肿胀,下鼻甲肥大。舌淡、苔薄白,脉缓弱,亦为肺脾气虚之象。

3. 立法处方　证属肺脾气虚,治宜益肺健脾,疏风通窍。方用玉屏风散加小青龙汤加苍耳子散加减。

蜜麻黄5g、白芍10g、炙甘草10g、桂枝10g、醋五味子10g、法半夏9g、黄芪30g、白术10g、防风10g、薄荷(后下)6g、白芷15g、辛夷(包煎)9g、茯苓15g、川芎10g,每日1剂,水煎2次,温服。嘱勿进食生冷或辛辣刺激之品。

方取黄芪、白术、炙甘草补中益气,健脾补肺;蜜麻黄、桂枝、薄荷、白芷、辛夷辛温辛凉并用,宣肺通窍;白芍、醋五味子酸收以防辛散太过;因患者清涕量多,用半夏燥湿化痰,茯苓化湿健脾;川芎辛温走窜,加强通窍之效,同时使补益诸药补而不滞。中成药予鼻渊舒口服液。

外治法予雾化吸入。

[辅助检查]

患者行鼻内镜检查见鼻黏膜色淡白、肿胀,双侧下鼻甲肥大,下鼻道见多量水样分泌物,鼻咽部正常。变应原检查螨虫、豚草花粉等阳性。

[转归及对策]

经过如上2月余的治疗,患者症状明显减轻,发作次数日渐减少。

【诊疗特点】

[诊断要点]

1. 病史　可有个人或家族过敏性疾病史。

2. 症状　主要症状为突然和反复发作的鼻痒、喷嚏、流清涕。部分患者可有鼻塞,嗅觉减退,眼睛发痒,哮喘等症状。

3. 检查　①鼻腔检查:鼻黏膜淡白、苍白、淡红或淡紫,双下鼻甲水肿明显,鼻腔常见水样清涕。②变应原检查:有特异性皮肤点刺试验、鼻黏膜激发试验和体外特异性IgE检测三种方法。

[辨证要点]

鼻鼽多为肺、脾、肾的功能失调所致,有实证虚证之分,以虚证居多。实证多为热证,以肺经蕴热多见,常为肺经素有郁热或感受风热者。虚证多为肺虚、脾虚、肾虚,肺虚多夹外邪,脾虚可致生化乏源,肾虚多为阳气不足。肺气虚寒者,鼻痒,喷嚏频作,畏风怕冷,鼻黏膜淡白;脾气虚弱者,鼻黏膜肿胀明显,兼见脾运失施的表现;肾阳不足者,清涕如水,鼻黏膜苍白水肿,兼见肾阳失于温煦的表现。对于以上要点,首要辨明本病的寒热虚实,其次辨病位归于何脏腑,再结合全身兼症,便可正确辨证。

[治法方药]

1. 辨证论治

(1)肺气虚寒:主要表现为突发的鼻痒,喷嚏,流清涕,鼻塞;鼻腔有水样分泌物,鼻黏膜淡白;易患感冒,平素畏风怕冷,自汗,气短乏力,咳嗽痰稀,面色苍白,舌淡、苔薄白,脉虚弱。治宜温肺益气,祛风散寒。方选小青龙汤加减。若本病合并哮喘者,除重用麻黄外,还可加地龙、百部等,亦可用玉屏风散合苍耳子散或温肺止流丹。

(2)脾气虚弱:主要表现为鼻痒,喷嚏,鼻塞;鼻黏膜色淡白,肿胀明显;少气懒言,四肢困倦,食少纳呆,腹胀,大便溏;舌淡、舌体胖、边有齿印,脉细弱。治宜健脾益气,升阳通窍。方选补中益气汤加减。小儿多为肺脾气虚,用药不宜过温燥,可用四君子汤合苍耳子散加减。

(3)肾阳不足:主要表现为鼻痒,喷嚏频频,清涕如水样;鼻黏膜水肿苍白,鼻腔有较多量的水样清涕;神疲乏力,形寒肢冷,耳鸣遗精,夜尿清长;舌淡、苔白,脉沉迟。治宜温补肾阳,固肾纳气。方选肾气丸加减。若清涕如水样,长流不止者可用真武汤;若属肺肾阳虚者,可用麻黄附子细辛汤。

(4)肺经蕴热:主要表现为突发的鼻痒,喷嚏,流清涕,鼻塞;鼻黏膜红肿;口干口臭,烦热,咽痒、咳嗽,大便干结;舌红、苔白或黄,脉数。治宜清宣肺气,通利鼻窍温肺固表,散寒通窍。方选辛夷清肺饮加减。

2. 外治法　可用芳香通窍的中药滴鼻或中药粉剂吹鼻。

3. 针灸疗法

(1)体针:可选风池、风府、迎香、合谷为主穴,肺俞、肾俞、脾俞、上星等为配穴,行针用补法。

(2)灸法:可选百会、合谷、足三里、三阴交、涌泉等穴,悬灸或隔姜灸。

(3)耳针:可选内鼻、外鼻、肺、脾、肾、神门等穴,以王不留行籽贴压以上穴位。

(4)穴位注射:可选足三里、风池、合谷等穴,药物可选黄芪注射液、当归注射液等。

(5)穴位贴敷:可选取肺俞、脾俞、肾俞、大椎等穴进行治疗。

4. 按摩疗法　以双手食指在鼻梁两侧进行来回摩擦,每次3分钟,早晚各1次。

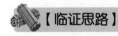【临证思路】

本病的治疗主要是通过调和脏腑阴阳,达到治疗效果。经过系统的中医治疗,多数患者可以取得较满意的疗效。鼻鼽的中医治疗以辨证内服中药为主,还可配合鼻丘割治疗、针灸、耳针、穴位注射、穴位敷贴等疗法。

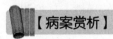【病案赏析】

王士贞医案

患者,女,39岁。2013年12月13日初诊。

反复阵发性鼻痒、喷嚏、流清涕、鼻塞10年,为常年发病,发病时伴眼痒、头晕头痛,恶风,大便溏,胃纳一般。

检查:双下鼻甲淡红,肿胀,少许水样涕。舌质淡,苔白,脉细。变应原测试:尘螨(++)。

辨证:肺脾气虚型,治以补益肺脾,祛风通窍为法,

处方:五指毛桃30g、党参15g、茯苓15g、白术10g、防风10g、辛夷花10g、白芷10g、蝉蜕10g、地龙10g、炙甘草6g、砂仁10g、诃子10g、干姜10g。7剂,每日1剂,水煎服。

二诊:2013年12月20日。自觉鼻鼽症状减轻,有少量痰,大便变软,胃纳一般。

检查:双下鼻甲淡红肿胀。舌质淡,苔白,脉细。

处方:原方去干姜,加法半夏10g、陈皮6g,佐以化痰,中药每日1剂,水煎服,共7剂。

三诊:2013年12月27日。自诉鼻鼽偶发,不影响生活,胃纳一般,二便调。

检查:双下鼻甲淡红肿胀,无引流。舌质稍红,苔白,脉细。

处方:前方去法半夏、陈皮,加山药30g,每日1剂,水煎服,共7剂。

患者症状基本消除,本次汤药服完之后嘱口服成药玉屏风颗粒1包,每日3次,共2个月,以巩固疗效。

按语:本患者鼻鼽反复发作数年,平素便溏、恶风,辨证为肺脾气虚证,因脾胃虚寒明显,先以五指毛桃四君子汤加味合理中丸治疗,药后有效,复诊仍以补脾为主,培土生金,补脾即补肺。正因为治法对证,方药对法,因此疗效显著。之后,玉屏风颗粒也是补益肺脾之方药,缓以固其根本。

(刘春松.王士贞教授运用"补脾法"治疗虚寒型鼻鼽的经验[J].
广西中医药,2015(4):43-44.)

第七节 鼻 渊

鼻渊是以鼻流浊涕,量多不止为主要特征的鼻病。多伴有鼻塞、头痛、嗅觉减退等症状,气候变化时容易发病。本病又有"脑崩""脑漏""脑泻"等病名。鼻渊首见于《素问·气厥论》,此后历代医家对本病的认识不断深入。

本病病因病机可分为虚实两大方面。实证起病急,病程短;虚证病程长,缠绵难愈。实证多为外邪侵袭,肺、脾胃、肝胆等脏腑失调,郁热或湿热上蒸鼻窍而为病;虚证多因久病肺脾气虚,湿浊邪气上蒙鼻部清窍所致。

【病案精选1】

[病史资料]

张某,男,25岁,快递员。初诊日期:2007年7月5日。

主诉:鼻塞流脓涕6日。

现病史:患者6日前感冒后出现鼻塞较重,流脓涕,黄黏量多,嗅觉减退,头昏闷胀;全身有倦怠乏力,胸脘痞闷,食少纳呆,小便黄赤,睡眠尚可,曾在外院治疗3日(具体不详),但未见明显好转。

既往史:一向体健,否认传染病史及遗传病史。

体格检查:神清,精神可,舌红,苔黄腻,脉滑数

专科检查:鼻黏膜红肿较甚,中鼻道可见黏脓性分泌物。前额及鼻根处有压痛。

[辨治思路]

1. 主证分析　患者鼻塞流脓涕6日,涕黄黏量多,并有嗅觉减退,头昏闷胀等符合鼻渊的诊断。属于西医之鼻窦炎。可进一步检查明确鼻窦炎的诊断。

2. 证型分析　四诊合参,患者当属脾胃湿热之证型。脾胃湿热,循经上犯鼻窍,熏灼鼻窍黏膜,湿浊化腐成脓而有鼻流脓涕,黄黏量多,中鼻道可见较多脓性分泌物。湿热上蒸,壅塞清窍,所以鼻塞较重、嗅觉减退,头昏闷胀。湿盛则肿,热盛则红,湿热之邪滞留鼻窍,壅阻气血,故鼻黏膜红肿较甚,且头面部有压痛。脾胃湿热,所以见倦怠乏力,胸脘痞闷,食少纳呆,小便黄赤,舌红、苔黄腻,脉滑数。

3. 立法处方　证属脾胃湿热,治宜清热利湿,化浊通窍。方用甘露消毒丹合苍耳子散加减。

藿香15g、石菖蒲15g、白豆蔻10g、薄荷6g(后下)、滑石30g、绵茵陈15g、黄芩10g、木通10g、连翘15g、苍耳子9g、白芷10g、辛夷9g、鱼腥草15g、法半夏9g、瓜蒌15g、甘草6g,每日1剂,水煎2次,温服。嘱忌劳累及饮食生冷。

方取苍耳子散宣肺散邪,芳香开窍;藿香、石菖蒲、白豆蔻、薄荷芳香化浊,行气醒脾;滑石、茵陈、黄芩、连翘、木通清热利湿;因患者鼻涕黄黏,量多不止者,故可加鱼腥草、半夏、瓜蒌以清热散结除涕。

外治法予雾化吸入、超短波理疗等。

[辅助检查]

患者行鼻内镜检查见双下鼻甲充血,双中鼻道见引流未见息肉等新生物,鼻咽正常。

[转归及对策]

患者经1周治疗后,临床症状消失。随访3个月未见复发。

【病案精选2】

[病史资料]

赵某,男,40岁,商人。初诊日期:2011年10月11日。

主诉:鼻塞流脓涕反复发作3年,加重2个月。

现病史:患者于3年前无明显诱因下出现鼻塞流脓涕等症状,曾多次就诊治疗,口服抗生素及外用鼻用激素为主,能缓解症状。近2个月来症状有所加重,鼻塞,鼻涕白黏量多,有喷嚏,嗅觉减退,遇风冷则如上症状加重;全身有气短乏力,声微懒言,头昏头胀,自汗恶风,咳吐白黏痰等,纳眠可,二便调。

既往史:否认传染病史,否认高血压、心脏病、糖尿病史。

体格检查:神清,发育正常,营养中等。舌淡、苔薄白,脉缓弱。

专科检查:鼻黏膜色淡肿胀,鼻中隔稍向左偏曲,中鼻甲肥大,中鼻道见白黏分泌物;

[辨治思路]

1. 主证分析　患者鼻塞流脓涕反复发作3年,加重2个月,鼻腔检查见鼻黏膜色淡肿胀,鼻中隔稍向左偏曲,中鼻甲肥大,中鼻道见白黏分泌物等,所以本病属于鼻渊。西医诊断为鼻窦炎。

2. 证型分析　四诊合参,患者当属肺气虚寒之证型。患者肺气虚弱,寒湿之邪滞于鼻窍,蒙蔽清阳,所以有鼻塞,鼻涕白黏量多,嗅觉减退,头昏头胀;正邪相争,故有喷嚏;正虚邪滞,寒湿之邪凝于脉络,故鼻黏膜色淡肿胀,中鼻甲肥大。肺气虚弱,卫表不固,所以有自汗恶风,症状遇风冷加重。肺气虚寒,故声微懒言,气短乏力,咳吐白黏痰,舌淡、苔薄白,脉缓弱。

3. 立法处方 证属肺气虚寒,治宜温肺固表,散寒通窍。方用温肺止流丹合玉屏风散、苍耳子散加减。

党参 30g、荆芥 10g、细辛 3g、诃子 10g、甘草 6g、桔梗 10g、鱼腥草 10g、黄芪 30g、白术 10g、防风 10g、苍耳子 9g、白芷 10g、辛夷 9g,每日 1 剂,水煎 2 次,温服。嘱勿进食生冷或辛辣刺激之品。

方用党参、诃子、甘草补肺敛气,荆芥、细辛疏散风寒,鱼腥草、桔梗散结除涕;玉屏风散益气固表,疏风散寒。苍耳子散宣通鼻窍。

中成药予加味苍耳子丸、玉屏风颗粒。

外治法予雾化吸入、超短波理疗、负压置换疗法等。

[辅助检查]

患者鼻渊病史 3 年,近日加重,可行鼻内镜检查及鼻部 CT 检查以进一步明确诊断及病变范围。

[转归及对策]

本例患者经过鼻内镜检查未见鼻腔有息肉等新生物,CT 检查除鼻中隔轻度偏曲外无其他解剖异常,双上颌窦、筛窦炎性改变,可暂时排除手术的治疗方式。经过如上中医内外治相结合 1 月余的治疗,患者临床症状明显改善。

【诊疗特点】

[诊断要点]

1. 病史 多有伤风鼻塞及过度疲劳等病史。

2. 症状 鼻流脓涕,量多不止为本病的主要症状。常伴有鼻塞、嗅觉减退等症状。症状可为一侧,但两侧常同时发生。部分患者头痛明显,并且局限于颌面部、鼻根部、前额、头顶部、眼球后或枕后部等,叫有一定时间规律。

3. 检查 ①鼻腔检查:鼻甲肥大,鼻黏膜红肿。中鼻道、嗅裂等处可见脓涕。病程较久者可见中鼻甲处息肉样变或中鼻道有息肉。②颌面、前额或鼻根等部位或有红肿压痛,实证鼻渊明显。③鼻窦影像学检查可协助诊断。④上颌窦穿刺冲洗有助于了解上颌窦有无病变。

[辨证要点]

鼻渊多为肺、脾胃、胆的功能失调所致的湿浊困阻鼻窍,有寒热虚实之分。实证多为热证,病程较短,可为肺经风热、胆腑郁热、脾胃湿热等。风热外袭者多有外感病史;胆腑郁热者,可有头痛较重,鼻涕黄稠;脾胃湿热者,多有鼻涕黄稠而量多。虚证多为肺虚、脾虚,肺虚多兼寒,脾虚可生湿,湿可化热。肺气虚寒者,鼻涕稀薄,鼻黏膜色淡;脾气虚弱者,鼻涕一般为黏稠色白量多。对于以上要点,首要辨明本病的寒热虚实,其次辨病位归于何脏腑,再结合全身兼症,便可正确辨证。

[治法方药]

1. 辨证论治

(1)肺经风热:主要表现为鼻塞,鼻涕量多,黏稠,嗅觉减退,头痛;鼻黏膜红肿明显,中鼻道或嗅裂处可见黏性或脓性分泌物。颌面、前额及鼻根等部位可有压痛;全身可见发热恶风,咳嗽痰多;舌红、苔薄黄,脉浮数。治宜疏风清热,宣肺通窍。方选银翘散合苍耳子散加减。

(2)胆腑郁热:主要表现为鼻塞,鼻流脓涕,黄稠量多,或有臭味,嗅觉减退,头痛较甚;鼻黏膜红肿,中鼻道或嗅裂等处可见脓性分泌物。颌面、前额及鼻根、枕后等处可有压痛;全身可有口苦咽干,眩晕耳鸣,烦躁易怒,便秘尿赤;舌红、苔黄,脉弦数。治宜清泻肝胆,利湿通窍。方选龙胆泻肝汤合苍耳子散加减。

(3)脾胃湿热:主要表现为鼻塞较重,鼻流脓涕,黄黏量多,嗅觉减退,头昏闷胀或头重如裹;鼻黏膜红肿较甚,中鼻道或嗅裂等处可见黏脓性分泌物。颌面、前额及鼻根等处可有压痛;全身可有倦怠乏力,食少纳呆,胸脘痞闷,小便黄赤;舌红,苔黄腻,脉滑数。治宜清热利湿,化浊通窍。方选甘露消毒丹合苍耳子散加减。

(4)肺气虚寒:主要表现为鼻塞,鼻涕白黏而量多,嗅觉减退,时有喷嚏,遇风冷则诸症加重;鼻黏膜色淡肿胀,中鼻甲肥大或有息肉样变,中鼻道及嗅裂处有白黏分泌物;气短乏力,声微懒言,自汗恶风,头昏头胀,咳吐白黏痰;舌淡、苔薄白,脉缓弱。治宜温肺固表,散寒通窍。方选温肺止流丹合玉屏风散加减。

(5)脾气虚弱:主要表现为鼻塞较重,鼻涕白黏,量多,嗅觉减退,头昏头重或闷胀;鼻黏膜色淡肿胀,中鼻甲肥大或有息肉样变,中鼻道及嗅裂等处可见白黏性分泌物;纳差少食,腹胀便溏,肢倦乏力,面色萎黄;舌淡胖有齿痕、苔薄白或白腻,脉细弱。治宜健脾益气,利湿通窍。方选参苓白术散加减。

2. 外治法

(1)洗鼻:可用洗鼻器将具有芳香通窍,活血消肿的药液在鼻腔中冲洗。

(2)滴鼻:可用芳香通窍的中药滴鼻剂。

(3)熏鼻:用芳香通窍、活血消肿的药物,放入砂锅内煎煮令患者趁热用鼻吸入药雾热气,从口吐出,反复熏鼻。

(4)置换疗法:常用于儿童患者。

(5)理疗:鼻局部用超短波或红外线等物理治疗。

(6)上颌窦穿刺冲洗:可用于上颌窦内分泌物过多,引流不畅,头痛、闷胀感明显者。

(7)手术治疗:鼻渊病久,经保守治疗无效者,可考虑手术治疗。

3. 针灸疗法

(1)体针:实证多选迎香、印堂、上星、风池等为主穴,以肺俞、胆俞、脾俞、肝俞等为配穴,诸穴行针用泻法。虚证选迎香、印堂、百会、百劳、足三里、三阴交等为主穴,以肺俞、脾俞等为配穴。迎香、印堂行针用泻法,余穴用补法。

(2)灸法:主要适用于虚证鼻渊。以迎香、中脘、足三里、百会、百劳、四白、三阴交等为主穴,肾俞、命门、肺俞、脾俞等为配穴。每次选取主穴及配穴各1~2穴,悬灸或隔姜灸。

(3)耳针:选内鼻、鼻尖、神门、额、肺、脾、肾等穴,以王不留行籽贴压以上穴位。

(4)穴位注射:可选取迎香、风池、合谷、足三里等穴,药物可选胎盘组织液、黄芪注射液、当归注射液等。

4. 按摩疗法　鼻部按摩有疏通经络,畅通气血,宣通鼻窍的疗效。方法是用双手食指在鼻梁两侧或迎香穴按摩,或选取合谷、迎香、上迎香等穴自我按摩。

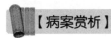

【临证思路】

中医治疗鼻渊有一定的优势,中医对本病的治疗主要是通过调理脏腑内在功能而达到治疗的目的。经过系统的中医治疗,多数患者可以取得良好的疗效。鼻渊的中医治疗以辨证内服中药为主,还可配合中药外洗、雾化吸入、熏蒸等外治法。患者如鼻塞较重,可适当配合芳香通窍的中药滴鼻剂,但有些滴鼻剂不能长期使用。鼻涕黏稠较多者,可配合负压置换疗法。部分患者可配合使用针灸疗法,可提高疗效缩短病程。鼻渊发病日久不愈或未改善则可能并发鼻息肉,息肉较小者可尝试采用非手术疗法,如息肉较大较多者,则一般要考虑手术治疗。中医治疗可在围手术期发挥作用,改善症状、提高生活质量、减少复发等。

岭南地区气候炎热,潮湿又困脾,故岭南人又易表现为脾气虚弱证候。鼻渊常易出现脾胃湿热及脾气虚弱证型,治疗鼻渊尤其注意调理脾胃。而本院第三、第五批全国名老中医药专家学术经验继承工作指导老师王士贞教授诊治鼻渊强调消肿排脓以通窍,在辨证的过程中,始终围绕消除肿胀,排出脓涕,以达到通窍的目的。初期以清肺利湿通窍排脓为主。后期以健脾利湿化浊通窍为主。治疗鼻渊强调内治与外治相结合,而本院王德鉴教授所研制的鼻窦灌注液由黄芪、桂枝等药物组成,有温阳化气,调和气血,补益肺脾,宣通鼻窍之功,用于鼻渊的鼻腔冲洗及喷鼻外治数十年,疗效明显。

【病案赏析】

王士贞医案

罗某,男,54 岁。于 2013 年 8 月 10 日就诊。

患者双鼻塞、流浊涕、嗅觉减退反复发作约 8 年,伴鼻内干燥感,流涕黏白,量不多。曾在他院治疗,行封闭注射,稍好转,但有反复,近来加重,胃纳欠佳,口干,二便常。

检查:见双下鼻甲淡红稍肿,双中鼻道见少许分泌物引流,鼻咽部充血,有少许分泌物附着。舌质红,苔白,脉细滑。

辅助检查:CT 示:全组鼻窦炎。

诊断:鼻渊。

辨证:脾气虚弱,湿浊余邪困聚清窍。

治则:健脾祛湿,芳香化浊,辅以活血通窍。

处方:太子参 15g、云苓 15g、白术 10g、防风 10g、桑白皮 10g、杭菊 12g、辛夷花 10g、白芷 10g、藿香 10g、佩兰 10g、郁金 12g、川芎 6g、甘草 6g,水煎服,翻渣再煎,蒸气吸鼻。

配合滴鼻灵滴鼻及耳穴贴压治疗(鼻、内鼻、内分泌、神门、肺、脾、肾上腺)。

2013 年 8 月 17 日二诊,患者嗅觉渐恢复如常,但有时较差,但有鼻干涕黏,胃纳可,二便调。检查同前。仍以健脾祛湿,芳香化浊,原方药继续巩固。

2013 年 9 月 11 日第三诊,患者已服上方 1 月余,嗅觉能够保持,灵敏度较差,仍有鼻内干燥感。检查同前。以原方案继续巩固,每日 1 剂煎服。

2013 年 11 月 11 日四诊,嗅觉能保持,鼻涕少,胃纳可。

检查:双下鼻甲不大,淡红,未见引流,舌质淡,苔白,脉弦细滑。

处方:党参 15g、北芪 15g、云苓 15g、白术 10g、防风 10g、辛夷花 10g、白芷 10g、川芎 10g、柴胡 12g、益智仁 12g、沙参 15g、百合 15g、甘草 6g,每日 1 剂继用。

之后再经 6 个月中医调治,均以健脾祛湿,芳香化浊为治则治法,至 2014 年 2 月复查 CT 结果示:蝶窦黏膜增厚,余鼻窦未见异常。患者鼻部症状消失,嗅觉恢复正常,免除了手术之苦。

按语:患者久病耗伤正气,营气难于上布鼻窍,易为病邪所犯,或由于饮食不节,脾胃受损,气血化生不足,鼻窦失于濡养,易感邪毒而致病,脾之运化失健,肺之清肃不力,余邪滞留不清,湿浊停聚不散,凝聚于鼻窍而为病。总以健脾祛湿,芳香化浊,辅以活血通窍以缓图其功。

第八节 鼻 衄

鼻衄,即鼻出血,为多种疾病的常见症状。它可由鼻部损伤引起,也可因脏腑功能失调所致。本病又有"鼻大衄""脑衄""鼻久衄"等病名。鼻衄首见于《素问·金匮真言论》:"春善病鼽衄"此后历代医家对本病的认识不断深入。

鼻衄的病因病机常见虚、实两大方面。实证者,多因火热上逆,迫血妄行而致;虚证者,多因阴虚火旺或气不摄血而致。

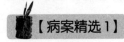【病案精选1】

[病史资料]

于某,女,76 岁,退休职工。初诊日期:2014 年 1 月 20 日。

主诉:反复鼻出血 10 年,再发 1 日。

现病史:患者约 10 前无明显诱因出现双鼻腔出血,曾在医院予鼻腔烧灼后止血,之后每年均出现双鼻出血一到两次,出血量时多时少,每次出血量 30~150ml,1 日前再次出现双鼻腔出血,血量有 50~100ml,伴口干,烦热失眠,腰膝酸软。

既往史:有高血压病史 20 多年,否认传染病史及遗传病史。

体格检查:形体消瘦,神清,精神欠佳,舌红苔少,脉细数。

专科检查:双鼻腔较多陈旧血块,仍有活动性出血,色鲜红,鼻黏膜色红。

[辨治思路]

1. 主证分析 患者反复鼻出血 10 年,再发 1 日来诊。无外伤史,符合中医鼻衄的诊断,属于西医之鼻出血。必要时需进一步检查明确出血的原因及出血点。

2. 证型分析 四诊合参,患者当属虚火上炎之证型。肝肾阴虚,虚火上炎,伤及血络,故鼻衄,时作时止;津血不足,则出血量不多,鼻黏膜色淡红而干。肝肾阴虚、虚火上炎,阴津受损,神明失养,故出现口干,烦热,健忘失眠,腰膝酸软,潮热盗汗,舌红少苔,脉细数等症见。

3. 立法处方 中医内治证属虚火上炎,治宜滋阴补肾,清降虚火。方选知柏地黄汤加减。

熟地 15g、山药 15g、山萸肉 15g、牡丹皮 10、泽泻 10g、茯苓 15、知母 15g、黄柏 10g、旱莲草 15g、女贞子 15g、仙鹤草 30g、牛膝 15g、甘草 6g,每日 1 剂,水煎 2 次,温服。嘱忌劳累及饮食辛热食品。

方中熟地、山药、山萸肉、牡丹皮、泽泻、茯苓组成为滋补肝肾阴虚的六味地黄汤,加知母、黄柏以降虚火,加上旱莲草、女贞子二至丸以加强滋补肝肾之功,牛膝既有补肝肾又有引火下行的功效,仙鹤草收敛止血,甘草调和诸药。

［辅助检查］

1. 鼻内镜检查 以排除鼻腔、鼻咽肿物,并可能发现鼻出血点。行鼻内镜检查见鼻腔黏膜充血,双鼻腔较多陈旧血块,清理后仍见少许活动渗血,双鼻腔、鼻道未见新生物,鼻咽正常。

2. 血液分析及凝血功能检查 未见异常。

［转归及对策］

患者鼻腔出血量不多,可先予中药内服治疗,经过中药治疗后,鼻出血得到控制,未见活动出血,再经上方1周治疗后,其余临床症状消失。随访3个月未见复发。

【病案精选2】

［病史资料］

沈某,男,24岁。初诊日期:2014年6月12日。

主诉:双鼻反复出血2天。

现病史:患者4天前患感冒,鼻腔干燥,灼热感,反复鼻出血,色鲜红,量不甚多,自用棉球填塞即止,伴鼻塞涕黄,咳嗽痰少。

既往史:一向体健,否认传染病史,否认高血压、心脏病、糖尿病史。

体格检查:神清,发育正常,营养中等。舌质红,苔薄白,脉浮数。

鼻腔检查:双侧鼻腔黏膜充血干燥,鼻中隔前下方轻度渗血。

［辨治思路］

1. 主证分析 患者双鼻反复出血2天,本病属于中医鼻衄范畴,西医诊断为鼻出血。

2. 证型分析 四诊合参,患者当属肺经风热之证型。患者感受邪热,灼伤鼻窍脉络,故衄血且色鲜红;热邪在表,故出血量不多;邪热犯肺,耗伤肺津,故鼻腔干燥、灼热感,鼻腔黏膜干燥;鼻塞涕黄、咳嗽痰少、舌质红、苔薄白、脉浮数均为肺经风热之证。

3. 立法处方 辨证属肺经风热,治宜疏风清热,凉血止血,方选桑菊饮加减。

桑叶10g、菊花15g、桔梗10g、杏仁9g、甘草6g、连翘10g、芦根10g、薄荷6g、牡丹皮10g、白茅根30g、山栀炭10g、藕节10g,每日1剂,水煎2次,温服。嘱勿进食辛辣刺激之品。

方取桑叶、菊花、薄荷疏散上焦风热,杏仁、桔梗宣肺清热止咳,连翘清热解毒,芦根清热生津,牡丹皮、白茅根、山栀、藕节清热凉血止血。

外治法以呋麻滴鼻液滴鼻及云南白药粉末吹鼻等。

［辅助检查］

1. 鼻内镜下检查 以进一步明确出血点及出血原因。

2. 血液分析及凝血功能检查 未见异常。

［转归及对策］

本例患者外感起病,出血量较少,用中医内服配合外治,疗效显著,服药四剂后鼻腔血止,随诊1个月未见再有出血。

【诊疗特点】

［诊断要点］

1. 病史 要详细询问有无鼻外伤或全身各系统病史。

2. 症状　鼻中出血。多为单侧出血,也可见双侧。轻者仅为涕中带血;较重者点滴而下或渗渗而出;严重者口鼻均有出血,量多势猛,甚则休克。反复出血则可导致贫血。

3. 检查　鼻镜下寻找出血点或渗血面。鼻腔任何部位均可出血,但鼻中隔前下方为易出血区,鼻腔后部的鼻 - 鼻咽静脉丛、鼻中隔后上方等部位均为鼻衄好发部位。必要时可行血液系统、心血管系统、头颈部影像学等方面的检查。

［辨证要点］

鼻衄多为脏腑功能失调所导致,鼻窍血不循经,妄行于脉管之外,有实证及虚证之分。实证者,分为肺经风热、胃热炽盛、肝火上逆、心火亢盛,火热上逆,迫血妄行而致鼻衄;虚证者,多因虚火上炎或气不摄血所致,前者多为肺、肝、肾阴虚,虚火上炎,损伤鼻窍阳络,血溢脉外而致鼻衄,后者为脾气虚弱,统摄失权,气不摄血,血不循经,渗溢于鼻窍而致衄。辨证主要以辨虚实为主。一般而言,实证鼻衄,发病较急,出血量较多,颜色鲜红或深红;虚证鼻衄,多表现为鼻衄反复发作,时作时止,血色淡红,量多少不一,出血难止且病程较长。对于以上要点,首要辨明本病的寒热虚实,其次辨病位归于何脏腑,再结合全身兼症,便可正确辨证。

上述病机常发生实证向虚证转化。如火热偏盛可致鼻窍出血,若反复发作,阴血必伤,虚火内生;出血较多,气亦不足,气虚则难以摄血而转化为气不摄血证。若一旦发生鼻腔大出血,出血量多势猛,则气随血脱,又有失血过多导致的亡阳证。

［治法方药］

1. 辨证论治

(1)肺经风热:主要表现为鼻衄,色鲜红,点滴而下,鼻内灼热干燥感;鼻黏膜色红;多伴有鼻塞涕黄,口干身热,咳嗽痰少,尿黄便结;舌红、苔薄白而干,脉数或浮数。治宜疏风散邪,清热止血。方选桑菊饮加减。

(2)胃热炽盛:主要表现为鼻衄,色鲜红,量多,鼻黏膜色深红而干;可伴口臭,口渴引饮,大便秘结,小便短赤,或齿龈红肿、糜烂出血;舌红、苔黄厚而干,脉洪数或滑数。治宜清胃泻火,凉血止血。方选凉膈散加减。

(3)肝火上逆:主要表现为鼻衄突发,血色深红,量多;鼻黏膜色深红;常伴有头痛头晕、耳鸣,口苦咽干,面红目赤,烦躁易怒,胸胁苦满;舌红、苔黄,脉弦数。治宜清肝泻火,凉血止血。方选龙胆泻肝汤加减。

(4)心火亢盛:主要表现为鼻衄,色鲜红;鼻黏膜红赤;伴有面赤,身热口渴,心烦失眠,口舌生疮,大便秘结,小便黄赤;舌尖红、苔黄,脉数。甚有神昏谵语,舌红绛、少苔,脉细数。治宜清心泻火,凉血止血。方选泻心汤加减。

(5)虚火上炎:主要表现为鼻衄量不多,色红,时作时止;鼻黏膜色淡红而干;伴口干少津,五心烦热,眩晕耳鸣,腰膝酸软,健忘失眠,或潮热盗汗,干咳少痰;舌红少苔,脉细数。治宜滋阴补肾,清降虚火。方选知柏地黄汤加减。

(6)气不摄血:主要表现为鼻衄反复发作,色淡红,渗渗而出;鼻黏膜色淡;全身可见神疲倦怠,少气懒言,面色无华,食少便溏;舌淡、苔白,脉缓弱。治宜健脾益气,摄血止血。方选归脾汤加减。

2. 外治法　对于正在鼻出血的患者,要遵照"急则治其标"的原则,立即止血。一般情况下应用血管收缩剂充分收缩鼻腔黏膜,在前鼻镜最好是鼻内镜下止血。常用止血方法如下：

（1）压迫法：用手指捏紧双侧鼻翼10~15分钟，或用手指掐压患者入前发际正中线1~2寸处以达到止血目的。

（2）冷敷法：坐位，以冰袋或冷水浸湿的毛巾敷于患者的前额或后颈部，以达到冷敷止血的目的。

（3）滴鼻法：以血管收缩剂滴鼻或浸有该药物棉片置入鼻腔止血，以便寻找出血部位（高血压患者慎用）。

（4）吹鼻法：可用三七粉、血余炭、蒲黄、马勃粉、云南白药等有收涩止血作用的药粉吹入鼻腔，而达到止血目的。也可将上述药粉放于棉片上，贴在出血处或填塞鼻腔。

（5）烧灼法：适用于反复少量出血并且能找到固定出血点的患者。用30%三氯醋酸溶液或30%~50%硝酸银溶液烧灼出血点，要避免烧灼过深，烧灼部位可涂以软膏。还可在鼻内镜导引下电凝止血。

（6）鼻腔填塞法：适用于出渗血面积较大，血量多，出血部位不明并且上述方法不能止血的患者。通过填塞物持续加压，以达到压迫止血目的。

（7）导引法：让患者双脚浸于温水中，或用吴茱萸粉调成糊状，或以大蒜捣烂敷于同侧足底涌泉穴上，以引火下行而止血。

对上述方法治疗无效的患者，还可行手术结扎颈外动脉或进行血管栓塞。

3. 针灸疗法

（1）体针：肺经热盛者，取少商、合谷、尺泽、迎香、天府等穴；胃热炽盛者，取天枢、内庭、大椎等穴；心火亢盛者，取阴郄、少泽、少冲、迎香等穴；肝火上逆者，取巨髎、太冲、阳陵泉、风池、阴郄等穴；肝肾阴虚者，取三阴交、素髎、太溪、太冲、通天等穴；脾不统血者，取足三里、脾俞、肺俞、迎香等穴。实证用泻法，并可点刺少泽、少冲、少商等穴出血；虚证用补法。

（2）耳针：取内鼻、肝、肺、胃、肾上腺、额、肾等穴。

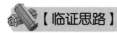【临证思路】

鼻出血患者来诊时，首先要确认鼻出血的诊断，即需要与呕血、咯血相鉴别。鼻出血为耳鼻喉科临床急症，处理时应遵循"急则治其标，缓则治其本"的原则，并可根据鼻出血量的不同选用不一样的治疗方案。对于出血暂时停止或出血量较少的鼻出血，可根据患者全身情况进行辨证治疗，中药内治即可控制出血并防止再次出血。而对于正在大量出血的患者，及时控制出血为第一要务，并注意防止患者因为大量出血导致休克或呼吸道窒息而危及生命。外治法是紧急止血的治标方法，鼻腔填塞法及在鼻内镜直视下寻找到明确出血点后进行电凝烧灼止血为最有效的止血方法。暂时控制出血后，亦须通过中医辨证施治以防出血的反复。

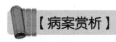【病案赏析】

杨志仁医案

黄某，女，30岁。1978年6月18日初诊。

主诉：反复月经来潮时鼻出血2月。1963年患过"甲状腺功能亢进"，1969年患过"肺结核"，均已治愈。平时吃燥热食物会喉痛，忌食胡椒、生姜、葱、蒜等物。近两月月经来潮时鼻有热感、流血,心烦急躁。经期尚准,七八日干净。平时咽喉胀、多痰,心悸,胃纳正常,小便黄,大便2日1次,睡眠多梦。现经期将至,精神不宁,出现以往衄血的先兆。

检查:鼻黏膜淡红,未见出血,舌色淡,苔白薄,脉细数。

辨证:脾肾既虚,肝气又郁。

治法:益肾健脾疏肝。

处方:熟地黄12g、茯苓12g、北沙参12g、白芍药12g、当归9g、百合15g、怀山药12g、麦门冬9g、枇杷叶12g、旋覆花9g、怀牛膝12g、益母草12g,两剂。

二诊:1978年6月20日。月经来潮而无衄血,经血量稍多。情绪比过去好。腹痛,大便烂,每日1次。上方去当归,加甘草3g,四剂。

三诊:1978年6月28日月经已干净,未见衄血。咽喉干、多痰,恶心,嗳气,肠鸣,矢气多,整夜做梦,晨起心悸,白天呵欠多。

处方:党参12g、白术9g、茯苓12g、炙甘草5g、陈皮3g、法半夏9g、桑寄生15g、枸杞子12g、制首乌12g、香附9g、郁金9g、佛手6g。

四诊:1978年7月11日。持续服上方药后诸症好转,预计1周后月经将来。

处方:北沙参12g、麦门冬9g、百合15g、干地黄12g、白芍药9g、旋覆花9g、枇杷叶9g、怀牛膝9g、益母草9g、郁金9g。

两个月后随访,鼻衄已无再发。

(董建华.中国现代名中医医案精华(杨志仁医案)[M].北京:北京出版社,1990)

第十一章 咽喉科疾病

第一节 喉 痹

喉痹是指以咽痛或咽部异物感不适、喉底有颗粒状突起为主要特征的咽部疾病。常伴有咽部灼热感、咽干、咽痒等症状。本病又有"咽痹""红喉""嗌肿"等病名,喉痹一名首见于《五十二病方》。

喉痹的"痹"字,为闭塞不通的意思,如《素问·至真要大论》曰:"岁太阴在泉,草乃早荣,湿淫所胜,则埃昏岩谷,黄反见黑,至阴之交,民病……嗌肿喉痹。"本病多因气候变化、外邪侵袭,循经上犯,内外邪热搏结于咽喉或脏腑功能失调,阴阳失衡,君相二火搏结于咽喉而为病。

【病案精选1】

[病史资料]

吴某,女,42岁,管理人员。初诊日期:2011年8月18日。

主诉:咽痛2天。

现病史:患者2日前感冒后出现咽痛,吞咽痛甚,咽部灼热感,咽干,咽痒有痰,色黄,喜清嗓,稍鼻塞,黄黏涕,量不多;稍恶风,无发热,伴咳嗽,小便黄,大便干,两日未解,睡眠可,自行服用银黄含化片,未见明显好转。

既往史:一向体健,否认传染病史及遗传病史。

体格检查:神清,精神可。舌边尖红,苔薄黄,脉浮数。

专科检查检查:咽黏膜红肿,双侧扁桃体不大,咽后壁充血,腭垂充血稍肿胀。

[辨治思路]

1. 主证分析　患者咽痛2日,伴咽干、咽痒、灼热感等,体查可见咽黏膜红肿,腭垂充血稍肿胀,符合喉痹的诊断。属于西医急性咽炎。可行进一步检查如血分析、电子鼻咽喉镜等以明确急性咽炎的诊断。

2. 证型分析　四诊合参,患者当属风热喉痹之证型。风热外袭,首先犯肺,循经上犯咽喉则咽痛,吞咽不利,咽部黏膜红肿;风热上攻,灼伤阴津,则咽部灼热感,咽干;肺失宣降则咳嗽有痰,色黄,鼻塞,流涕;恶风,小便黄,大便干,舌边尖红,苔薄黄,脉浮数均为风热在表之象。

3. 立法处方 证属风热外袭,治宜疏风清热,宣肺利咽。方用桑菊饮加减。

桑叶 10g、菊花 15g、桔梗 10g、薄荷(后下)6g、连翘 15g、杏仁 10g、芦根 10g、甘草 6g、半边莲 15g,3 剂,每日 1 剂,水煎 2 次,温服。嘱避风寒,多休息。

方中桑叶、菊花疏风清热,疏散外邪;桔梗、杏仁宣利肺气;连翘清热解毒;薄荷疏散风热;芦根清热生津止渴;半边莲为岭南地区药材,有清热解毒,止痛利咽作用,甘草调和诸药,诸药相伍,使上焦风热得以疏散,肺气畅通,咽喉风热得以清除。

外治法予雾化吸入、耳尖放血治疗。

[辅助检查]

患者行电子鼻咽喉镜示见咽后壁充血,双扁桃体无明显肿大,下咽未见明显异常。血分析显示基本正常。

[转归及对策]

患者经治疗后,临床症状消失。随访两周未见复发。

【病案精选 2】

[病史资料]

李某,男,31 岁,驾驶员。初诊日期:2013 年 12 月 17 日。

主诉:咽异物感 1 年。

现病史:患者于 1 年前因熬夜后出现咽部异物感、咽干,曾多次就诊治疗,以口服抗生素及含片为主,偶尔能缓解症状。近日来因食肥甘之品症状有所加重,咽部梗梗不利,饮食无碍,偶有微痛,痰黏着感,难咯,晨起恶心,胸闷不适,纳少,眠可,二便调。

既往史:否认传染病史,否认高血压、心脏病、糖尿病病史。

体格检查:神清,发育正常,营养中等。舌淡、苔白,脉滑。

专科检查:口咽黏膜淡红,双扁桃体不大,咽侧索肥厚,咽后壁淋巴滤泡团块状增生;

[辨治思路]

1. 主证分析 患者咽部异物感 1 年,伴咽部梗梗不利,微痛,痰黏着感,难咯,晨起恶心呕吐,胸闷不舒,局部检查可见口咽黏膜淡红,咽侧索肥厚,咽后壁淋巴滤泡团块状增生,本病中医诊断为喉痹,西医诊断为慢性咽炎。

2. 证型分析 四诊合参,患者当属痰凝咽喉之证型。痰浊凝聚,结于咽喉,则咽异物感,痰黏着感、痰湿阻遏气机则微痛,痰为湿邪,困脾,脾失健运则恶心,胸闷不舒,纳少。痰湿聚于咽喉则可见咽侧索肥厚,咽后壁淋巴滤泡团块状增生;舌淡,苔白,脉滑均为脾失健运,痰浊结聚之征。

3. 立法处方 证属痰凝咽喉,治宜健脾益气,化痰利咽。方用贝母瓜蒌散加减。

贝母 10g、瓜蒌 15g、橘红 10g、桔梗 10g、茯苓 15g、杏仁 10g、紫菀 15g、法半夏 10g、香附 10g,7 剂,每日 1 剂,水煎 2 次,温服。嘱勿进食生冷或辛辣刺激之品。

方取贝母、瓜蒌清热化痰;橘红理气化痰;桔梗、杏仁宣利肺气而利咽;茯苓健脾利湿;紫菀、法夏祛湿化痰;香附行气利咽,诸药合用,共奏健脾益气,化痰利咽之功。

外治法予雾化吸入、耳穴压豆、穴位敷贴等。

[辅助检查]

患者喉痹病史 1 年,可行电子喉镜及食管吞钡等以进一步明确诊断及病变范围。

本例患者电子喉镜检查示:咽淡红,双扁桃体不大,咽后壁及舌根淋巴滤泡增生,未见新生物及异物,食管吞钡检查示:钡剂通过顺利,食管吞钡结果提示正常。

[转归及对策]

　　患者经治疗后,咽异物感减轻,胃纳增加,余症同前,遂守上方去杏仁,加党参30g,二十余剂调理而愈。随访两月未见复发。

【诊疗特点】

[诊断要点]

　　1. 病史　多有外感或嗜食辛辣等病史。

　　2. 症状　以咽痛或异物感不适为主要症状。常伴有咽干、咽痒、喜清嗓、梗梗不利或痰黏感等症状。病程可长可短。部分急性期患者可伴有发热、头痛、咳嗽或鼻塞等症状。慢性期患者或可伴有胃脘不适,嗳气返酸等症状。

　　3. 检查　①口咽检查:急喉痹:咽黏膜红肿,咽后壁或见脓点;慢喉痹:咽黏膜肥厚增生,咽后壁颗粒状突起或见咽黏膜干燥。②电子喉镜和食管吞钡检查可协助诊断。

[辨证要点]

　　喉痹分急缓,急喉痹应注意辨表里、寒热、虚实、阴阳,其主要特征为咽痛、咽黏膜肿胀与色泽改变,故以上两方面为急喉痹的主要辨证要点。咽微痛不适,或刺痛,吞咽不利,黏膜微肿或不肿,色淡红多为风寒;咽部灼热干痛,吞咽时明显,黏膜充血,色红,喉底有颗粒状红色突起多为风热或肺胃热盛。慢喉痹的主要特征为咽部异物感,黏膜异常改变,故以上两方面为慢喉痹的辨证要点。咽部异物感、常有清嗓动作,痰黏感,午后加重,咽部黏膜黯红,微肿,喉底颗粒状突起如帘珠状,或喉底肌膜干燥、变薄多为阴虚;咽部痰黏感,梗梗不利,上午及过劳加重,咽黏膜色淡微肿,喉底颗粒增生,色淡或融合成块或见白黏分泌物附着,多为气虚;咽部干燥微痛,异物感,服生冷或遇寒加重,肌膜色淡,微肿,润泽,喉底突起大而淡白多为阳虚,以上要点仍需结合全身兼症进行准确辨证。

[治法方药]

　　1. 辨证论治

　　(1)肺经风寒:主要表现为受凉外感后,咽部微痛不适,口淡不渴,吞咽不利;咽黏膜微红,肿胀,可伴有周身酸痛,恶寒、发热,头痛鼻塞、流清涕,舌质淡红,苔薄白,脉浮紧。治宜疏风散寒,宣肺利咽。方选六味汤加减。

　　(2)肺经风热:主要表现为咽痛,吞咽时加重,咽干,异物感,灼热有痰;咽黏膜色红肿胀,兼见发热恶寒,咳嗽痰黄,舌边尖红,苔薄黄,脉浮数。治宜以疏风清热,解毒利咽。方选疏风清热汤加减。

　　(3)肺胃热盛:主要表现为咽喉疼痛较甚,吞咽困难,语言艰涩,咽喉梗阻感;咽部黏膜鲜红肿胀,喉底颗粒状突起色红或可见黄白脓点,颌下臖核;全身可见高热,口干喜冷饮,大便秘结,小便黄赤,舌红苔黄,脉数。治宜泄热解毒,利咽消肿。方选清咽利膈汤加减。

　　(4)肺肾阴虚:主要表现为咽异物感,干不适,灼热,隐痛,清嗓,午后症状较重,咽黏膜呈黯红色,脉络曲张,喉底颗粒增生,少量黄白色分泌物附着;全身可见午后潮热,干咳少痰,唇红颧赤,手足心热,或见腰膝酸软,五心烦热,失眠多梦,舌红少津,苔少,脉细数。治宜养阴清热,降火利咽。方选养阴清肺汤或知柏地黄汤加减。

(5) 脾气虚弱:主要表现为咽部微干微痛微痒,喜温饮,量不多,咽部有痰黏感或异物感,每遇劳累而诸证加重,咽黏膜色淡微肿,喉底有颗粒状突起团块状增生,大而色淡;全身可伴有面色萎黄,少气懒言,乏力,纳呆腹胀,舌质淡有齿印,苔薄白,脉缓。治宜补中益气,升清利咽。方选补中益气汤加减。

(6) 肾阳亏虚:主要表现为咽部异物感,口干不欲饮,或喜热饮但量不多,诸症上午重,下午轻,咽部黏膜淡白微肿;全身或见面色㿠白,舌淡胖苔白而润,脉沉细。治宜温补肾阳,扶阳开窍。方选附子理中丸加减。

(7) 痰凝血瘀:主要表现为咽部异物感,日久难除,梗阻感或轻微刺痛,咽干,咽部紧缩感,有痰,白黏,晨起恶心,咽部黏膜色红或呈紫红色,喉底颗粒呈黯红色;全身可伴有胸胁胀痛,妇女月经不调,经来有血块,咳嗽,胸闷,舌质黯红,可有瘀点瘀斑,苔薄白,脉弦。治宜理气化痰,活血利咽。方选贝母瓜蒌散加减。

2. 外治法

(1) 含漱:中药煎水含漱。如用菊花、薄荷、甘草、桔梗等煎汤漱口。

(2) 吹药:将中药研细末,吹喷于咽喉患部。

(3) 噙化:将中药制成丸或片剂,使药物直接作用于咽部,如冰硼散等。

(4) 蒸气或雾化:吸入将中药置入超声雾化器中进行雾化吸入,可选用的药物有薄荷、连翘、板蓝根、菊花等。

(5) 刺血法:可用三棱针在耳尖、耳背或十宣穴点刺放血。

(6) 耳针疗法选穴:咽喉、肺、胃、肾,常规消毒后,将王不留行籽贴在相应穴位上,每日自行按压 3 次,隔日 1 次,双耳交替,10 次为一疗程。

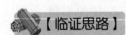 【临证思路】

中医治疗喉痹效果颇佳,本病主要通过全身、局部症状及专科检查进行辨证,治疗上或祛邪或扶正,调理脏腑功能而达到治疗的目的。喉痹的中医治疗以辨证内服中药为主,可配合中药外洗、雾化吸入、熏蒸等外治法,部分患者可配合使用针灸疗法以提高疗效,缩短病程。急喉痹发病较急,如伴有高热、咽痛,吞咽困难,咳嗽等,血分析结果提示为细菌感染,可选用抗生素治疗。

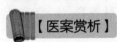 【医案赏析】

施今墨医案

陈某,男,27 岁。

前日起作寒热,咽喉疼痛,吞咽时咽痛更甚,喉内灼热不适,似有梗塞,有时刺痒欲咳,声音低哑难出,眠食欠佳,大便微干,小便黄。

舌苔微黄,脉浮数。

辨证立法:肺胃蕴热,外感风邪,邪热上炎咽喉,以致肿痛,声音难出。

治宜疏解清热为法。

处方:鲜苇根 15g、鲜茅根 15g、金果榄 10g、牛蒡子(炒)6g、蒲公英 12g、芥穗 5g、鲜生地 12g、酒条芩 10g、南薄荷 5g、青黛(包煎)5g、轻马勃(包煎)5g、玄参 10g、生甘草 3g、青连翘 5g。2 剂,煎服。

二诊:服药 2 剂,各症均大减轻,仍有咽痛,音哑不出。

处方:苦桔梗 6g(生,炒各半)、板蓝根 10g、天花粉 12g、牛蒡子 6g、甘草 3g、炒僵蚕 6g、锦灯笼 10g、酒条芩 10g、诃子肉 10g、金果榄 10g。2 剂,煎服。

(吕景山.施今墨医案解读[M].北京:人民军医出版社,2014)

第二节　乳　蛾

乳蛾是指以咽痛或咽部异物感不适,喉核红肿或有黄白脓点为主要特征的咽部疾病,为临床常见病,可双侧发病,亦可单侧发病,好发于儿童及青少年。宋代以前未见有"乳蛾"病名记载,自宋以后,尤其是金元时期,对"乳蛾"一病开始有较多的描述,并逐渐将"乳蛾"从"喉痹"中分类出来。本病又有"单蛾风""双蛾风""烂乳蛾"等病名。

乳蛾有急缓之分,实证起病急,病程短者称急乳蛾;证病程长,缠绵难愈者称慢乳蛾。实证多因邪热侵袭,肺胃脏腑功能失调,搏结于咽喉;虚证多因久病阴虚、气虚,喉核失养,亦或痰瘀阻于咽喉,咽喉气机不畅。

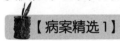
【病案精选1】

[病史资料]

李某,男,28 岁,教师。初诊日期:2012 年 9 月 11 日。

主诉:咽痛 3 天伴发热 1 天。

现病史:患者 3 日前食辛辣后出现咽痛,未服用药物,1 天前开始出现发热,最高体温为 39℃,咽痛加剧,吞咽痛甚,痛引双耳窍,饮食难下,咽干喜冷饮,咽痒,微咳,痰浊,头痛,发热,面赤,口臭,便秘,颌下瘰核压痛,自行服用头孢克洛胶囊,症状未有改善。

既往史:一向体健,否认传染病史及遗传病史。

体格检查:体温 38.5℃,神清,精神可。舌红,苔黄,脉数。

专科检查:咽黏膜红肿,双侧扁桃体Ⅱ度肿大,表面多量脓点脓栓。

[辨治思路]

1. 主证分析　患者咽痛 3 日,发热 1 日,伴痛引双耳,吞咽尤甚,饮食难下,口咽检查可见双扁桃体Ⅱ度肿大,表面见多量脓点脓栓符合乳蛾的诊断,属于西医急性化脓性扁桃体炎。本病例可行进一步检查如血分析等以明确急性化脓性扁桃体炎的诊断。

2. 证型分析　四诊合参,患者当属肺胃热盛证。患者嗜食辛辣之品,热困阳明,邪热壅盛,循经上犯咽喉,则咽痛、饮食难下,热灼伤阴津则口渴引饮,肺热盛则咳嗽、痰浊,热邪充斥于外,则壮热。里热盛化腐成脓,则可见双喉核腐脓成片,咽部肌膜红肿。舌红苔黄,脉数均为肺胃热盛之象。

3. 立法处方　证属肺胃热盛,治宜泄热解毒,消肿清咽。方用清咽利膈汤加减。

连翘 15g、栀子 10g、黄芩 10g、薄荷(后下)6g、苦丁茶 5g、牛蒡子 10g、防风 10g、荆芥 10g、玄明粉 15g、金银花 15g、玄参 10g、大黄 10g、桔梗 10g、黄连 3g、甘草 6g,3 剂,每日 1 剂,水煎 2 次,温服。嘱避风寒,慎起居。

方中荆芥、防风、薄荷疏风散邪,使邪有出路,栀子、黄芩、连翘、银花、黄连泻火解毒,桔梗、甘草、牛蒡子、玄参缓急利咽,生大黄、玄明粉通腑泄热,苦丁茶为岭南地区的特色药,性

135

苦寒,疏风清热,生津止渴。本方诸药相伍,清上泻热,解表疏里,使邪有出路,邪毒得以清解,咽喉通利。

外治法予雾化吸入、耳尖放血治疗。

患者行血液分析显示:白细胞:12.26×10⁹/L,中性粒细胞百分比:78.86%,淋巴细胞百分比13.51%,余结果正常。

二诊:2012年9月14日。

患者诉服上药后咽痛大减,大便已通畅,每日两次,不成形,仍有咳嗽,痰浊,咽痒,咽干。口咽检查可见双扁桃体Ⅱ度肿大,表面脓点脓栓已减少,体温已降至正常。舌红苔黄,脉数。守上方去大黄、黄连、牛蒡子加沙参15g,5剂调理而愈。

［转归及对策］

患者经治疗后,临床症状消失。随访1个月未见复发。

【病案精选2】

［病史资料］

吴某,女,42岁,航空公司配餐员。初诊日期:2011年8月15日。

主诉:咽部异物感2年。

现病史:患者为航空公司配餐员,工作环境温度低,为0~10℃,2年前外感后出现咽部异物感、咽微干,微痛,梗阻感,夜间症状较重,面色㿠白,腰酸,肢凉畏寒,小便清长,大便溏。月经量少,色淡,行经时间为2天左右。

既往史:否认传染病史,否认高血压、心脏病、糖尿病史。

体格检查:神清,发育正常,营养中等。舌质淡胖边有齿印,苔白润,脉沉细。

专科检查:口咽黏膜淡白,双扁桃体Ⅱ度大,色淡,挤压扁桃体可有少量白腐物自隐窝口溢出。

［辨治思路］

1. 主证分析　患者咽部异物感2年,伴咽部梗梗不利,微干,微痛,夜间症状较重,口咽检查可见黏膜淡白,双扁桃体Ⅱ度大,色淡,挤压扁桃体可有少量白腐物自隐窝口溢出,符合慢乳蛾的诊断,属于西医慢性扁桃体炎。

2. 证型分析　四诊合参,患者当属肾阳亏虚证。缘患者工作环境温度为0~10℃,素体阳虚,肾阳亏虚,清气不升,咽喉失养,命门火衰,虚阳上浮,客于咽喉,则咽部微痛,微干,阳虚失运,湿浊停聚于咽喉则喉核肿大,隐窝口见少量腐物,清阳不升,气血不濡则喉核色淡,阳虚失煦则肢寒畏冷,面色㿠白,小便清长,大便溏,腰为肾之居所,肾阳虚则腰酸,肾阳不足,阳虚及阴则月经量少,色淡,行经时间短。舌脉均为肾阳亏虚之征。

3. 立法处方　证属肾阳亏虚,治宜扶阳温肾,化痰利咽。方用附子理中丸加减。

人参30g、白术15g、甘草6g、干姜10g、附子(先煎)15g、杜仲15g、桑寄生15g、陈皮6g、薏苡仁30g、怀牛膝15g,7剂,每日1剂,水煎2次,温服。嘱勿进食生冷或辛辣刺激之品。

方取附子、干姜温补肾阳,引火归原,人参、甘草、白术益气温阳,杜仲、桑寄生祛湿强腰,薏苡仁、陈皮健脾祛湿,怀牛膝引火归原,诸药合用,共奏温补肾阳,祛痰利咽之功。

另行耳穴压豆、穴位敷贴及扁桃体啄治法。

［辅助检查］

电子喉镜检查示:咽淡红,双扁桃体二度大,色淡,咽后壁及舌根淋巴滤泡增生,未见新生物及异物。

［转归及对策］

本例患者以上方加减,治疗两个月而愈,随访半年未复发。

【诊疗特点】

［诊断要点］

1. 病史　多有劳累受凉或嗜食辛辣等病史。

2. 症状　以咽痛或异物感不适为主要症状。常伴有咽干、咽痒、咽部灼痛等症状。病程可急可缓。急乳蛾可伴有颌下臖核,发热、头痛等全身症状。慢乳蛾成为病灶可引发水肿、心悸怔忡、痹证、发热等全身性疾病。

3. 检查　①口咽检查:急乳蛾:咽黏膜红肿,双侧喉核红肿或见黄白色脓点脓栓或腐脓成片;慢乳蛾:咽黏膜黯红,双侧喉核红肿,表面或挤压可见腐脓之物。②血分析、电子喉镜检查可协助诊断。

［辨证要点］

乳蛾分急缓,乳蛾的主要临床特征为咽痛、咽部异物感及喉核腐脓。本病辨证要点为辨表里、寒热、虚实及喉核形体色泽。一般来说,乳蛾初起,咽痛不甚,咽肌膜及喉核稍红肿多为风热犯肺;咽痛剧烈,咽肌膜充血,喉核红肿,腐脓成片多为肺胃热盛;久病咽部异物感,咽干微痒微痛,饮不多,少痰,咽黯红,喉核肥大或干瘪,其上有黄白分泌物,多为肺肾阴虚;咽部梗阻感,喉核肥大,充血不明显,喉核分泌物色白,为脾气亏虚;咽干涩不适,或刺痛胀痛,喉核肥大质硬,表面凹凸不平,多为痰瘀互结。以上要点再结合全身兼症,便可正确辨证。

［治法方药］

1. 辨证论治

(1)肺经风热:主要表现为病初起,咽部干燥灼热感,疼痛,吞咽不利,咽肌膜轻度红肿,喉核表面见点状分泌物,全身见头痛,发热,恶风,咳嗽;舌质红,苔薄黄,脉浮数。治宜疏风清热,利咽消肿。方选疏风清热汤加减。

(2)肺胃热盛:主要表现为咽痛剧烈,痛引耳窍,饮食难下,语言不清,痰涎较多,咽肌膜充血,喉核见大量脓点脓栓,红肿,颌下有臖核,全身可见壮热引饮,恶寒,口臭便秘,咳嗽痰黄,小便黄赤等。治宜泄热解毒,利咽消肿。方选清咽利膈汤加减。

(3)肺肾阴虚:主要表现为咽干不适,灼热,隐痛,异物感,清嗓,午后症状较重,咽黏膜慢性充血,黯红色,脉络曲张,喉底颗粒增生,少量黄白色分泌物附着;全身可见午后潮热,干咳少痰,唇红颧赤,手足心热,或见腰膝酸软,五心烦热,失眠多梦,舌红少津,苔少,脉细数。治宜养阴清热,降火利咽。方选养阴清肺汤或知柏地黄汤加减。

(4)脾胃虚弱:主要表现为咽干痒不适,梗梗不利,喉核淡红或淡白,肥大,全身可见神疲乏力,口淡痰涎多,纳呆便溏,腹胀,舌淡,苔白,脉细。治宜补益中气,升清利咽。方选补中益气汤加减。

(5)痰瘀搏结:主要表现为咽部刺痛,痰黏感,难咯,咽干涩;喉关黯红,喉核肥大,表面不平;舌黯红有瘀点或瘀斑,苔白腻,脉细滑或涩。治宜活血化瘀,化痰利咽。方选会厌逐瘀汤或二陈汤加减。

2. 外治法

(1)刺营放血法:适用于急乳蛾肺经风热证及慢乳蛾喉核肥大者,方法如下:以毫针针刺双喉核、喉底及前后腭弓点刺放血,每一部位选2~3个点,微出血为宜。1天1次,7天为1疗程。

(2)烙法:适用于慢乳蛾喉核肥大者,方法如下:将烙红的烙具对喉核表面进行烧灼,反复多次后喉核缩小,至平复为止,达到治愈的目的。1周1次,Ⅱ度大喉核需烙治10余次,Ⅲ度大喉核需烙治20余次。

(3)啄治法:适用于急、慢乳蛾喉核肥大者,方法如下:以扁桃体手术弯刀,在喉核上行雀啄样动作。每次每侧喉核选3~4个位置进行挑治,以微出血为度。急乳蛾1天1次,5天为1疗程;慢乳蛾1周1次,4次为1疗程。

其余外治法参考喉痹。

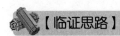 【临证思路】

中医治疗乳蛾特别对于慢乳蛾获效满意,主要通过全身症状及局部检查进行辨证,治疗上或祛邪或扶正,调理脏腑功能,采用内外治法而达到治疗的目的。部分患者反复发作,成为引起并发症病灶的可行喉核切除术。血分析结果提示为细菌感染者,喉核脓点多的可选用敏感抗生素治疗。

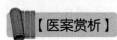 【医案赏析】

费绳甫医话

湖北知德安府事盛拯丞,太守杏荪之长子也。其令媛患喉症,红肿白腐,壮热口渴,咳嗽气喘,来势极险。拯丞因前两日,次子患此症,已为药误,夜间亲自延余往诊。脉来浮弦滑数,此邪热挟秽浊,燔灼肺津,清肃之令不行,病势虽危,尚可补救。遂用:

鲜芦根二两,冬瓜子四钱,冬桑叶一钱五分,牡丹皮二钱,生石膏八钱,薄荷叶一钱,牛蒡子一钱五分,净连翘三钱,净银花三钱,马勃五分,象贝母二钱,蒌皮二钱,人中黄五分,竹沥二两。

进一剂,喘咳皆平。照方加犀角尖一钱,鲜生地二钱,川石斛三钱。服三剂,汗出热退,咽喉红肿白腐皆消。惟口渴引饮,此邪热外汇,而津液虚也,改用:

南沙参四钱,川石斛一钱五分,天花粉三钱,生甘草四分,甜川贝三钱,牡丹皮二钱,冬桑叶一钱五分,鲜竹茹一钱五分,鲜芦根二两,青皮甘蔗四两。

服两剂,霍然而愈。同室患此症者二十余人,皆以前法加减治愈,诚快事也。此亦庚子年事。

(费伯雄.费伯雄医案医话费绳甫医案医话[M].
太原:山西出版传媒集团,山西科学技术出版社,2014)

第三节 喉 喑

喉喑是以声音嘶哑为主要特征的喉部疾病。本病多有外感史或过度用声史,或声音嘶哑反复发作史。本病又有"暴喑""卒喑"及"久喑"等病名。《黄帝内经》中始用"喑"作病名,明代《医学纲目》提出"喉喑"病名,在《景岳全书》中确立了"金实不鸣""金破不鸣"的理论基础,此后历代医家对本病的认识逐渐发展。

喉喑有虚实之分,实证者多由风寒、风热、痰热犯肺,肺气不宣,邪滞喉窍,声门开合不利而致,即所谓"金实不鸣"。虚证者多因脏腑虚损,喉窍失养,声户开合不利而致,即所谓"金破不鸣"。

【病案精选1】

[病史资料]

陈某,女,40岁,教师。初诊日期:2017年3月13日。

主诉:反复声音嘶哑2年余,加重2月。

现病史:因职业关系,患者平素用声过度,于2年前开始出现声音嘶哑,自服某中成药,症状可缓解,但仍有反复。近2月来声嘶加重,言语乏力,说话时需使劲提气,劳累后声嘶加重;全身有倦怠乏力,食少纳呆,大便溏,小便调,睡眠尚可。

既往史:平素畏风,易感冒,否认传染病史及遗传病史。

体格检查:神清,精神可,舌胖淡红,边有齿印,苔白,脉细。

专科检查:喉黏膜色淡不红,两侧声带肥厚肿胀,前中1/3见白色息肉,声门闭合欠佳。

[辨治思路]

1. 主证分析 患者反复声音嘶哑2年余,加重2月,有过度用声史及反复发作史,符合"喉喑"诊断。属于西医之声带息肉。可进一步检查以明确声带息肉的诊断。

2. 证型分析 四诊合参,患者当属肺脾气虚之证型。肺脾气虚,无力鼓动声门,故声带闭合欠佳而致声嘶,即所谓"金破不鸣";患者平素多言,多言则损气,气损则滞,滞则生瘀、生痰,故声带肥厚肿胀,日久则形成息肉;劳则耗气,故遇劳加重;肺气虚弱,则畏风易感。脾气虚弱,则倦怠乏力,食少纳呆,大便溏,舌胖淡红,边有齿印,苔白,脉细。

3. 立法处方 证属肺脾气虚,治宜补益脾肺,益气开音。方用补中益气汤加减。

黄芪30g、白术15g、当归10g、陈皮6g、升麻10g、柴胡10g、熟党参30g、木蝴蝶10g、五指毛桃30g、诃子10g、枳壳10g、甘草6g,每日1剂,水煎2次,温服。嘱忌劳累及饮食生冷。

方取黄芪、党参、五指毛桃补益肺脾,益气开音;陈皮、枳壳行气醒脾;柴胡、升麻升提阳气;诃子、木蝴蝶收敛肺气、利喉开音;当归养血化瘀。其中五指毛桃为岭南特色用药,素有"南芪"之称,具有健脾补肺、行气利湿之功,常用于脾肺气虚证者。

外治法予穴位贴敷、耳穴压豆等。

[辅助检查]

患者行纤维喉镜检查见两侧声带肥厚肿胀,前中1/3见声带息肉。

[转归及对策]

患者经两周治疗后,患者声嘶改善。予补中益气丸及玉屏风散口服以巩固疗效,随访患者仍有轻度声嘶,但言语乏力症状消失。

【病案精选2】

[病史资料]

张某,男,46岁,商人。初诊日期:2016年10月15日。

主诉:声音嘶哑、喉痛3天。

现病史:患者于3天前感冒后出现声音嘶哑,喉痛不适,时喉痒干咳,口微渴,全身有发热,微恶风寒,纳食尚可,小便黄,大便调。自服头孢类药物无明显改善。

既往史:一向体健,否认传染病史及遗传病史。

体格检查:神清,精神可,发育正常,营养中等。舌红、苔薄黄,脉浮数。

专科检查:喉黏膜及声带色红肿胀,声门闭合不全。

[辨治思路]

1. 主证分析　患者声音嘶哑、喉痛 3 天,喉腔检查见喉黏膜及声带色红肿胀,声门闭合不全,且有感冒病史,所以本病属于喉喑。西医诊断为急性喉炎。

2. 证型分析　四诊合参,患者当属风热外犯之证型。风热犯肺,遏阻肺气,肺气不宣,则致声门开合不利,出现声音嘶哑,即所谓"金实不鸣";肺失肃降,邪热壅于喉,故见喉痛、口渴、喉痒干咳;风热外袭,邪正相搏,故见发热、微恶寒。舌红、苔薄黄,脉浮数亦为风热之证。

3. 立法处方　证属风热外犯,治宜疏风散热,利喉开音。方用疏风清热汤加减。

荆芥 10g、防风 10g、牛蒡子 10g、金银花 10g、连翘 15g、桑白皮 12g、赤芍 12g、桔梗 10g、天花粉 15g、玄参 15g、浙贝母 12g、岗梅根 10g、甘草 6g,每日 1 剂,水煎 2 次,温服。嘱勿进食辛辣刺激之品,适时增减衣物。

方取荆芥、防风、金银花、连翘疏风散热,牛蒡子、桔梗、浙贝母、岗梅利咽开音,赤芍、桑白皮、玄参、天花粉清热利咽。其中岗梅根属岭南特色用药,味苦,甘、寒,具有清热解毒,生津利咽,常用于热证兼见咽喉肿痛者。

外治法予雾化吸入、超短波理疗等。

[辅助检查]

患者声音嘶哑、喉痛 3 天,可行喉镜检查以进一步明确诊断。

[转归及对策]

患者经 1 周治疗后,患者声嘶消失。随访未见复发。

【诊疗特点】

[诊断要点]

1. 病史　多有外感、过度用声等病史。

2. 症状　以声音嘶哑为主要症状,轻者声音不扬,重者,可有明显的声音嘶哑,甚则完全失音。可伴有外感、咽喉不适等症状。

3. 检查　喉室黏膜及声带鲜红肿胀;或声带黯红肥厚,边缘有小结或息肉,声门闭合不佳。

[辨证要点]

喉喑多为邪气犯肺或脏腑虚损引致声户开合不利,有实证虚证之分。本病初期多为实证,临床辨证多属风热外犯、风寒外袭、肺热壅盛等。风热外犯、风寒外袭者多有外感病史,风热外犯者可有喉痛不适、干痒而咳,风寒外袭者可有恶寒、鼻塞、流清涕;肺热壅盛者,可有咳嗽痰黄,口渴,大便闭结。病久则多为虚证或虚实夹杂证,临床辨证多见肺肾阴虚、肺脾气虚、血瘀痰凝等,肺肾阴虚者,可有喉干涩微痛,干咳,痰少而黏;肺脾气虚者,可有语言低沉,高音费力,劳则加重;血瘀痰凝者,可有喉内异物感或痰黏着感,声带边缘常见小结或息肉。

[治法方药]

1. 辨证论治

(1)风热侵袭:主要表现为声音嘶哑,喉痒咳嗽,或喉内灼热疼痛;喉室黏膜和声带红肿,声门闭合不全;舌红、苔白或黄,脉浮数。全身可有发热,恶寒,头痛等症状。治宜疏风清热,利喉开音。方选疏风清热汤加减。

(2)风寒外犯:主要表现为猝然声音不扬,甚则声音嘶哑,咽痒咳嗽,或兼咽喉微痛,吞咽不利;喉室黏膜微红肿,声带淡红,闭合不全;舌苔薄白,脉浮。全身可有恶寒发热,头痛无汗,口不渴。治宜辛温散寒,宣肺开音。方选六味汤加减。

(3)肺热壅盛:主要表现为声音嘶哑,咽喉疼痛;喉室黏膜及声带肿胀,声带上可有黄白色分泌物附着,声门闭合不全;舌红、苔黄,脉数。全身可有身热口渴,咳嗽痰黄,便秘等症状。治宜清热宣肺,利喉开音。方选清咽利膈汤加减。

(4)肺肾阴虚:主要表现为声音低沉费力,讲话不能持久,甚则嘶哑,午后尤甚,日久不愈;喉部微痛不适,干痒少痰;声带微红,边缘增厚;舌红少苔,脉细数。全身可有颧红唇赤,头晕耳鸣,虚烦少寐,腰膝酸软,手足心热。治宜滋养肺肾,降火开音。方选百合固金汤加减。

(5)肺脾气虚:主要表现为声嘶日久,劳则加重,讲话费力,不能持久;声带肿胀或不肿胀,松弛无力,声带闭合不良;唇舌淡红,舌体胖、苔白,脉虚弱。全身可有少气懒言,倦怠乏力,纳呆便溏,面色萎黄等症。治宜补益脾肺,益气开音。

(6)血瘀痰凝:主要表现为声嘶日久,讲话费力,喉内异物感或有痰黏着感,常"吭喀"以清嗓;喉室黏膜及室带、声带黯红肥厚,或声带边缘有小结及息肉状组织突起,可有黏痰附着;舌黯红或有瘀点,苔薄黄或白,脉涩,全身可有胸闷不舒等症。治宜行气活血,化痰开音,方选会厌逐瘀汤加减。

2. 外治法

(1)含服利咽开音的润喉丸等中成药。

(2)蒸汽吸入:中药汤剂煎水饮用前可先做蒸汽吸入治疗。

(3)声带小结或息肉患者可考虑手术治疗。

3. 针灸疗法

(1)体针:取天突、合谷、曲池、足三里等穴。

(2)灸法:取足三里、合谷等穴。

(3)耳针:取咽喉、肺、神门、平喘、扁桃体等耳穴。

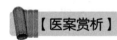【医案赏析】

严道南医案

王某,男,23岁。1991年6月28日初诊。

声音嘶哑2个月。似乎有过感冒,未经任何处理。发音哑于俄顷之间,无一切自觉症状。

检查:声带肥厚,弥漫性慢性充血。左侧前1/3处呈出血样严重充血,有隆起感,闭合隙裂较大,运动正常。咽后壁淋巴滤泡增生,黏膜部分萎缩感。舌薄苔,中央一大块无苔光滑,脉细。

辨证:喉门抱恙,悉非一般,故而主张峻剂一攻。脉细舌光,阴津早已失沛。似乎滋养与攻补之间颇感讷凿,故而取药不能不磨棱去角。

处方:泽兰6g、丹参10g、当归10g、赤芍6g、桃仁10g、玄参10g、金银花10g、天竺黄6g、桔梗6g、射干3g。7剂煎服。

二诊:1991年7月19日。进服7剂,自感舒服一些,发音时畅朗一些。昨起发热,头昏发音又趋嘶哑一些。

检查:声带充血明显转淡,以声带的肥厚收缩。故声带前 1/3 处的隆起,以周围肿退而因之暴露出来,闭合很差。舌薄苔,脉细有浮意。

辨证:坎坷痊途,横遭感冒之袭,尽管有效之方难辍。但总难弃"急标缓本"规律于不顾。

处方:桑叶 6g、菊花 10g、金银花 10g、板蓝根 10g、连翘 6g、藿香 10g、马勃 6g、鸡苏散 10g、桔梗 6g、蝉蜕 3g。7 剂煎服。

三诊:1991 年 7 月 30 日。发言时感到轻松一些、嘶哑无改善,干燥已滋润。

检查:声带广泛性充血已消失。局部性水肿及潮红依然。舌薄苔,脉平。

辨证:声带弥漫性充血,幸告消失,局限水肿潮红,盘踞难去,翻尽中医文献,总之对策无方。总感所取之清热化痰活血,尚属中矢之的。

处方:泽兰 6g、桃仁 10g、当归尾 10g、天竺黄 6g、赤芍 6g、陈皮 6g、白芷 6g、莱菔子 10g、苏子 10g、金银花 10g、射干 3g。7 剂煎服。

(严道南,黄俭仪,陈小宁.医案中的辨证思维[M].
北京:人民军医出版社,2011)

第四节　喉　痈

喉痈是指发生于咽喉部及其邻近颈部筋膜间隙的痈,以咽痛,吞咽困难,发热等为主要表现,甚则阻塞呼吸,危及生命,属急症、危症。据其发生部位不同而有喉关痈、里喉痈、颌下痈等名,又称猛疽,《灵枢·痈疽》说:"痈发于嗌中,名曰猛疽。猛疽不治,化为脓,塞咽,半日死。"相当于西医之咽部化脓性感染,包括扁桃体周围脓肿、咽后壁脓肿、咽旁脓肿等。

【病案精选】

[病史资料]

李某,男,30 岁,初诊日期:2010 年 6 月 10 日。

主诉:咽痛、发热、吞咽困难 6 天。

现病史:6 天前因过劳后伤风发病,开始时感觉恶寒发热,未治疗,现发热 37.5℃,咽部疼痛加重,以右侧为主,吞咽痛并牵引右耳痛,口干,饮食正常,睡眠正常,大便干,小便黄。

既往史:体健,无心、肾疾病史,无咽痛反复发生病史。

体格检查:神清合作,营养中等,舌红,苔黄,脉弦数。

专科检查:右侧扁桃体充血、右腭舌弓及软腭充血水肿,腭垂水肿且偏向左侧,会厌无水肿,右颌下淋巴结肿大压痛。

[辨治思路]

1. 主证分析　患者为壮年男性,表现为咽痛、发热及吞咽痛 6 天,查见右扁桃体充血肿大,腭舌弓、腭垂充血水肿,考虑为喉关痈(西医:右侧扁桃体周围脓肿),可行右侧扁桃体周脓肿处穿刺排脓确诊并治疗。

2. 证型分析　患者外感风热之邪,治疗不及时,入里化热,引动脏腑积热,热毒壅盛,出现咽痛剧烈,患侧耳痛,发热,口干,大便干,小便黄,舌红苔黄腻,脉洪数,亦为热毒壅盛之象,扁桃体及其周围黏膜充血水肿,穿刺抽出脓液,为热毒已化腐成脓,四诊合参,当属热毒壅盛化腐成脓证。

3. 立法处方　证属热毒壅盛化腐成脓证,治宜泻热解毒,消肿排脓,方用仙方活命饮加减。

金银花20g,防风、白芷、穿山甲、天花粉、皂角刺、浙贝母、赤芍各10g,制乳香、制没药、生甘草各5g。每日1剂,水煎2次,温服。嘱勿进食辛辣刺激之物。

金银花性味甘寒,重用之以清热解毒而疗疮;以赤芍、乳香、没药行气活血通络,消肿止痛;白芷、防风通滞而散结,使热毒从外透解;贝母、花粉清热化痰散结,穿山甲、皂刺通行经络,透脓溃坚;甘草清热解毒,并调和诸药;诸药合用,共奏清热解毒,消肿排脓,活血止痛之功。

加放血疗法,针刺少商、商阳穴出血以泄热解毒。

［辅助检查］

血常规检查:外周血白细胞总数升高,中性粒细胞比例增高。必要时行咽分泌物或血培养。

［转归及对策］

经口服中药并扁桃体周脓肿处穿刺排脓,咽痛、发热及吞咽困难等症状即减轻,1周后咽痛、发热及吞咽困难消失,查见扁桃体及咽部充血水肿消失。

本病绝大多数患者经恰当治疗,排出脓液后,疮口愈合而痊愈,预后良好。极少数患者因体质虚弱,或未及时有效地治疗等原因,脓毒蔓延扩散,可伴发急喉风(呼吸困难),或热入营血,热盛动风,或侵蚀破坏脉络导致大出血、败血症等危症。

【诊疗特点】

［诊断要点］

1. 病史　急性起病,化脓一般在1周左右。

2. 症状　咽痛、发热并吞咽困难,若有呼吸困难需要与急喉风相鉴别。

3. 检查　依喉痈部位不同而表现不同,喉关痈表现为患侧腭舌弓及软腭充血水肿,腭垂红肿并向对侧移位,患侧下颌角淋巴结肿大。里喉痈表现为咽后壁一侧隆起,黏膜充血,脓肿较大者,可将患侧腭咽弓及软腭向前推移。颌下痈(亦称侧喉痈)一般指咽旁脓肿,表现为颌下区及下颌角后方肿胀,患侧咽侧壁隆起。而上腭痈指发生于上腭的化脓性感染表现为上腭部局限性充血水肿,会厌痈指发生于会厌的化脓性感染表现为会厌部充血水肿。

［辨证要点］

本病的辨证要点主要是虚实辨证,本病多属实证,实证又依病史及全身表现业区分风热及热毒,凡咽痛初起,恶寒发热,舌边尖红,脉浮者为外邪侵袭热毒搏结证;若咽痛剧烈、咽干、口臭、便结尿黄者多为热毒壅盛化腐成脓证;只有体弱及久病,脓液清稀者,可责之于虚实夹杂证,多为气阴耗损余邪未清证,临床辨证中还要分清虚实夹杂证的虚实程度,依虚实的多少而行相应的对证治疗。

［治法方药］

1. 辨证论治

(1)外邪侵袭,热毒搏结:主要表现为喉痈初起,咽痛,头痛,发热,检查见咽部患处如咽峡、扁桃体等黏膜轻度充血肿胀;舌红苔薄白或薄黄,脉浮数。治宜清热解毒,消肿止痛。方选五味消毒饮加减。

(2)热毒壅盛,化腐成脓:主要表现为咽痛剧烈,高热,心烦口渴,口臭,便秘,小便黄赤;检查见咽部患处如扁桃体周围或咽后壁、会厌、上腭等红肿隆起或见脓点,颈部淋巴结肿大压痛;舌红苔黄腻,脉洪(或弦)数。治宜泻热解毒,消肿排脓,方选仙方活命饮加减。

(3)气阴耗损,余邪未清:主要表现为喉痈病程较久,咽痛,咽干,乏力,检查见患处红肿已平,黏膜色红欠润,或溃口未愈合;舌红苔薄黄少津,脉细数。治宜益气养阴,清解余邪,方选沙参麦冬汤加减。

2. 外治法

(1)含服:可用清热解毒利咽的含服中成药。

(2)含漱:可用内服中药煎煮后的药液进行含漱。

(3)外敷:如颌下肿痛较甚者,可用外敷的中成药。

(4)排脓:喉痈成脓之后,应进行穿刺或切开排脓治疗。

3. 针灸疗法　针刺放血:痈肿还未成脓时,可用三棱针在局部黏膜浅刺,或用尖刀轻划放血治疗;发热者可针刺少商、商阳或耳尖等。

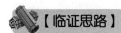

【临证思路】

喉痈虽为临床常见病但又属危急证,临床上首先要确立风险意识,要依据症状并行喉镜等检查先进行定位诊断,明确病情的轻重,根据脓肿是否形成及是否破溃划分疾病初起期,成脓期及溃脓期,初起期多为外感外邪,热毒搏结证,成脓期多属热毒壅盛,化腐成脓证,溃脓期多属气阴耗损,余邪未清证。成脓的判断很关键,一般从发病时间、咽痛症状及局部检查即初步作出判断,凡发病时间达近1周者、咽痛呈跳痛者及检查咽部红肿局限有波动者多属已成脓,此时行穿刺即可确诊。

【医案赏析】

张赞臣治喉痈:沈某,女,30岁。初诊(1962年9月14日):左咽关红肿散漫,痛引耳窍,左颌下亦有核肿,伴发热、头痛,痰多黏腻,吞咽不利,已历1周。脉左细数,右滑数;舌苔腻。乃胃火上冲,痰热内阻,发为喉痈之症。急予泄热消肿。赤芍9g、丹皮9g、炙僵蚕9g、牛蒡子9g、桔梗3g、生甘草2.5g、射干3g、山豆根9g、挂金灯9g、杭菊花9g、金银花9g、知母9g、黄芩9g。

外用:1.珠黄青吹口散,吹喉,日2~3次。2.银硼漱口液,漱喉,日3~4次。

二诊(9月16日):上药服2剂后,咽痛如故,吞咽不利,左咽关红肿高突,触之未软。上方续服2剂,外用药同前。

三诊(9月18日):左喉痈酿脓已熟,用消毒银针刺破高突处,流出脓液甚多。原方去牛蒡子,再服3剂。

四诊(9月21日):咽痛明显好转,咽关肿胀消退,左颌下核肿已无压痛。再予前方去射干、僵蚕,再服4剂,以资巩固。

(上海中医研究所.张赞臣临床经验选编[M].北京:人民卫生出版社,2005)

第五节　急 喉 风

急喉风是指猝然起病,以吸气性呼吸困难为主要特征的急性喉部疾病,常伴有咽喉肿痛、痰涎壅盛,言语难出,汤水难下。又名"锁喉风""紧喉风""走马喉风"等。

本病多由急性咽喉疾病,如喉部脓肿、小儿急性喉炎、白喉、喉外伤、喉异物等发展而来,病机为痰热或风痰壅喉,阻塞气道而为病。

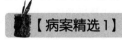**【病案精选1】**

[病史资料]

谭某,男,31岁,销售人员,初诊日期:2010年9月18日。

主诉:咽痛3天,吸气性呼吸困难2小时。

现病史:患者3天前因进食辛辣食物后出现咽痛,自行服用药物后(具体不详)症状无缓解,并出现吞咽不利,痰黄多,言语难出,喉鸣,喉部紧缩感,2小时前出现吸入性呼吸困难;全身有低热,口干欲饮,大便秘结,睡眠尚可。

既往史:一向体健,否认传染病史及遗传病史。

体格检查:神清,可平卧,安静时出现天突(胸骨上窝)、缺盆(锁骨上窝)及肋间等处轻度凹陷。舌红,苔黄腻,脉滑数。

专科检查:咽部黏膜红,间接喉镜下见会厌充血、水肿。喉内窥及不清。

[辨治思路]

1. 主证分析　患者进食辛辣食物后出现咽痛3天,伴有吞咽不利,痰黄多,言语难出,喉部紧缩感及吸气性呼吸困难,检查安静时出现天突(胸骨上窝)、缺盆(锁骨上窝)及肋间等处轻度凹陷,咽部黏膜红,间接喉镜下见会厌充血、水肿符合急喉风的诊断。

2. 证型分析　四诊合参,患者当属痰热壅喉之证型,肺胃积热凝结成痰,痰涎阻塞气道,故见吸气性呼吸困难;喉咽肿胀,气道狭窄,故见喉鸣。邪客于喉,故言语难出;痰热壅盛,故见发热,口干欲饮,大便秘结,舌红,苔黄腻,脉滑数均为痰热壅盛之征。

3. 立法处方　证属痰热壅喉,治法以清热解毒,涤痰开窍,方用清瘟败毒饮加肿节风。

生地15g、黄连10g、黄芩15g、丹皮10g、石膏30g(先煎)、栀子10g、甘草6g、竹叶10g、玄参15g、水牛角30g、连翘10g、芍药10g、知母15g、桔梗10g、瓜蒌15g、大黄10g(后下)、肿节风15g。每日1剂,水煎2次,温服。

方中以水牛角为主药,结合玄参、生地、芍药、丹皮以泻热凉血解毒,去血分之热,以黄连、黄芩、栀子、石膏、知母、连翘、肿节风清热泻火解毒,去气分之热,桔梗、甘草宣通肺气而利咽喉,加瓜蒌祛痰,加大黄以通便,竹叶清热利湿。其中肿节风为岭南地区特色中草药,具有清热解毒,祛风止痛的作用,常用于咽喉肿痛、肺热咳嗽等疾病。

外治法予雾化吸入、吸氧。床旁备气管切开包,密切观察患者呼吸情况。如出现三度呼吸困难应视病因行气管切开术。

[转归及对策]

患者经5天治疗后,临床症状全部消失。嘱其忌食辛辣肥甘,戒除烟酒,随访1个月未见复发。

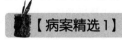**【病案精选2】**

李某,男,65岁,退休,初诊日期:2014年3月18日。

主诉:声音嘶哑2天,吸气性呼吸困难1天。

现病史:患者2天前受凉后出现声音嘶哑,未予重视,1天前开始出现吸入性呼吸困难、喉鸣,伴有恶寒发热,头痛,多痰,吞咽不利,睡眠差。

既往史:一向体健,否认传染病史及遗传病史。

体格检查:神清,半卧位,安静时出现天突(胸骨上窝)、缺盆(锁骨上窝)及肋间等处轻度凹陷。舌淡,苔白,脉浮紧。

专科检查:间接喉镜下见会厌充血、水肿。喉内窥及不清。

[辨治思路]

1. 主证分析　患者受凉后出现声嘶,1 天后出现吸气性呼吸困难伴有喉鸣、多痰、恶寒发热、头痛、吞咽不利,间接喉镜下可见会厌充血,水肿,符合急喉风的诊断。

2. 证型分析　四诊合参,患者当属风痰壅喉之证型,风寒犯肺,肺失宣肃,风痰循经上犯声户,声户开合不利则声嘶,会厌肿胀,故猝然呼吸困难,痰涎增多,则喉鸣如锯;风寒袭表则恶寒发热、头痛,舌苔白,脉浮紧均为风痰壅喉之征。

3. 立法处方　证属风痰壅喉,治法以疏风祛寒,消肿化痰,方用六味汤加减。

荆芥 10g、防风 10g、桔梗 10g、僵蚕 10g、薄荷 6g、甘草 6g、法夏 9g、桂枝 10g、木蝴蝶 10g、茯苓 15g、泽泻 10g,每日 1 剂,水煎 2 次,温服。

方中荆芥、防风、薄荷祛风解表,桔梗、甘草、僵蚕、木蝴蝶化痰利咽开音,法夏燥湿化痰,加桂枝以助疏散风寒,茯苓、泽泻祛湿消肿。

外治法予雾化吸入、吸氧、穴位贴敷。

[转归及对策]

患者经 3 天治疗后,临床症状基本消失。嘱其避风寒,加强锻炼,增强体质,戒除烟酒,随访 1 个月未见复发。

【诊疗特点】

[诊断要点]

1. 病史　多有急性咽喉疾病病史。

2. 症状　以吸气性呼吸困难为主证,可伴有咽喉肿痛、痰涎壅盛声音嘶哑、吞咽困难及发热等症状。

3. 检查　根据呼吸困难和病情轻重程度分为四度。一度:患者安静时无呼吸困难现象,活动或哭闹时有轻度的吸气性呼吸困难,出现喉鸣及鼻翼煽动,胸骨上窝及锁骨上窝处轻度凹陷。二度:安静时亦出现轻度的吸气性呼吸困难,但不影响睡眠和进食,无烦躁不安等缺氧症状,脉搏正常。三度:除有二度呼吸困难外,出现烦躁不安,自汗,三凹征(吸气期出现胸骨上窝、锁骨上窝、肋间处凹陷为三凹征,儿童甚则剑突下也可有凹陷,称四凹征),并出现缺氧症状,如烦躁不安、不易入睡、不愿进食等,脉搏加快。四度:除有三度呼吸困难外,出现呼吸浅速,唇青面黑,额汗如珠,身汗如雨,甚则四肢厥冷,大小便失禁等,脉沉微欲绝,神昏,濒临窒息。

[辨证要点]

急喉风多为脏腑功能失调,复感风邪导致痰阻咽喉,起病急骤,有实证及虚证之分。实证者,素有诸经蕴热,复感风热邪毒,或过食辛辣,或疫疠之邪侵袭,内外邪毒交结,热盛痰生,痰热壅结于咽喉而致病。虚证者,素体虚弱,风寒之邪乘虚袭肺,致肺失宣肃,津液不布,化为痰浊,风痰聚于咽喉而致病。对于以上要点,首要辨明寒热虚实,再结合全身兼症,便可正确辨证。

[治法方药]

1. 辨证论治

（1）痰热壅喉：主要表现为咽喉疼痛，吞咽不利，喉部紧缩感，吸入性呼吸困难，喉鸣，声音嘶哑或语言难出，痰涎壅盛；咽喉红肿，高热神烦，汗出如雨，口干欲饮，大便秘结，小便短赤，舌红或绛、舌苔黄或腻，脉数；治宜清热解毒，涤痰开窍。方选清瘟败毒饮加减。

（2）风痰壅喉：表现为猝然呼吸困难，喉鸣如锯，痰涎壅盛，吞咽不利，声音不扬；咽喉或会厌肿胀，声门狭窄，开合不利，可有发热恶寒、头痛等；舌苔白，脉浮紧。治宜疏风祛寒，消肿化痰。方选六味汤加减。

2. 外治法

（1）雾化吸入或蒸气吸入：选用化痰消肿、清热解毒药物置入雾化吸入器吸入。

（2）吹药：选用清热解毒、利咽消肿的中药粉剂吹入咽喉。

（3）含漱：可用清热解毒、利咽消肿的中药煎水含漱。

3. 针灸疗法

（1）针刺：取少商、商阳、尺泽、曲尺、扶突等穴，每次 2~3 穴，用泻法，不留针。或取少商、阳商点刺出血以泻热。

（2）耳针选用神门、咽喉、平喘等穴，针刺，留针 15~30 分钟，每日 1~2 次。

4. 其他治疗　气管切开术：密切注意呼吸困难情况，针对病因，解除呼吸困难症状，若出现三度呼吸困难，应根据病因进行气管切开；如出现四度呼吸困难者，则无论何种病因，应立即进行气管切开，保持呼吸通畅。

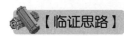

【临证思路】

急喉风为耳鼻咽喉科临床危急症，处理时应遵循"急则治其标，缓则治其本"的原则，根据吸入性呼吸困难的情况选择治疗方案。对于一到二度呼吸困难患者，给予积极中医辨证治疗原发病，必要时配合使用西药，以缓解呼吸困难，控制疾病发展。密切观察病情变化，如原发病症控制不满意，吸入性呼吸困难进一步发展，出现三度以上呼吸困难视给予气管切开术，缓解呼吸困难症状后再积极治疗原发病。

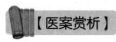

【医案赏析】

耿鉴庭医案

钟某，男，4 岁，身热咽红，气急痰齁，咳声如破竹，然视至关下，未见白腐，脉数，苔黏白，面色稍紫；良由风寒伏肺，兼之痰滞盘踞，喉风来势，防其涌塞生变，处方：

射干 5g、水炙麻黄 2g、炙紫菀 5g、款冬花 5g、制半夏 6g、杏仁 10g、陈皮 5g、枳壳 5g、甘草 3g。水煎服。

二诊：服药后得畅汗，热势较低，气息渐平，咳声重浊，偶一唾出浓痰，脉滑而数，面色转红，大便自行。

原方加前胡 5g、枇杷叶 10g，麻黄减为 1.5g。

三诊：咳痰较畅，齁喘已平，声音仍然欠扬，咽红尚未全消，幸热已退尽，余症均减，仍当清化肺胃，不致复剧为佳。处方：

射干 5g、郁金 5g、桔梗 5g、杏仁 10g、浙贝母 6g、甘草 3g、枳壳 5g、枇杷叶 10g、前胡 5g。

（朱世增. 耿鉴庭论五官科［M］. 上海：上海中医药大学出版社，2009）

第六节 梅 核 气

以咽喉中似有异物状如梅核梗阻,咯之不出,咽之不下,不痛不痒,进食无碍为特征的疾病。一般与情绪波动有关,多发生于女性,客观检查未见器质性病变。《金匮要略·妇人杂病脉证并治》"妇人咽中如有炙脔",《赤水玄珠·咽喉门》"梅核气者,喉中介介如梗状"等古籍进行了记载,西医的咽异感症,亦称神经官能症或癔球症,可参照此病进行辨证施治。

【病案精选 1】

[病史资料]

卢某,女,35 岁,1997 年 12 月 26 日初诊。

主诉:咽部异物感 2 年。

现病史:患者于 2 年前始觉咽中有异物阻塞感,状似棉絮,时重时轻,时上时下,咽之不下,咯之不出,伴痰多、胸闷,但饮食吞咽无碍。

既往史:体健。

体格检查:神清合作,营养中等,舌淡红、苔白,脉弦。

专科检查:咽部未见明显充血,咽后壁少许滤泡增生,会厌及梨状窝未见异常。

[辨治思路]

1. 主证分析　患者表现为咽异感 2 年,状似棉絮,时重时轻,时上时下,咽之不下,咯之不出,检查咽部无明显器质性病变。诊断为梅核气。

2. 证型分析　患者咽中有异物阻塞感 2 年,常有情绪压抑表现,兼伴痰多、胸闷,舌淡红、苔白,脉弦,故考虑为痰气交阻于咽喉。

3. 立法处方　证属痰气互结型,方用半夏厚朴汤加减。

法半夏、瓜蒌、郁金、厚朴、茯苓、紫苏叶、生姜、浙贝母、柴胡、射干各 10g,牡蛎 20g。每日 1 剂,水煎 2 次,温服。

方中半夏、茯苓、生姜以化痰利饮,以厚朴、苏叶顺气降逆。

[辅助检查]

颈椎摄片、上消化道钡餐检查未见异常。

[转归及对策]

服用 6 剂药后,症状明显减轻,续服 6 剂,诸症消失,随访 2 年来见复发。

【病案精选 2】

[病史资料]

张某,女,宿舍管理人员,51 岁。2013 年 5 月 20 日初诊。

主诉:喉中异物感十余年。

现病史:咽喉异物感十余年,不痛不痒,无碍饮食,曾服药数百剂无效,平素心情舒畅,纳食佳,夜寐安,二便调。

既往史:体健,无胃、心、肾疾病史。

体格检查:神清合作,营养中等,舌淡红边有齿痕,苔白腻,脉沉滑。

专科检查:咽部黏膜淡红微充血,扁桃体不大,会厌及声带无新生物。

［辨治思路］

1. 主证分析　患者表现为咽异物感,不痛不痒,无碍饮食,已十年余,检查咽部无明显器质性病变。诊断为梅核气。

2. 证型分析　患者咽中异物梗阻十余年,平素心情舒畅,纳食佳,夜寐安,二便调,舌淡红边有齿痕,苔白腻,脉沉滑,初辨为脾虚痰湿,治以参苓白术散加代赭石 7 剂无效,于 2013 年 6 月 2 日复诊,细问知曾针刺廉泉放出黑血若干,稍有好转,但一天后症状又出现,偶有胸闷,观其咽后壁黏膜淡红微有充血,指甲隐约可见条纹,双下肢轻度水肿,思其舌苔白腻水润,脉沉滑,考虑心属火,为阳中之太阳,上居于胸,若心阳一虚,则水饮、寒气上犯,遏阻心阳,上冲咽喉,而发为梅核气。

3. 立法处方　证属心阳不振,水气上犯,瘀血阻滞,方用苓桂术甘汤合通窍活血汤加减。

桂枝 10g、茯苓 30g、生甘草 6g、生白术 12g、桃仁 10g、红花 10g、赤芍 10g、生姜 6 片,每日 1 剂,水煎 2 次,温服。

［辅助检查］

电子喉镜检查:咽喉未见肿物及异物。

［转归及对策］

3 剂后患者诉喉中堵塞感减轻,7 剂后喉中清爽顺畅。随访 1 月,患者诉喉中依旧清爽,未出现堵塞感。

【诊疗特点】

［诊断要点］

1. 病史　多伴有情绪不良病史。

2. 症状　咽喉异物感,状如梅核,吞之不下,吐之不出,不痛不痒,吞咽无碍。异物感可表现为团块样阻塞感、虫爬行感、瘙痒感、烧灼感、黏着感等。异物感存在的部位多在咽喉正中或其两旁。

3. 检查　本病需要进行相关检查,以排除器质性疾病。

(1)纤维或电子鼻咽喉镜检查:对鼻腔、鼻咽腔、咽腔、喉腔进行详细检查,以排除良恶性肿瘤及特殊炎症等。

(2)颈椎 X 线检查:以排除颈椎骨质增生或炎症等。

(3)食管镜及胃镜检查:以排除下咽病变、反流性食管炎、食管肿瘤及胃部疾病等。

(4)甲状腺功能检查:以排除甲状腺功能亢进或甲状腺功能低下等疾病。

［辨证要点］

本病的辨证要点是围绕在肝脏基础上的综合辨证,首先本病多见于女性并与情绪有关,故中医多责于肝。肝气郁结,肝木克伐脾土,脾失健运,聚湿生痰,痰气互结,上逆咽喉,致咽生异物。若情志不遂,七情郁结,郁怒伤肝,表现为咽异物感,胸胁胀满,舌质淡红,苔薄白,脉弦,为肝郁气滞。若现咽干咽痛,心烦急躁易怒,舌红,苔薄黄,脉弦数,则为肝郁化火。若咽中异物感,胃脘部胀痛,连及两胁,不思饮食,或有恶心呕吐,舌淡苔薄白,脉弦滑,则为肝胃不和。发病日久,肝郁化火伤阴,表现为口干、头晕、耳鸣,舌质红,少苔或无苔,脉沉细或数,则为肝阴亏虚。若久病咽中有异物,固定不移,或痛经,伴小腹刺痛,舌红有瘀点,舌下络脉曲张,苔薄,脉弦或涩,则为气滞血瘀。

[治法方药]

1. 内治法

(1)痰气互结:临床表现为自觉咽异物感,咽喉多痰,时轻时重,或见咳嗽痰白,脘腹胀满,舌淡胖,苔白腻,脉弦滑。治宜行气化痰。方选半夏厚朴汤加减。

(2)肝郁气滞:临床表现为自觉咽中异物感,无痰,抑郁多疑,胸胁胀满,每于情绪变化时加重,舌质淡红,苔薄白,脉弦。治宜疏肝理气解郁,方选逍遥散加减,或越鞠丸、柴胡疏肝散、苏子降气汤等。

2. 针灸疗法

(1)体针:可取太冲、行间、廉泉、人迎、天突等穴。

(2)灸法:取脾俞、肾俞、膻中、气海等穴。

(3)耳针:取肝胆、脾、肺、心、内分泌、咽喉等耳穴。

(4)穴位注射:可选取人迎、廉泉、肝俞、内关、阳陵泉等,每次选1~2个空位进行注射。

(5)埋线法:可选取气海、天突、廉泉等穴进行埋线治疗。

3. 按摩疗法　选取人迎、天突、廉泉、太冲、行间等穴进行揉推按压等手法。

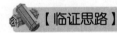【临证思路】

临床诊治本病要注意两点,首先是诊断,一般要经过全面检查排除器质性疾病后才能诊断本病。再者关于本病的治疗,本病要注重解释工作,让患者放下心理负担;关于辨证,要重视肝脏,肝气郁结、痰气交阻是本病的核心证型,同时要全面分析,肝气郁结有化火、生瘀、伤阴的可能,亦可肝胃不和合并发病,全面分析,方得要领。

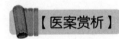【医案赏析】

蒲辅周医案

杨某,男,65岁,1965年10月28日初诊。10年来,自觉咽中梗阻,胸闷,经4个月的治疗已缓解。在1963年曾复发1次,近日来又自觉咽间气堵,胸闷不畅,经检查无肿瘤。六脉沉滑,舌正苔黄腻。属痰湿阻滞,胸中气机不利,此谓梅核气。治宜开胸降逆,理气豁痰。处方:苏梗3g,厚朴3g,法半夏6g,陈皮3g,茯苓6g,大腹皮3g,白芥子(炒)3g,炒莱菔子3g,薤白6g,降香1.5膏,路路通3g,白通草3g,竹茹3g。10剂。1剂两煎,共取160ml,分早晚食后温服。

11月8日二诊:服上药,自觉咽间堵塞减轻,但偶尔稍阻,食纳无味,晨起痰多色灰,失眠,夜间尿频量多,大便正常,有低热。脉转微滑,舌正苔秽腻。湿痰见消,仍宜降气、和胃、化痰为治。原方去薤白、陈皮,加黄连1.5g、香橼皮3g,白芥子加1.5g。10剂,煎服法同前。

11月22日三诊:服药后,咽间梗阻消失,低热已退,食纳、睡眠、二便均正常。不再服药,避免精神刺激,饮食调理为宜。

按语:因证见舌苔黄腻,湿热象重,故蒲老加黄连、竹茹、白通草、白芥子等清化之品,体现出专方专药与辨证论治相结合的特点。

(中国中医研究院．蒲辅周医疗经验[M]．北京:人民卫生出版社,2006)

第七节　鼻　咽　癌

　　鼻咽癌是指发生于鼻咽部的恶性肿瘤。临床以涕中带血、耳堵塞感、耳鸣耳聋、头痛、鼻塞、颈部恶核等为主要表现。是华南地区高发肿瘤之一,尤其以广东省发病最高,占头颈部肿瘤首位。古代医著中"失荣""上石疽""真头痛"等病症中有类似鼻咽癌症状的描述。

　　鼻咽癌的发生与机体内、外各种因素有关,每因正气虚弱,脏腑功能失调,邪毒乘虚而入,逐渐结聚成癌。脏腑功能失调以肺、脾、肝、肾为主,致病因素与遗传、环境、饮食习惯及不良刺激等有关。

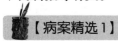【病案精选1】

[病史资料]

卢某,女,74岁,肇庆人,家庭主妇。初诊时间:2015年5月。本次记录时间:2016年3月份。

主诉:确诊鼻咽癌1年余。

现病史:患者1年前开始出现渐进性鼻塞,涕中带血丝,伴头痛不适,当时就诊于广州华侨医院,行纤维喉镜检查并取活检,病理结果提示:符合(鼻咽)非角化未分化型癌;因患者及家属拒绝放化疗,遂至我院门诊就诊,症见:鼻塞,涕中带血,伴头痛,耳内胀闷感,咽中痰多,偶有胸闷,平素易疲倦,无心慌心悸,无发热恶寒等,纳欠差,眠一般,大便秘结,小便可。鼻咽顶部见肿物呈结节状隆起,堵塞后鼻孔,色淡红,有分泌附着。

既往史:否认高血压、糖尿病等慢性病病史。否认鼻咽癌家族史。

体格检查:神清,精神一般,舌体胖,边有齿印,苔白厚,脉滑。

专科检查:鼻咽部隆起,颜色淡红,少许白色分泌物附着。

检查资料:2015年鼻内镜提示:鼻咽隆起查因:鼻咽癌? 活检提示:符合(鼻咽)非角化未分化型癌。

[辨治思路]

1. 主证分析　患者1年前出现反复涕中带血,伴鼻塞、头痛等症状,鼻咽部见肿物,行活检确诊为符合(鼻咽)未分化型非角化癌。西医诊断为鼻咽癌,中医属失荣范畴。

2. 证型分析　四诊合参,患者当属痰浊结聚之证型。痰浊结聚,阻滞脉络,故鼻咽部可见肿块;痰浊蒙蔽清窍,清阳不升,故头痛、鼻塞、耳胀闷感;痰浊结聚,久而易化火,故可见涕中带血丝、大便秘结;痰湿阻遏阳气,气机不利,故痰多胸闷、纳差;痰湿困脾,易出现疲倦;舌体胖,边有齿印,苔白厚,脉滑均为痰浊结聚之象。

3. 立法处方　证属痰浊结聚,治宜清化痰浊,行气散结。方选清气化痰丸加减。

　　胆南星15g、瓜蒌仁10g、黄芩10g、法半夏10g、杏仁10g、茯苓15g、枳实10g、陈皮10g、白花蛇舌草30g、山海螺30g、猫爪草15g、山慈菇15g。每日1剂,水煎服。

　　方取胆南星、瓜蒌仁、黄芩清肺化痰,半夏、茯苓健脾渗湿,杏仁降气化痰,枳实、陈皮行气化痰祛湿,白花蛇舌草、山海螺清热解毒,猫爪草、山慈菇散结消肿。

[辅助检查]

行鼻内镜检查提示:鼻咽部肿物隆起,堵塞后鼻孔。

[转归及对策]

患者服 10 剂后复诊,头痛、耳胀满感等症状较前缓解,仍鼻塞明显,涕中带血丝,在原方的基础上加白茅根 15g、丹皮 15g、生地 15g,以清热凉血活血,继服。患者 1 年来坚持在门诊中药辨证治疗,现症状较前好转,全身状况尚可,鼻咽部肿物无明显增大。鼻咽癌主要治疗是放化疗,但患者拒绝,故采用单纯中医治疗。中医治疗虽无法杀灭肿瘤,但能抑制肿瘤生长,提高自身抗癌能力,带瘤生存,以达到延长生命的目的。

【病案精选 2】

[病史资料]

李某,女,59 岁,广州人,家庭主妇。初诊时间:2016 年 11 月 10 日。

主诉:鼻咽癌放疗后 3 年余。

现病史:患者 2013 年 7 月确诊为鼻咽非角化型未分化癌,临床分期为 Ⅲ 期,在中山大学附属肿瘤医院行放化疗,同时在广州中医药大学第一附属医院中医药治疗,3 年多来一直坚持中药治疗,口干、咽痛、头痛、鼻塞等症状明显减轻。现患者现觉口干,咽中有痰,痰少难咳,头部偶有昏沉感,时有口腔疼痛,胃胀不适,偶有呃逆,胃纳欠佳,眠尚可,大便干,小便可。

既往史:高血压病史 4 年余,血压最高 180/100mmHg,间断服用降压药,血压控制尚可。否认鼻咽癌家族史。

体格检查:神清,精神尚可,舌红少苔,脉细数。

专科检查:鼻、口咽、鼻咽黏膜充血、干燥,咽喉壁黏膜菲薄干亮,少许分泌物附着。

检查资料:2013 年 7 月鼻内镜提示:鼻咽隆起查因:鼻咽癌? 活检病理结果提示:(鼻咽)非角化性未分化癌。

[辨治思路]

1. 主证分析 患者的病理检查结果可以明确诊断为鼻咽癌。

2. 证型分析 四诊合参,患者当属肺胃阴虚之证型。肺胃阴虚,虚火上炎故口干咽燥、口渴喜饮或口腔疼痛;肺开窍于鼻,肺阴虚导致鼻腔及鼻咽部干红少津,咽中有痰,痰少难咳;胃阴虚,胃气上逆致干呕或呃逆;脾失健运故胃纳欠佳;阴津不足,故大便干结;舌红而干,少苔或无苔,脉细数。

3. 立法处方 证属肺胃阴虚,治宜清肺养胃,生津润燥。方选沙参麦冬汤合泻白散加减。

桑白皮 15g、地骨皮 15g、甘草片 6g、茯苓 15g、北沙参 15g、麦冬 15g、天花粉 15g、玉竹 15g、(炒)白扁豆 15g、太子参 15g、白术 10g、五味子 10g、五指毛桃 30g。每日 1 剂,水煎服。

方取沙参、麦冬养胃阴,玉竹、天花粉生津润燥解渴,甘草、扁豆益气培中,太子参补脾、养阴、生津,桑白皮、地骨皮清泄肺热,因患者脾虚导致胃纳不佳,故可加五指毛桃健脾益气。

[辅助检查]

患者行鼻内镜检查鼻咽未见明显新生物、黏膜干红、痂皮附着。

[转归及对策]

鼻咽癌的早期发现、早期诊断与早期治疗对疗效和预后至关重要。本患者属中晚期,故预后较差。放化疗引起较多不良反应,对患者生活质量带来较大影响,患者坚持中医药治疗,可减少放疗不良反应及提高患者生活质量,提高自身的抗癌能力,延长生存期。

【诊疗特点】

[诊断要点]

1. 病史 可有家族遗传史,或有 EB 病毒感染史。

2. 症状 涕中带血,耳堵塞感,耳鸣耳聋,头痛,鼻塞,颈部恶核及脑神经受损等为主要症状。

(1)涕中带血、鼻塞:早期可出现擤鼻时鼻涕带血或回吸性涕中带血,晚期可表现为大出血。癌肿增大可阻塞后鼻孔而引起鼻塞,可为单侧或双侧。

(2)耳堵塞感、耳鸣耳聋:癌肿侵及咽鼓管时,常引起一侧耳堵塞感,甚或耳鸣耳聋。

(3)头痛:部位比较固定,常为一侧,多为持续性。颅底受到侵犯时疼痛较剧烈。

(4)颈部恶核:开始多为一侧,逐渐发展至双侧,恶核为无痛、质硬、活动度差。

(5)脑神经受损症状:复视、视物模糊甚至失明、眼睑下垂、面部麻木、吞咽困难、食入反呛等。

3. 检查 咽隐窝或鼻咽顶等处可见结节状或菜花样肿物。颈部触诊或可触及活动度差、质硬、无痛性肿大淋巴结。EB 病毒检查可做鼻咽癌诊断的辅助指标。CT 或 MRI 可显示肿瘤大小及浸润范围。病理检查可明确诊断。

[辨证要点]

鼻咽癌属本虚标实之证,早期多属实证,晚期多属虚证,病程较长。各种致病因素使体内肺、脾、肝、肾等脏腑发生变化,出现气血凝滞、痰浊结聚、火毒困结等,以致经络受阻,积聚而成肿块。头痛较甚,跳痛或刺痛,鼻涕带血,全身出现胸胁胀痛,口苦口干,舌质红或黯红或瘀黯紫斑,舌苔白或黄,脉弦细或涩缓,辨证为气血凝结;痰浊结聚多为痰多胸闷,体倦嗜睡,恶心,胃纳差,大便溏;火毒困结可见痰涕带血较多,头痛剧烈,咳嗽痰稠,心烦失眠,口苦口干,小便赤,大便干结;后期虚证多表现为头痛眩晕,耳鸣耳聋,形体瘦弱,或有盗汗,五心烦热,气短乏力等。

[治法方药]

1. 辨证论治 临床上按未放疗患者和放疗后患者两类进行辨证论治。

未放疗患者的辨证论治

(1)气血凝结:主要表现为涕中带血,耳内胀闷或耳鸣耳聋,鼻塞,头痛,或胸胁胀痛,舌质黯红或有瘀斑瘀点,舌苔白或黄,脉弦细或涩缓。检查见鼻咽肿块黯红,或有血脉缠绕,触之易出血,颈部或有硬实肿块。治宜行气活血,软坚散结。方选丹栀逍遥散加减。

(2)痰浊结聚:主要表现为鼻塞,涕血,头重头痛,耳内胀闷,或痰多胸闷,体倦嗜睡,恶心纳呆,舌体胖或有齿印,舌苔白或厚腻,脉弦滑。检查见鼻咽肿块色较淡红或有分泌物附着,颈部多有较大肿块。治宜清化痰浊,行气散结。方选清气化痰丸加减。

(3)火毒困结:主要表现为痰涕带血较多,污秽腥臭,头痛剧烈,耳鸣耳聋,或视蒙复视,咳嗽痰稠,心烦失眠,口干口苦,小便短赤,大便秘结,舌红,脉弦滑数。鼻咽肿块溃烂,或呈菜花样,颈部或有硬实肿块。治宜泻火解毒,疏肝散结。方选柴胡清肝汤加减。

(4)正虚毒滞:主要表现为鼻塞涕血,耳鸣耳聋,头痛眩晕,形体瘦弱,或有盗汗,五心烦热,腰膝酸软,舌红少苔,脉细。鼻咽部肿块隆起,色红或淡红,或血丝缠绕,或脓血涕附着,颈部或可扪及恶核。治宜调和营血,扶正祛邪。方选和荣散坚丸。

放疗、化疗配合中医辨证论治

(1)肺胃阴虚:主要表现为口渴喜饮,口干咽燥,或口唇燥裂,鼻干少津,或口烂疼痛,干呕或呃逆,干咳少痰,胃纳欠佳,小便短少,大便秘结,舌红而干,少苔或无苔,脉细数等。鼻、鼻咽及口咽黏膜充血、干燥,或有干痂、脓痰附着。治宜清肺养胃,生津润燥。方选沙参麦冬汤合泻白散加减。

(2)气血亏虚:主要表现为面色萎黄或苍白,头晕目眩,咽干,鼻干少津,或涕中带血,气短乏力,四肢麻木,失眠多梦,心悸怔忡,甚则头发脱落,爪甲无华,口气微腥臭,舌质淡或淡黯,少津,脉细无力。口咽及鼻咽黏膜淡红而干,或有少许痂块附着。治宜益气补血,健脾养心。方选归脾汤加减。

(3)脾胃失调:主要表现形体消瘦,胃纳欠佳,厌食,恶心呕吐,呃逆心烦,或呕吐酸水,腹胀腹痛,胸脘痞满,大便溏,舌质淡,苔白厚,脉细弱。口咽或鼻咽黏膜淡红,微干,鼻咽部或见脓涕痂块附着。治宜健脾益气,和胃止呕。方选香砂六君子汤加减。

(4)肾精亏损:主要表现为形体消瘦,眩晕耳鸣,听力下降,精神萎靡、口舌干燥,咽干欲饮,腰酸膝软,遗精滑泄,五心烦热或午后潮热,舌红少苔或无苔,脉细弱或细数。咽黏膜潮红干燥,鼻咽或有血痂或脓痂附着。治宜补肾固本,滋阴降火。方选六味地黄丸加减。

2. 外治法 可根据鼻咽癌不同时期出现的不同症状采用外敷、滴鼻、含漱等外治方法。

3. 针灸疗法

(1)体针:选取上星、下关、大迎、风池、手三里、合谷等穴位。

(2)灸法:可选合谷、足三里等穴位。

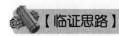【临证思路】

鼻咽癌发病集中在我国华南地区,目前认为与病毒感染,环境因素及遗传因素等有关,应用EB病毒血清学对鼻咽癌高发地区高危人群进行筛查,以提高早诊率。岭南地区天气湿热,容易影响脾胃运化,容易化火伤阴,考虑环境因素的影响,使用岭南道地药材,符合"天人合一"的整体辨证思想,提高治疗效果。其中,砂仁、橘红等中药健脾祛湿化痰效力强,五指毛桃被称为"南芪",健脾益气较温和,岗梅利咽生津,配合白花蛇舌草、山海螺、山慈菇等以消肿散结抗肿瘤。

鼻咽癌的中西医结合诊治过程中,强调辨证和辨病的结合,以辨证为纲,辨病为目的。鼻咽癌中医辨证分型方面,放疗前以痰浊结聚、气血凝结、火毒困结为主,放疗后以肺胃阴虚、阴血亏损、脾胃失调为主。鼻咽癌的治疗上多采用中西医结合的方法,以放疗为首选治疗方法,部分患者配合化疗。放射治疗和化学药物治疗鼻咽癌,虽然可以大量的杀灭癌细胞,但这一过程也消伐了气血津液,影响脏腑功能,使全身和局部抵御外邪的能力下降,出现不良反应。在放疗过程中配合中医药治疗,可以减轻毒副反应,并且加强抗癌作用,提高临床疗效;在放疗后,配合中医治疗,可以促进身体的恢复,增强免疫力,提高生存质量和生存率。

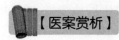【医案赏析】

干祖望医案

韩某,男,31岁,1992年3月14日初诊。南京汽轮厂工作。

鼻咽癌于春节时确诊,以颈部起核子而去医院,确诊后有涕中夹血,现放射治疗已21次,肿块已缩小到有无之间。口干唾液稠厚,稍有咳嗽。舌薄白,脉弦。

医案:力挽狂澜,中药草佐襄绿叶。刻下裁方,抗癌多于扶正。

蚤休 10g、石上柏 10g、马勃 3g、麦冬 10g、沙参 10g、六曲 10g、芦根 30g、玄参 10g、山楂 10g、白花蛇舌草 10g,7 剂,煎服。

二诊,1992 年 5 月 15 日诊。

放疗已结束,刻下主证为鼻、口、咽干燥,干燥严重时有鼻出血,但日趋减少,口腔中有黏糊感。右上肢无力伴酸感。舌薄腻映黄苔,脉细。

医案:攻城之战结束,保卫之守来临。例应扶正与祛邪兼顾,又以右臂小恙,稍参养血。

太子参 10g、茯苓 10g、山药 10g、白扁豆 10g、石上柏 10g、马勃 3g、蚤休 10g、鸡血藤 10g、功劳叶 10g、丹参 10g,7 剂,煎服。

(陈国丰. 干祖望耳鼻喉科医案选粹[M]. 北京:人民卫生出版社,1999)

第八节　喉　菌

喉菌是指发生于喉部的恶性肿瘤,表现为进行性声嘶、咽喉部疼痛、痰中带血、呼吸困难、颈部恶核等症状。清代已有相关论述,如《尤氏喉科秘书·咽喉脉证通论·喉菌》说:"此证因食膏粱炙煿……热毒积于心脾二经,上蒸于喉,结成如菌,面厚色紫,软如猪肺,或微痛,或木而不痛,梗塞喉间,饮食有碍。"

此病的发生过程缓慢,患者因情志不遂、各种不良嗜好及饮食不节致肺、肝、脾、胃等脏腑功能失调,邪毒乘虚侵入而发病。

【病案精选 1】

[病史资料]

郑某,男,32 岁,司机。初诊日期:2008 年 12 月 5 日。

主诉:声音嘶哑 2 个月。

现病史:患者长期嗜烟酒,过食辛热炙煿、肥甘厚腻之物,2 个月前出现声音嘶哑,症状逐渐加重,伴有咳痰带血,无吞咽疼痛,无呼吸困难,口苦口臭,大便秘结,小便黄,睡眠尚可,曾在外院治疗(具体不详),症状未见好转。

既往史:一向体健,否认传染病史及遗传病史。

体格检查:神清,精神可,舌红,苔黄腻,脉弦滑。

专科部检查:间接喉镜下见右声带见白色新生物,表面粗糙,基底较广,右声带活动差,双侧颈部未触及肿大淋巴结。

[辨治思路]

1. 主证分析　患者声音嘶哑 2 个月,症状逐渐加重,伴有咳痰带血,间接喉镜下见右声带见白色新生物,表面粗糙,基底较广,右声带活动差符合喉菌的诊断。属于西医之喉癌。可进一步检查明确喉癌的诊断。

2. 证型分析　四诊合参,患者当属肺胃蕴热之证型。肺胃有热,邪热灼津成痰,热盛肉腐,故咳痰带血;肿块阻塞于声门,故声嘶;阳明积热,则口苦口臭,腑气不通;伤津耗液,则小便黄赤。舌红绛,苔黄或黄腻,脉弦滑数均为肺胃蕴热之征。

3. 立法处方　证属肺胃蕴热,治宜清热泄火,消肿散结。方用泻白散合清胃散加减。

桑白皮 10g、地骨皮 10g、甘草 6g、生地 15g、牡丹皮 10g、黄连 10g、山慈菇 20g、猫爪草

20g、浙贝母 15g,夏枯草 15g。每日 1 剂,水煎 2 次,温服。

方中地骨皮、桑白皮清泄肺火,降火化痰,黄连清降胃火,生地、牡丹皮凉血活血,山慈菇、猫爪草、浙贝母化痰散结软坚,夏枯草散结消肿、凉血止血,甘草养护胃气。

［辅助检查］

患者行纤维喉镜检查示右声门下肿物累及前联合及右侧声带,右侧声带活动受限,肿物活检,病理报告:中低分化鳞癌。

［转归及对策］

患者经过术前评估,行全喉切除术。围手术期均采用以上中药治疗,术后局部及全身情况恢复可,随访 3 个月未见复发。

【病案精选 2】

［病史资料］

黎某,女,50 岁,环卫工人。初诊日期:2010 年 7 月 12 日。

主诉:声音嘶哑半年,加重 2 月。

现病史:患者因丈夫过世,长期情志不遂,半年前始出现声音嘶哑,曾在外院治疗(具体不详),症状时好时差,近 2 月来症状逐渐加重,偶有痰中带血,无吞咽疼痛,无呼吸困难,有胸胁胀闷不适,口干口苦。

既往史:一向体健,否认传染病史及遗传病史。

体格检查:神清,精神可,舌淡黯,苔白,脉弦细。

专科检查:间接喉镜下见左声带全程菜花样肿物,累及前联合,左声带活动差,双侧颈部未触及肿大淋巴结。

［辨治思路］

1. 主证分析　患者声音嘶哑半年,加重 2 个月,伴有痰中带血,间接喉镜下见左声带菜花样肿物,累及前联合,左声带活动差,符合喉菌的诊断。属于西医之喉癌。可进一步检查明确喉癌的诊断。

2. 证型分析　四诊合参,患者当属肝气郁结之证型。情志不遂,肝失疏泄,气机不畅,横逆犯脾,脾失健运,聚湿成痰,痰瘀互结,凝聚成块;若气郁化火,火毒结聚,灼伤脉络,致肿块溃破腐烂出血。

3. 立法处方　证属肝气郁结,治宜疏肝解郁、行气活血、软坚散结。方用丹栀逍遥散加减。

柴胡 10g、白芍 10g、茯苓 15g、当归 10g、白术 10g、甘草 5g、生姜 10g、薄荷 6g、丹皮 10g、栀子 10g、昆布 30g、牡蛎 30g。每日 1 剂,水煎 2 次,温服。

方中柴胡、薄荷疏肝解郁,使肝气得以调达,白芍养血柔肝,当归养血和血,白术、茯苓健脾祛湿,丹皮、栀子清热凉血除烦,昆布、牡蛎软坚散结,生姜、甘草调和诸药。

［辅助检查］

患者行纤维喉镜检查示左声带菜花样肿物,累及前联合,左声带活动差,肿物活检,病理报告:高分化鳞癌。

［转归及对策］

患者经过术前评估,行全喉切除术。围手术期均采用以上中药治疗,术后局部及全身情况恢复可,随访 3 个月未见复发。

【诊疗特点】

[诊断要点]

1. 病史　患者有长期情志不遂,或过食辛热炙煿、肥甘厚腻之品,或嗜烟酒等。

2. 症状　主要症状依病变部位而异,表现为咽痛、声嘶、咽异物感等。常伴有痰中带血,随着疾病发展可出现呼吸困难、吞咽梗阻。

3. 检查　会厌喉面、声带、室带、声门下可见肿物,肿物呈菜花样或菌样突起,或溃烂有污秽分泌物附着,则出现声带固定,喉摩擦音消失,颈部可有恶核。影像学检查可协助诊断。

[辨证要点]

喉菌为肺、肝、脾、胃等脏腑功能失调而致病,可分为肺胃蕴热、肝气郁结、痰瘀互结。肺胃蕴热者有声嘶,咽痛、口干、咳痰带血;肝气郁结者表现为声嘶,咽异物感,胸闷胁痛;痰浊结聚者有声嘶,咽喉不利,异物感,咳嗽多痰,夹有血丝。对于以上要点,首要辨明本病归于何脏腑,再结合全身兼症,便可正确辨证。

[治法方药]

1. 辨证论治

(1)肺胃蕴热:主要表现为咽喉梗阻感,可有疼痛,声嘶,痰中带血;肿物表面粗糙,可见有污腐物附着,颈部恶核;口干口臭,大便秘结,小便黄赤;舌红,脉弦数。治则清热解毒,消肿散结,方选泻白散合清胃散加减。

(2)肝气郁结:主要表现为咽喉异物感,吞咽受阻,疼痛,声嘶;喉肿物色黯红,易出血,颈部或有恶核,烦热,口苦,咽干,胸闷胁痛,舌黯红或有瘀点瘀斑,苔白或黄,脉弦细。治则疏肝解郁,行气散结,方药:丹栀逍遥散加减。

(3)痰瘀互结:主要表现为进行性声嘶,咽喉部异物感,可伴有疼痛,痰黄浊,带有血丝;肿物颜色淡红或黯红,有分泌物附着,颈部或有恶核;胸闷,身倦头重,纳少便溏;舌淡胖或有齿痕或有瘀点瘀斑,苔白或黄腻,脉弦细。治则健脾化痰,活血散结。方选通窍活血汤加减。

2. 外治法

(1)含药:可用具有清热、散结、消肿、止痛作用的中药煎水含服。

(2)超声雾化吸入:可用金银花、桔梗、甘草等中药煎汁置入超声雾化机中行咽喉部雾化吸入。

3. 其他疗法　根据肿物病理类型及病变范围采用手术、放疗、化疗等治疗方案。

【临证思路】

喉菌是喉科中的常见病、疑难病。手术为喉菌的主要治疗手段,围手术期结合中药辨证治疗可促进伤口愈合、机体功能恢复,提高生活质量。中医治疗喉菌主要以中医学理论为指导,通过辨病与辨证相结合、局部辨证与全身辨证相结合、内治与外治相结合进行诊治,在全身扶正固本的基础上予清热解毒、疏肝解郁、化痰散结等祛邪治疗,扶正与祛邪并重,从而达到治疗疾病、提高生活质量的目的。

参 考 文 献

阮岩. 中医耳鼻咽喉科学. 第 2 版. 北京: 人民卫生出版社, 2016

阮岩. 中西医结合耳鼻咽喉科学. 广州: 广东高等教育出版社, 2007.

刘蓬. 中医耳鼻咽喉科学[M]. 第 3 版. 北京: 中国中医药出版社, 2016.

王士贞. 中医耳鼻咽喉科临床研究[M]. 北京: 人民卫生出版社, 2009.

王士贞. 中医耳鼻咽喉科学[M]. 第 2 版. 北京: 中国中医药出版社, 2007.

王德鉴, 王士贞. 中医耳鼻喉科学[M]. 第 2 版. 北京: 人民卫生出版社, 2008.

李云英, 刘森平. 中医临床诊治耳鼻喉科专病[M]. 第 3 版. 北京: 人民卫生出版社, 2013.

熊大经, 刘蓬. 中医耳鼻咽喉科学[M]. 第 3 版. 北京: 中国中医药出版社, 2012.

田道法, 中西医结合耳鼻咽喉科学[M]. 北京, 中国中医药出版社, 2016

孔维佳. 耳鼻咽喉头颈外科学[M]. 第 3 版. 北京: 人民卫生出版社, 2015.

田勇泉. 耳鼻咽喉头颈外科学[M]. 第 7 版. 北京: 人民卫生出版社, 2008.

黄选兆. 实用耳鼻咽喉头颈外科学[M]. 第 2 版. 北京: 人民卫生出版社, 2012.

仝选甫, 蔡纪堂. 中国现代百名中医临床家丛书: 蔡福养[M]. 北京: 中国中医药出版社, 2007.

陈小宁, 严道南. 百岁名医干祖望医案品析[M]. 北京: 人民军医出版社, 2011.

邱宝珊, 刘蓬. 王德鉴教授治疗老年性聋的经验[J]. 新中医, 1998, 30(7): 6.

陈明. 刘渡舟验案精选[M]. 北京: 学苑出版社. 2007.

董建华. 中国现代名中医医案精华(杨志仁医案)[M]. 北京: 北京出版社, 1990.

罗晖, 刘森平. 王德鉴教授运用玉屏风散合苍耳子散治鼻病经[J]. 新中医, 1993, 25(12): 3.

干祖望. 慢性鼻炎. 临床中医干组望[M]. 北京: 中国中医药出版社, 2001.

陈炜. 熊大经教授辨治鼻槁经验[J]. 四川中医, 2007(3): 7-8.

刘春松. 王士贞教授运用"补脾法"治疗虚寒型鼻衄的经验[J]. 广西中医药, 2015(4): 43-44.

陈蔚文. 岭南本草[M]. 广州: 广东科技出版社, 2010.

吕景山. 施今墨医案解读[M]. 北京: 人民军医出版社, 2014.

费绳甫. 费绳甫医案医话[M]. 太原: 山西出版传媒集团, 山西科学技术出版社, 2014.

严道南, 黄俭仪, 陈小宁. 医案中的辨证思维[M]. 北京: 人民军医出版社, 2011.

上海中医研究所. 张赞臣临床经验选编[M]. 北京: 人民卫生出版社, 2005.

朱世增. 耿鉴庭论五官科[M]. 上海: 上海中医药大学出版社, 2009.

韦子章. 半夏厚朴汤加减治疗痰气互结型梅核气 80 例[J]. 新中医, 2003, 35(5): 60-61.

陈旭青, 周龙云. 关于梅核气辨证论治的思考[J]. 浙江中医药大学学报, 2013, 37(12): 1461-1462.

中国中医研究院. 蒲辅周医疗经验[M]. 北京: 人民卫生出版社, 2006.

陈国丰. 干祖望耳鼻喉科医案选粹[M]. 北京: 人民卫生出版社, 1999.

王贤文. 湖湘当代名医医案精华(第三辑)田道法医案精华[M]. 北京: 人民卫生出版社, 2016.

方 剂 组 成

二画

二陈汤（《太平惠民和剂局方》）半夏　橘红　白茯苓　甘草　生姜　乌梅

三画

小青龙汤（《伤寒论》）麻黄　芍药　细辛　炙甘草　干姜　桂枝　五味子　半夏

四画

五味消毒饮（《医宗金鉴》）金银花　野菊花　蒲公英　紫花地丁　紫背天葵

六味地黄丸（《小儿药证直诀》）熟地黄　山萸肉　山药　泽泻　牡丹皮　茯苓

六君子汤（《妇人良方》）人参　白术　茯苓　炙甘草　陈皮　半夏

天麻钩藤饮（《杂病证治新义》）天麻　钩藤　石决明　栀子　黄芩　川牛膝　杜仲　益母草　桑寄生　夜交藤　茯神

贝母瓜蒌散（《医学心悟》）贝母　瓜蒌　天花粉　茯苓　橘红　桔梗

六味汤（《喉科秘旨》）荆芥　防风　桔梗　僵蚕　薄荷　甘草

丹栀逍遥散（《内科摘要》）柴胡　白芍　茯苓　当归　白术　甘草　生姜　薄荷　牡丹皮　栀子

五画

龙胆泻肝汤（《医方集解》）龙胆草　栀子　黄芩　泽泻　木通　车前子　当归　柴胡　生地黄　甘草

归脾汤（《济生方》）人参　炒白术　黄芪　当归　甘草　茯神　远志　酸枣仁　木香　龙眼肉　生姜　大枣

半夏白术天麻汤（《医学心悟》）半夏　白术　天麻　茯苓　橘红　甘草　生姜　大枣

四物消风饮（《外科症治》）生地黄　当归　赤芍　川芎　荆芥　薄荷　柴胡　黄芩　甘草

四物汤（《太平惠民和剂局方》）熟地　当归　白芍　川芎

玉屏风散（《究原方》）防风　黄芪　白术

四君子汤（《太平惠民和剂局方》）人参　白术　茯苓　甘草

甘露消毒丹（《温热经纬》）白豆蔻　藿香　棉茵陈　滑石　木通　石菖蒲　黄芩　川贝母　射干　薄荷　连翘

六画

地黄饮（《医宗金鉴》）生地黄　熟地黄　首乌　当归　牡丹皮　玄参　白蒺藜　僵蚕　红花　甘草

耳聋左慈丸（《重订广温热论》）熟地黄　怀山药　山茱萸　牡丹皮　泽泻　茯苓　五味子　磁石　石菖蒲

托里消毒散（《外科正宗》）黄芪　人参　川芎　白芍　当归　白术　茯苓　金银花　白芷　甘草　皂角刺　桔梗

百合固金汤（《医方集解》）生地黄　熟地黄　百合　麦冬　贝母　当归　白芍　甘草　玄参　桔梗

芎芷散（《杂病源流犀烛》）川芎　白芷　细辛　陈皮　半夏　苍术　厚朴　石菖蒲　木通　肉桂　苏叶　生姜　葱白　甘草

会厌逐瘀汤（《医林改错》）桃仁　红花　当归　赤芍　柴胡　枳壳　桔梗　生地黄　玄参　甘草

七画

补中益气汤（《脾胃论》）黄芪　白术　橘皮　升麻　柴胡　人参　甘草　当归

补阳还五汤（《医林改错》）黄芪　当归尾　赤芍　地龙　川芎　红花　桃仁

杞菊地黄丸（《医级》）枸杞子　菊花　熟地黄　山茱萸　山药　泽泻　牡丹皮　茯苓

苍耳子散（《济生方》）白芷　薄荷　辛夷花　苍耳子

辛夷清肺汤（《外科正宗》）辛夷　黄芩　山栀　麦门冬　百合　石膏　知母　甘草　枇杷叶　升麻

沙参麦冬汤（《温病条辨》）沙参　麦冬　玉竹　生甘草　桑叶　生扁豆　天花粉

附子理中丸（《太平惠民和剂局方》）人参　白术　甘草　干姜　附子

八画

肾气丸（《金匮要略》）干地黄　山药　山茱萸　泽泻　茯苓　牡丹皮　桂枝　炮附子

参苓白术散（《太平惠民和剂局方》）党参　茯苓　白术　黄芪　陈皮　白扁豆　怀山药　莲子肉　薏苡仁　砂仁　桔梗　炙甘草

泻心汤（《金匮要略》）大黄　黄芩　黄连

泻白散（《小儿药证直诀》）桑白皮　地骨皮　甘草　粳米

知柏地黄丸（《医宗金鉴》）山萸肉　怀山药　泽泻　牡丹皮　茯苓　熟地黄　知母　黄柏

九画

牵正散（《杨氏家藏方》）白附子　白僵蚕　全蝎

养阴清肺汤（《重楼玉钥》）玄参　生甘草　白芍　麦冬　生地黄　薄荷　贝母　牡丹皮

荆防败毒散（《摄生众妙方》）荆芥　防风　羌活　独活　前胡　桔梗　枳壳　柴胡　川芎　茯苓　甘草

十画

消风散（《外科正宗》）当归　生地黄　防风　蝉蜕　知母　苦参　胡麻　荆芥　苍术　牛蒡子　石膏　木通　甘草

真武汤（《伤寒论》）茯苓　白芍　白术　生姜　附子

逍遥散（《太平惠民和剂局方》）柴胡　白芍　茯苓　当归　白术　薄荷　生姜　甘草

益气聪明汤（《东垣试效方》）黄芪　人参　升麻　葛根　蔓荆子　白芍　黄柏　甘草

通窍汤（《古今医鉴》）麻黄　白芷　防风　羌活　藁本　细辛　川芎　升麻　葛根　苍术　川椒

甘草

通窍活血汤(《医林改错》)桃仁　红花　赤芍　川芎　老葱　麝香　红枣　黄酒

桑菊饮(《温病条辨》)桑叶　菊花　桔梗　杏仁　连翘　薄荷　芦根　甘草

涤痰汤(《奇效良方》)制半夏　陈皮　茯苓　甘草　生姜　制南星　枳实　人参　石菖蒲　竹茹

凉膈散(《太平惠民和剂局方》)朴硝　大黄　栀子　黄芩　连翘　薄荷　甘草

柴胡清肝汤(《医宗金鉴》)生地黄　当归　赤芍　川芎　柴胡　黄芩　栀子　天花粉　防风　牛蒡子　连翘　甘草

柴胡疏肝散(《景岳全书》)柴胡　白芍　枳壳　甘草　香附　川芎　陈皮

十一画

银翘散(《温病条辨》)金银花　连翘　薄荷　淡豆豉　荆芥穗　牛蒡子　桔梗　甘草　淡竹叶　芦根

银花解毒汤(《疡科心得集》)金银花　紫花地丁　犀角(水牛角代)　赤茯苓　连翘　牡丹皮　黄连　夏枯草

清胃散(《脾胃论》)当归　升麻　生地　黄连

清气化痰丸(《医方考》)陈皮　制半夏　杏仁　枳实　黄芩　瓜蒌仁　茯苓　胆南星

清燥救肺汤(《医门法律》)桑叶　石膏　甘草　胡麻仁　阿胶　枇杷叶　人参　麦门冬　杏仁

清咽利膈汤(《外科正宗》)连翘　栀子　黄芩　薄荷　牛蒡子　防风　荆芥　玄明粉　金银花　玄参　大黄　桔梗　黄连　甘草

清瘟败毒饮(《疫疹一得》)石膏　生地　玄参　竹叶　犀角　黄连　栀子　桔梗　黄芩　知母　赤芍　连翘　牡丹皮　甘草

黄连解毒汤(《外台秘要》引崔氏方)黄连　黄柏　黄芩　山栀子

黄芩汤(《医宗金鉴》)黄芩　栀子　桑白皮　麦冬　芍药　赤芍　桔梗　薄荷　甘草　荆芥穗　连翘

萆薢渗湿汤(《疡科心得集》)萆薢　薏苡仁　黄柏　赤茯苓　牡丹皮　泽泻　滑石　通草

麻黄附子细辛汤(《伤寒论》)麻黄　炮附子　细辛

十二画

犀角地黄汤(《备急千金要方》)犀角(水牛角代)　生地　赤芍　丹皮

温肺止流丹(《疡医大全》)人参　荆芥　细辛　诃子　甘草　桔梗　鱼脑骨

疏风清热汤(《中医喉科学讲义》)金银花　连翘　荆芥　防风　牛蒡子　甘草　黄芩　桑白皮　赤芍　桔梗　天花粉　玄参　浙贝母

越鞠丸(《丹溪心法》)苍术　香附　川芎　神曲　栀子

十四画

蔓荆子散(《东垣十书》)蔓荆子　生地黄　赤芍　甘菊　桑白皮　木通　麦冬　升麻　前胡　炙甘草　赤茯苓